Markus Wilken
Frühkindliche Nahrungsverweigerung

AF634147

In der Reihe *Neue Wege für Eltern und Kind* sind bisher u.a. folgende Bände erschienen:

Band 4 Dirk Beckedorf, Franz Müller: *Von der Resonanz zur Bindung. Förderung von Wahrnehmung und Bindung durch die Systemische Hörtherapie.* 2010 (Neuauflage 2016).

Band 5 Ursula Henzinger: *Bindung und Autonomie in der frühen Kindheit. Humanethologische Perspektiven für Bindungstheorie und klinische Praxis.* 2017.

Band 6 Thomas Harms (Hg.): *Körperpsychotherapie mit Säuglingen und Eltern. Grundlagen und Praxis.* 2017.

Band 7 Michel Odent: *Die Wurzeln der Liebe. Wie unsere wichtigste Emotion entsteht.* 2001 [1999] (Neuauflage 2018).

Band 8 Franz Renggli: *Früheste Erfahrungen – ein Schlüssel zum Leben. Wie unsere Traumata aus Schwangerschaft und Geburt ausheilen können.* [2013] (Neuauflage 2018).

Band 9 Thomas Harms: *Keine Angst vor Babytränen. Wie Sie durch Achtsamkeit das Weinen Ihres Babys sicher begleiten.* 2018.

Band 10 Thomas Harms: *Keine Angst vor Babytränen. Wie Sie durch Achtsamkeit das Weinen Ihres Babys sicher begleiten. Das Elternbuch.* 2019.

Band 11 Ursula Henzinger: *Stillen. Kulturgeschichtliche Überlegungen zur frühen Eltern-Kind-Beziehung.* 2020.

Band 12 Franz Renggli: *Verlassenheit und Angst – Nähe und Geborgenheit. Eine Natur- und Kulturgeschichte der frühen Mutter-Kind-Bindung.* 2020.

Band 13 Matthew Appleton: *Kindern ihre Kindheit zurückgeben. Selbstregulierung in der Erziehung – das Beispiel Summerhill.* 2021.

Band 14 Eva Reich, Eszter Zornànszky-Gramantik: *Lebensenergie durch Sanfte Bioenergetik. Die Schmetterlingsmassage und weitere körpertherapeutische Behandlungsmethoden.* 2022.

Neue Wege für Eltern und Kind · Band 15

Herausgegeben von Thomas Harms

Markus Wilken

Frühkindliche Nahrungsverweigerung

Ursachen verstehen und Behandlungswege finden

Psychosozial-Verlag

Bibliografische Information der Deutschen Nationalbibliothek
Die Deutsche Nationalbibliothek verzeichnet diese Publikation
in der Deutschen Nationalbibliografie; detaillierte bibliografische Daten
sind im Internet über http://dnb.d-nb.de abrufbar.

Originalausgabe
© 2022 Psychosozial-Verlag GmbH & Co. KG, Gießen
E-Mail: info@psychosozial-verlag.de
www.psychosozial-verlag.de
Alle Rechte vorbehalten. Kein Teil des Werkes darf in irgendeiner Form
(durch Fotografie, Mikrofilm oder andere Verfahren)
ohne schriftliche Genehmigung des Verlages reproduziert
oder unter Verwendung elektronischer Systeme
verarbeitet, vervielfältigt oder verbreitet werden.
Umschlagabbildung: © iStock.com/pelojum
Umschlaggestaltung und Innenlayout nach Entwürfen von Hanspeter Ludwig, Wetzlar
ISBN 978-3-8379-3139-6 (Print)
ISBN 978-3-8379-7829-2 (E-Book-PDF)
ISSN 2625-1043

Inhalt

Einleitung: In aller Munde

Michael ist seit wenigen Minuten auf der Welt. Er atmet leise, nachdem er das erste Mal in seinem Leben geschrien hat. Er liegt in den Armen seiner Mutter und ist unruhig. Seine Mutter streichelt ihn. Seine Augen sind noch geschlossen und doch beruhigt er sich langsam durch die kleinen Bewegungen, die sanfte Stimme und die Wärme seiner Mutter. Seine Mutter bewegt ihn langsam seitlich neben sie und dreht sich auf die Seite. Sie bringt ihn in Stillposition. Es ist spürbar, dass Michael unruhig wird, sein Kopf bewegt sich hin und her: Er sucht. Seine Mutter bewegt ihn hin zur Brust, sein Mund öffnet sich, er nimmt die Brust in den Mund und beginnt zu saugen. Seine Mutter verzieht kurz das Gesicht beim Milcheinschuss und ist doch gleichzeitig glücklich, dass Michael trinkt. Es ist ein Moment großer Gemeinsamkeit – ein Moment, in dem ein Band entsteht. Michael hat eine erste große Entwicklungsaufgabe gemeistert. Willkommen in der Welt, Michael!

Die Geburt eines Kindes ist ein unbeschreibliches und doch alltägliches Wunder. Auf dieses Wunder werden viele weitere kleine und große wunderbare Momente folgen. Eines dieser Wunder ist das Stillen. Das Neugeborene hat über Wochen Fruchtwasser geschluckt und wieder ausgeschieden; es ist biologisch auf diesen Moment vorbereitet. Gleichzeitig ist es der erste affektiv-emotionale Moment des Säuglings. Gerade aus dem Bauch der Mutter geboren, spürt er die erste Gefühlsregung: Hunger. Er beantwortet dieses Gefühl mit dem Saugen und beginnt seine ersten Schritte hin zur Selbstregulation.

Der Säugling wird ab jetzt täglich durch dieses kurze, aber intensive Wechselbad der Gefühle von Hunger und der damit einhergehenden kleinen Not gehen. Diese kleine Not wird wechseln zu Gefühlen der Beruhigung, der Sättigung, verbunden mit engem Körperkontakt, Wärme und dem gemeinsamen Abstimmen der Bedürfnisse. Seine Eltern werden durch Momente der Unsicherheit gehen: Wird Michael trinken? Bekommt er Blähungen? Wird er genug trinken und wachsen? Wird er heute Nacht durchschlafen? Diese Momente der Unsicherheit werden zu Momenten des gemeinsamen Wachstums, wenn sich Befürchtungen auflösen und das Bedürfnis gemeinsam reguliert wird: Ja, Michael wird trinken. Seine Hand wird sich auf die Seite der Mutter legen, die sie streicheln oder in die ihre nehmen kann. Die Mahlzeit wird unterbrochen von kurzen Pausen, in denen Michael seine Mutter anschaut, um mal zaghaft, mal gierig weiter zu trinken. Michaels Geschwister werden neugierig beobachten, wie ihr Babybruder trinkt, es kaum erwarten können, ihn füttern zu dürfen und an der Szene der primären Mütterlichkeit Anteil zu nehmen. Das Stillen oder Trinken, das affektiv hoch aufgeladen ist, stellt eines der kleinen alltäglichen Erlebnisse dar, die das Leben des Säuglings bereichern. Oralität berührt uns tief und nachhaltig, in seiner primärsten Form direkt nach der Geburt, und bleibt in seiner Bedeutung ein Leben lang erhalten.

Denn nicht nur für den Säugling und seine Familienmitglieder kreist vieles um die Oralität. Essen, Essensrituale und deren Regulation nehmen einen breiten Raum in Familien und der gesellschaftlichen Tradition und Kultur ein. Jede Religion zelebriert die zentralen Feste mit einer Mahlzeit, jedes Volksfest geht mit spezifischen Speisen einher. Familien setzen sich zum gemeinsamen Frühstück oder Abendessen zusammen. Es wird darüber diskutiert, wie lang ein Frühstücksei kochen muss, oder ob es Spaghetti oder ein Curry geben soll. Partnerschaften und die gemeinsame Mahlzeit sind quasi in einem natürlichen Prozess miteinander verwoben. Mahlzeiten können der Ausgangspunkt einer Freundschaft, einer geschäftlichen Kooperation oder einer Ehe sein. Paare zeigen sich ihre Liebe und Wertschätzung, indem sie füreinander Kochen oder sich zum Essen aus- und verführen. Essen wird zum Symbol der Wertschätzung, wenn wir uns für Stunden in die Küche stellen oder lange Wege zu einem weit entfernten Restaurant aufnehmen.

> »Könnte man nicht vielmehr sagen, dass der Mund der Übergang von der Außenwelt in die Innenwelt ist? Man atmet, schluckt, spricht, riecht, während man gleichzeitig Lippen, Kinn, Nase, Wangen – kurzum die untere Gesichtshälfte der Welt darbietet. Könnte man nicht ebenso hervorheben, dass folglich der Mund gleichzeitig Atem- und und Milchmund, Lachmund und Kuhmund, Wortmund und Liedmund ist« (Harrus-Révidi, 1998, S. 7).

Insofern ist die Menschheitsgeschichte geprägt von Rezepten, Gewürzen und Zubereitungsformen, um die Gemeinsamkeit der Mahlzeit zu zelebrieren. Es wird gemeinsam gekocht, gelacht, genascht und probiert. Der Mund und sein Geschmack sind daher nicht nur ein privater Genuss, sondern auch Teil einer Kultur. Doch nicht jede Mahlzeit ist ein solcher Hochgenuss. Auch wenn es uns schmeckt, so nehmen wir viele Mahlzeiten hauptsächlich auf, um uns zu sättigen, als Teil unserer täglichen Routine. Der Blick in den Kühlschrank eröffnet uns nicht an jedem Tag ein Fünf-Sterne-Menü. Der nicht so ausgeprägte Genuss ist dennoch häufig der Ausgangspunkt für die Freude auf die lustvolle Mahlzeit. Das Essen in der Kantine lädt dazu ein, sich auf das gemeinsame Abendessen zu freuen. Wenn wir uns also gemeinsam auf das Essen freuen, die gemeinsame Mahlzeit zelebrieren, wenn diese Mahlzeit ein Moment der Begegnung in der Familie ist und sie zusammenhält, ist das nicht eine zentrale emotionale Erfahrung? Schafft das geteilte Mahl unter Umständen eine besondere Form der Nähe und Verbindung?

Was passiert, wenn diese Erfahrungen ausbleiben? Welche Folgen hat ein Mangel an oralen Erfahrungen oder gemeinsamen Mahlzeiten für ein Kind, für seine Eltern, für die Familie? Warum werden immer mehr Kinder künstlich ernährt und wie wirkt sich dies auf ihre emotionale Entwicklung aus? Und wenn Kinder ihren Weg verloren haben, wie können wir diesen mit ihnen gemeinsam wiederfinden? Hier ist die Rede von Säuglingen, die den größten Teil ihres Lebens nie oder nur in Ausnahmen kleine Mengen an Nahrung oral zu sich genommen haben. In den letzten 20 Jahren wurden in unserer Praxis mehr und mehr Säuglinge, Kleinkinder und sogar Schulkinder, die künstlich ernährt wurden, vorgestellt. Mit der Zeit konnten wir eine stetige Zunahme an dringenden Therapieanfragen feststellen. Mittlerweile sind es hunderte von Kindern, die wir begleiten durften. Jedes dieser Kinder hat seine eigene Leidensgeschichte, die zumeist ihren Ursprung in der medizinischen Behandlung genommen hat. Die ersten Kinder habe ich im Rahmen meiner Ausbildung an der Grazer Universitätskinderklinik begleitet. Rückblickend hat es mich immer fasziniert, dass diese Kinder, obwohl sie sehr unterschiedliche Ausgangspunkte genommen haben, sehr ähnliche Verhaltensweisen gezeigt haben. Woher wissen Kinder mit Sondendependenz, wie sie sich verhalten müssen, um als sondendependent beschrieben zu werden? Es ist, als hätten sich Kinder über die letzten 20 Jahre abgesprochen und gesagt: »Verhalte dich so wie Peter!«

Peter kam als Frühgeborenes der 25. Schwangerschaftswoche mit einem Geburtsgewicht von 600g und komplexen Fehlbildungen der Lunge und des Magens zur Welt. Eine orale Ernährung war in den ersten Lebenswochen nicht möglich. Gelegentlich konnte er an einem Wattestäbchen saugen. Peter wurde zunächst mittels einer Infusionslösung, später mit einer Nasensonde ernährt.

Mit zunehmender Reifung konnte er kleine Mengen Nahrung aus der Saugflasche trinken. Nach der Entlassung von der neonatologischen Intensivstation in das häusliche Umfeld zeigte Peter ein leicht gebessertes Trinkverhalten, musste jedoch weiterhin den Hauptanteil seiner Nahrung per nasogastrischer Sonde zugeführt bekommen.

Im Alter von fünf Monaten zeigte Peter starke Atmungsausfälle, bis seine Atmung vollständig ausblieb. Er wurde an eine Herz-Lungen-Maschine angeschlossen und es erfolgten mehrere Notfalloperationen. Nach einem mehrmonatigen Aufenthalt auf der Intensivstation konnte Peter erneut nach Hause entlassen werden. Er zeigte zu dieser Zeit kein Interesse mehr an der oralen Nahrungsaufnahme. Sobald seine Mutter versuchte ihn mit der Flasche zu füttern, schrie er und wand sich, sodass er mit einer PEG-Sonde versorgt werden musste. Er wurde im Alter von drei Jahren bei vollständiger Nahrungsverweigerung und künstlicher Ernährung vorgestellt.

Im Erstkontakt ist er interessiert am Spielzeug. Er nimmt vorsichtig mit dem Therapeuten Kontakt auf, spielt mit seinem Bruder, ignoriert jedoch die sich auf dem Tisch befindende Nahrung. Als Peters Mutter seine Trinkflasche aus der Tasche holt, weiten sich seine Augen. Es ist ein Ausdruck der Angst und des tonlosen Entsetzens. Er dreht sich sehr langsam von der Flasche weg und verharrt mit dem Rücken zu uns. Er reagiert nicht mehr auf Ansprache, ist völlig erstarrt. Es ist, als wäre er nicht mehr im Raum. Erst als seine Mutter die Trinkflasche wieder in die Tasche zurücksteckt, beginnt Peter wieder aus einer Erstarrung aufzutauen. Er beginnt sich wieder langsam zu bewegen und dreht vorsichtig den Kopf zu seiner Mutter. Peter wird im Erstkontakt keine Nahrung anrühren. Es wird ein langer Weg für ihn, wieder einen Zugang zum Essen zu entwickeln.

I Die Entwicklung der Oralität

1 Nahrung, Oralität und die Entwicklung des Kindes

> »Nach der Geburt definieren physische Empfindungen unsere Beziehungen zu uns selbst und unserer Umgebung. Wir fangen dann an, unsere Naßheit [sic], unser Hunger, unsere Sättigung und unsere Müdigkeit zu sein. Eine Kakophonie unverständlicher Geräusche und Bilder bedrängt unser noch völlig unerfahrenes Nervensystem. Sogar noch nachdem wir ein Bewusstsein entwickelt und eine Sprache erlernt haben, liefern uns unsere physischen Sinneswahrnehmungen wichtiges Feedback über unseren Zustand in jedem Augenblick.«
>
> *van der Kolk (2016, S. 115)*

Die Ernährung des Kindes bildet das physische Substrat der Entwicklung. Ohne Nahrung und Flüssigkeit kann das Kind nicht wachsen, hat keine Kraft seinen Kopf zu heben oder sein erstes Wort zu sprechen. Die Auswirkungen einer dauerhaften Mangelernährung werden uns nahezu täglich in den Medien gezeigt. Beispielhaft stehen dafür Kinder im Sudan, in Somalia oder in Nordkorea, die uns bei den immer wieder dramatischen Hungerkatastrophen mit leeren Augen aus dem Fernsehbild anschauen. Wir wissen, dass sich durch eine ausreichende Ernährung bei vorheriger Mangelernährung auch die psychische Entwicklung von Kindern verbessert (Pollitt et al., 1993; Sullivan et al., 2000).

Es steht außer Frage: Die Ernährung ist wichtig für die Entwicklung des Kindes. Diese Erkenntnis hat in der Pädiatrie zu einem Boom von verschiedenen Nahrungsmittelprodukten geführt. Immer häufiger und immer frühzeitiger werden besondere Milchnahrungen verschrieben, teils aus klinischer Indikation, zum Beispiel bei Stoffwechselerkrankungen, teils mit präventivem Gedanken, zum Beispiel Verdacht auf Kuhmilchintoleranz oder auch nur zu Optimierungszwecken – so etwa wenn Frühgeborenen eine hohe Eiweißkonzentration verabreicht wird, um zu erreichen, dass das Gehirn an Masse zunimmt und die Kinder somit eine bessere Entwicklungsprognose haben. Der Optimierungsgedanke der Ernährung hat auch seinen Einzug in die Welt von Neugeborenen, Säuglingen Einzug erhalten. Immer häufiger lassen sich Babywaagen in Säuglingszimmer finden. Die

Gewichtsentwicklung wird in einer Datenbank dokumentiert, die Steigung berechnet. Das Ziel ist ein optimiertes Gewicht. Säuglinge werden bis zum achten Lebensmonat voll gestillt – bei einer strengen Diät der Mutter, damit das Allergierisiko des Kindes sinkt. Die anschließende Formula ist optimiert und der Muttermilch weitgehend angeglichen. Hinzu kommen die kleinen technischen Überwachungsgeräte, die es erlauben jederzeit den körperlichen Zustand des Kindes zu erfassen – parallel zu ihren Eltern, die mittels Fitness-Watch stets über ihren körperlichen Zustand informiert werden und im Zweifelsfall noch schnell eine Runde joggen gehen können.

Immer seltener finden wir den nicht optimierten Säugling, der bereits im Alter von sechs Monaten an einer Brezel lutschen darf, der auch mal einen Keks bekommt, der nicht Bio ist und Spuren von Nüssen enthalten könnte. Schaffen wir so nicht ein Klima, in dem die Ernährung nicht mehr Quelle des Genusses und der Lust ist, sondern das Kapital eines kleinen Start-up-Unternehmens, das sich Kind nennt? Die Evidenz hinter diesem Gedanken ist oft zweifelhaft, so etwa bei der Frage, inwieweit frühgeborene Säuglinge von einer proteinreichen Diät profitieren. So konnte im Rahmen einer kontrollierten Studie von Cooke et al. (2001) zwar gezeigt werden, dass Frühgeborene mit Proteinzusatz schneller wachsen, auf die kognitive oder motorische Entwicklung hatte dieses Wachstum jedoch keine optimierende Auswirkung. Dennoch möchte man sich nicht nachsagen lassen, man hätte alles versucht, um dem Kind die bestmöglichen Startvoraussetzungen zu bieten.

Auch wenn die Sorge um die Gesundheit des Kindes im Mittelpunkt steht, sollte uns doch die dramatische Zunahme von künstlicher Ernährung bei Säuglingen und Kleinkindern beunruhigen (Daveluy et al., 2006). Die künstliche Ernährung ist mit Sicherheit eine der wichtigsten Errungenschaften der modernen Medizin des letzten Jahrhunderts. Ohne sie würden Kinder mit schweren Grunderkrankungen, Erwachsene nach Schlaganfällen und alte Menschen qualvoll verhungern oder verdursten (McClave et al., 2009). Sollten wir daher nicht glücklich sein, dass wir über eine Sonde jedes Kind mit ausreichend Nahrung, Flüssigkeit, Spurenelementen, Vitaminen und Medikamenten versorgen können? Sollten wir nicht viel häufiger und früher Sonden legen, um auch kurze Phasen der Nahrungsverweigerung zu überbrücken? Kann eine Errungenschaft wie die künstliche Ernährung wirklich ein ernst zu nehmendes Problem darstellen? Leider ja, denn wir werden sehen, dass künstliche Ernährung auch gravierende Komplikationen mit sich bringt. Nehmen wir einen Vergleich vor. Es steht außer Frage, dass die Entwicklung von antibiotischen Therapien ein Segen für die Menschheit ist: Sie hat Millionen von Leben gerettet und Schmerzen gelindert. Wer jemals ein Kleinkind im Arm gehalten hat, das sich wegen einer Mittelohrentzündung vor Schmerzen wand und schrie, wird mir wahrscheinlich recht geben, dass der kurzzeitige Einsatz eines Antibiotikums eine große Erleichterung sein kann. Jedoch finden wir diese Antibiotika auch in Hühnereiern, wo sie nicht hingehören, und sie würden ihr Kleinkind wahrscheinlich keiner Dauerantibiose aussetzen, nur um zu verhindern, dass es eventuell eine Mittelohrentzündung bekommt. Eine Mütze bei kaltem und windigem Wetter kann hier genauso gut helfen. Ein anderes Beispiel: Antidepressiva sind ein wichtiger Bestandteil in der Therapie von Patienten mit Depressionen – jedoch nur für Menschen mit einer schweren Depression und nur in Kombination mit Psychotherapie. Für Menschen mit einer leichten Depression sind sie eher wirkungslos, hier wäre eine Psychotherapie vermutlich wirksamer. Dennoch werden Antidepressiva gerade bei Patienten mit leichten Depressionen verschrieben, ohne Psychotherapie (Fournier et al., 2010).

Ähnlich verhält es sich auch mit der langfristigen künstlichen Ernährung, die häufig mit einem weitgehenden oder vollständigen Verlust der Oralität einhergeht (Wilken et al., 2013). Die Nahrungsaufnahme wird vollständig verweigert und lässt sich oft auch durch ein langsames Ausschleichen der künstlichen Ernährung nicht wiederherstellen (Wright et al., 2011). Es steht außer Frage, dass dem Überleben des Kindes der absolute Vorrang eingeräumt werden muss. Ich möchte auf keinen Fall die künstliche Ernährung verteufeln. Diskussionen dieser Art sind schädlich, irreführend und schaffen nur unnötiges Leid. Dennoch müssen wir die Gefahr bedenken, dass die Oralität verloren geht und sich nicht einfach wieder einstellt, wenn das Kind sich oral ernähren könnte. Die Frage, die sich jetzt stellt, ist, ob der Verlust der Oralität wirklich ein Problem ist? Füttern wird mit Ernährung gleichgesetzt und orale Erfahrungen werden als schön, jedoch scheinbar als wenig beachtenswert oder bemerkenswert eingeschätzt. So kommen Lehrbücher der klinischen Entwicklungspsychologie und mittlerweile auch der Psychoanalyse mit einem erstaunlich geringen Maß an Oralität aus, sie scheint mehr und mehr als verzichtbar betrachtet zu werden (Wilken & Jotzo, 2009). Der Mund und die orale Erfahrung rücken erst bei Störungen der Nahrungsaufnahme wieder in den Mittelpunkt der Betrachtung (Chatoor, 2012). Sind daher die »Handlungen« und die Entwicklung des Mundes von realer Bedeutsamkeit für die psychische und körperlich Entwicklung? Wenn die Oralität von Bedeutung wäre, hätte sie nicht dann einen größeren Stellenwert in der Forschung und der klinischen Betrachtung? Ist Oralität ein historisches Artefakt der Psychologie und sollte nur aus historischen Gründen betrachtet werden? Es gibt ein paar gute Gründe sich dem Thema der Oralität erst einmal historisch zu nähern, bevor man sich der Individualentwicklung der Oralität zuwendet. Wir werden sehen, dass es sinnvoll ist, Freud an vielen Stellen zu rehabilitieren, dabei aber einen anderen Fokus zu setzen, als er es zu Beginn des letzten Jahrhunderts getan hat.

1.1 Sigmund Freud: Wie alles begann

In der Geschichte der Psychologie hat wohl kaum eine Person das Denken und Handeln sowie die Fantasie in Forschung und Therapie so beeinflusst wie Sigmund Freud. Auch wenn zentrale Schriften wie die *Traumdeutung* bereits mehr als 100 Jahre alt sind, kommt man an ihnen in der Psychologie nicht vorbei. Es ist interessant, dass Freud nicht nur der Begründer der Psychoanalyse ist, sondern auch den Anstoß zum Behaviorismus gegeben hat. Dieser entwickelte sich als Gegenbewegung zur Psychoanalyse, woraufhin die Humanistische Psychologie entstand, die sich als dritte Kraft im Gegenpol zu Behaviorismus und Psychoanalyse verstand. Damit kann Sigmund Freud nicht nur als Begründer der Psychoanalyse gesehen werden, sondern als prägend für drei sehr unterschiedliche Denk- und Therapietraditionen. Zahllose Studien wurden in den letzten 100 Jahren verfasst, diverse Experimente durchgeführt und Kongresse abgehalten, um Freud zu ehren, zu widerlegen, zu beweisen, zu verreißen oder auch um sich wieder mit ihm zu versöhnen. Interpretiert man dieses Verhalten psychoanalytisch, so kommt Freud die Rolle einer Vaterfigur zu, mit der es sich zu messen, von der es sich abzugrenzen, mit der es sich zu identifizieren gilt – oder dessen Rolle man ablehnen kann.

Es ist durchaus lustvoll sich mit Freud zu beschäftigen, was zum einen seiner durchaus aufwendigen Theorie zuzuschreiben ist. Zum anderen ist wohl kaum ein Thema so lustbesetzt wie die menschliche Sexualität und deren Entwicklung. In der klassischen Psychoanalyse wird das menschliche Verhalten gesteuert durch den animalischen Trieb nach Lustbefriedigung und dessen Regulation bzw. Abwehr. Auch heute noch sprechen wir daher von Impulskontrolle, und zwar ganz unabhängig von der Psychoanalyse

(Herpertz et al., 2000). Unsere Impulse im Griff zu haben ist durchaus von Bedeutung – oder wann haben Sie das letzte Mal auf einem Tisch getanzt, sind fremdgegangen oder haben in der Öffentlichkeit uriniert? Wer würde bestreiten, dass wir manchmal vollkommen irrationale Gedanken, Gefühle, Wünsche oder Vorstellungen haben, die uns zumindest befremdlich erscheinen und deren Ursprung wir nicht wirklich ausmachen können? Hier würde sich im Rahmen des Instanzenmodells der Psychoanalyse das Es melden, das uns zu triebhaftem Verhalten verleiten möchte, während das Ich versucht unsere Triebe mit der Realität in Einklang zu bringen (Freud, 2000 [1923]). Das Über-Ich als Entwicklungsergebnis repräsentiert alle verbietenden, kontrollierenden Inhalte, aber auch unsere zielsetzende innere Orientierung (Benecke, 2014). Dabei spielt in der Psychoanalyse die Sexualität eine große Rolle bei der Triebbefriedigung oder genauer: der Aufhebung der Erregung. Freud verstand unter Sexualität jedoch etwas anderes, als so mancher Laie denken mag, denn es geht nicht nur um Sex:

> »›Erstens wird die Sexualität von ihren allzu engen Beziehungen zu den Genitalien gelöst und als eine umfassendere, nach Lust strebende Körperfunktion hingestellt, welche erst sekundär in den Dienst der Fortpflanzung tritt; zweitens werden zu den sexuellen Regungen alle die bloß zärtlichen oder freundschaftlichen gerechnet, für welche unser Sprachgebrauch das vieldeutige Wort der »Liebe« verwendet‹ (Freud, 1925, S. 63). ›Wir sprechen darum lieber von Psychosexualität‹ (Freud 1910a, S. 120)« (Benecke, 2014, S. 215).

Dennoch war es ein unbewusst genialer Marketing-Trick das Thema der »Sexualität« in den Mittelpunkt zu stellen, denn dieses unsterbliche Thema mit seinen lustvollen und Schattenseiten garantierte fortdauerndes Interesse. Genauso leicht fällt es jedoch auch der akademischen Psychologie Freud aus diesen Gründen abzulehnen: unerhört, nicht empirisch, metaphorisch, spekulativ, Eros und Thanatos: lächerlich. Allgemeines Kopfschütteln und Belächeln wurde zu einem Standardreflex, wenn es um Freud und seine Theorie geht. Der Ödipuskomplex mit seinen Mordfantasien wurde von Psychologen, die der Psychoanalyse nichts abgewinnen konnten, als Unsinn ins Kuriositätenkabinett verbannt. Und Freud bot mit seinen provokanten Thesen, seinen Widersprüchen und seiner stark sexualisierten Theorie durchaus eine große Angriffsfläche. Was jedoch für Freud gilt, lässt sich ebenso für viele große Köpfe der Psychologie sagen: Auch

Watson zeigte ein hohes Maß an behavioristischer Hybris, Skinner einen sehr nüchternen und dennoch starken Determinismus auf das menschliche Verhalten, Eysenck einen radikalen, faktorenanalytischem Reduktionismus. Jede Denktradition bringt Persönlichkeiten hervor, die zum Nachdenken und noch mehr zum Neudenken provozieren wollen und damit dem Denken und Fühlen eine neue Richtung geben. Es ist leicht diese Theorien abzulehnen, es gehört jedoch Mut dazu, sie zu veröffentlichen und sich mit ihnen in der Tiefe vertraut zu machen.

Ebenfalls ist nicht von der Hand zu weisen, dass es ein kollektives Interesse an Sigmund Freud gibt. Freud ist Schulstoff im Bereich der Pädagogik und der Religion. Seine Bücher füllen nach wie vor Buchhandlungen und Bücherwände. Warum kaufen Menschen, fast 120 Jahre nach dem Erscheinen, noch die *Traumdeutung*? Warum sind Bücher wie *Die Kunst des Liebens* von Erich Fromm (ebenfalls Psychoanalytiker), *Grundformen der Angst* (Riemann, 2011) oder *Koevolution* (Willi, 1989) auch nach über 30 bis 40 Jahren in den Buchhandlungen zu haben, während Werke der akademischen Psychologie, nur von akademischen Psychologen und Studenten gekauft und hoffentlich gelesen werden?

Wie kommt es, dass Freud jedem Menschen etwas sagt, während Pioniere oder herausragende Personen der modernen Psychologie im Wesentlichen im Dunklen bleiben? Wer kennt zum Beispiel Kurt Lewin, Gordon Allport, Uri Bronfenbrenner oder Norbert Bischof? Irgendetwas muss an diesem Sigmund Freud sein, das ihn trotz all der berechtigten und unberechtigten Kritik unsterblich macht.

Dennoch: Sollten wir Themen wie orale, anale oder ödipale Phase nicht in die Mottenkiste der Geschichte der Psychologie verbannen? Handelt es sich nicht um eine Theorie, der es an empirischen Belegen mangelt, deren Erhebungsmethoden mehr als zweifelhaft sind, die mit der Triebtheorie und dem Topologiemodell der Persönlichkeit sowie dem ständigen Verweis auf das unbeweisbare Unbewusste mit der modernen Psychologie des 21. Jahrhunderts nichts mehr zu tun hat? Oder wie es der Psychoanalytiker Sandler formulierte: »Für wie lange wollen wir unseren Weiterbildungskandidaten noch die Veränderungen der Besetzungen und die akrobatischen Energieverwandlungen erklären und so tun, als ob dies von unmittelbarer Relevanz für ihre klinische Arbeit wäre?« (Sandler, 1983, zit. n. Benecke, 2014, S. 279).

Warum sollte man heute noch Freud lesen? Die Antwort: Weil sich im Laufe der letzten 100 Jahre für vieles, was belächelt oder kritisiert wurde, empirische Evidenz finden ließ:

1. Das Lustprinzip: Dieses Entwicklungsthema hat in den letzten 20 Jahren eine vollständige Rehabilitation erfahren. Der Mensch ist nicht so rational und kontrolliert, wie wir gerne denken würden. Das Lustprinzip wird oft als Mutter aller Bedürfnisse bezeichnet (Grawe, 2004). Auch wenn wir vielleicht kein großer Dampfkessel sind, der von einem Es angeheizt wird: Lustgewinn und Unlustvermeidung sind zentrale Grundbedürfnisse des Menschen und der Umgang mit diesen Grundbedürfnissen ist eine wichtige Voraussetzung für das psychische Funktionieren. Auch wenn wir keinen kleinen Mann im Kopf haben, brauchen wir ein starkes Ich.
2. Angst: Bei der Genese psychischer Störungen wird Formen der Angst eine zentrale Rolle eingeräumt. Die Angst oder der erlebte Bindungsverlust sind zentrale Faktoren bei der Entstehung der modernen Volkskrankheiten: Depression, posttraumatische Belastungsstörungen, Zwangsstörungen oder auch Sucht finden ihren Ursprung zumeist in der Angst – eine Annahme, die bereits Freud vertreten hat und die klinische Anerkennung erfahren hat. Freud verortete die Quellen der Angst dabei vor allem innerhalb der Psyche – und so ganz falsch ist es ja auch nicht: Denn es sind unsere inneren Vorstellungen von Angstauslösern, die uns an den Rand des Wahnsinns treiben können, während wir in der Realität wohl kaum von Menschenmassen erdrückt werden, wenn wir einen Platz überqueren, und uns das Bild einer Schlange niemals beißen wird. Insofern scheint Freud hier nicht ganz falsch gelegen zu haben.
3. Reden wirkt: Die Redekur – diese Formulierung wurde von Freud und Breuer (1895) zum ersten Mal verwendet – hat nachhaltige Wirkungen auf die psychische Funktion, und zwar tiefgreifend und nachhaltig. Niemand wird heutzutage die Wirksamkeit von Psychotherapie, die nicht durch Psychopharmaka ersetzt werden kann, infrage stellen. Was über 100 Jahre nach der *Traumdeutung* trivial erscheint, war es bei Erscheinen des Werks keineswegs. Dass wir uns durch die Kraft einer therapeutischen Begegnung wirklich verändern können, sollte als Erkenntnis mehr gewürdigt werden, damit Psychotherapie nicht zu Psychotechnik verkommt.
4. Das Unbewusste: Es gibt mittlerweile mehr empirische Belege für ein dynamisches Unbewusstes, als sich in der Literatur abbilden lässt. Das Unbewusste ist die Grundlage unseres Bewusstseins, und mit dem erstarken der Neurowissenschaften lassen sich diese unbe-

wussten Prozesse auch bildhaft darstellen und inhaltlich nachvollziehen (Porges, 2010; Damasio, 2004; Schore, 2007). Dieses Unbewusste ist mittlerweile in vielen Formen und Gestalten aufgetaucht, als Polyvagal-Theorie, als neuronale Grundlage unserer Gefühle. Auch wenn die Autoren der Psychoanalyse nicht unbedingt nahestehen, beschreiben sie doch Prozesse, die so wenig bewusst sind und unser Verhalten gleichzeitig so massiv beeinflussen, dass kein Weg mehr am Unbewussten vorbeiführt.

5. Oralität existiert: Es gibt gute Gründe davon auszugehen, dass es eine orale Phase und Oralität gibt. Was Freud beobachtet hat, scheint sich sowohl klinisch als auch anhand empirischer Daten belegen zu lassen, nämlich die Existenz einer oralen Phase. Betrachten wir zunächst die Geschichte der Oralität ein wenig genauer, bevor wir dieses Argument, das wohl am ehesten Stirnrunzeln auslösen wird, mit wissenschaftlichen Fakten untermauern.

1.2 Freuds orale Phase

Die Entwicklungstheorie der Psychoanalyse, das Phasenmodell der psychosexuellen Entwicklung, gehört zu den späten Theorien Freuds. Im Wesentlichen basiert diese Theorie auf Therapieprotokollen erwachsener Patienten in der Analyse und weniger auf der direkten Beobachtung von Säuglingen und Kleinkindern in ihrer Umwelt. Dass Freud sich dabei vollständig auf diese Protokolle verlassen hat, mag bezweifelt werden, haben wir doch keine Erinnerungen an unser erstes Lebensjahr. Dennoch kommt Freud zu dem Schluss, dass die erogene Zone sich von der Geburt bis zum zweiten Lebensjahr an den Mund heftet, womit die Phase als orale Phase definiert wurde.

Lustgewinn erfährt der Säugling durch Saugen, Lutschen und Beißen. Bei Freud verfügt er noch nicht über die Möglichkeiten der Abwehr. Er ist den Es-Trieben vollständig ausgesetzt und damit zur unmittelbaren Triebbefriedigung verdammt. Da er noch nicht über die Funktion der Abwehr verfügt, kann er seine Impulse nicht steuern oder umlenken. Jedes Lustversagen führt unmittelbar zu einem Zustand hoher Spannung. Da der Säugling primär durch seine Triebe gesteuert ist, ist dies die Norm, Zustände niedriger Spannung sind eher die Ausnahme. Der Säugling fordert immer nur und gibt nicht. Er ist immer hungrig und möchte immer gefüttert werden. Er erträgt keine Frustration seiner Bedürfnisse und ist passiv, mit nur minimalen Selbstregulationsfähigkeiten.

> »Uranfänglich in der primitiven oralen Phase des Individuums sind Objektbesetzung und Identifizierung wohl nicht voneinander zu unterscheiden. Späterhin kann man nur annehmen, daß die Objektbesetzungen vom Es ausgehen, welches die erotischen Strebungen als Bedürfnisse empfindet. Das anfangs noch schwächliche Ich erhält von den Objektbesetzungen Kenntnis, läßt sie sich gefallen oder sucht sie durch den Prozeß der Verdrängung abzuwehren« (Freud, 2000 [1923], S. 10).

Die Wunscherfüllung des unbewussten Triebes ist die Grundlage des primären Narzissmus, bei dem die wunscherfüllende Bezugsperson (zumeist die Mutter) zum ersten Liebesobjekt wird. Diese wird zu einer Blaupause aller weiterer Liebesbeziehungen (Freud, 1905). Dabei geht es nicht um die Mutter als Person, sondern als Objekt der Begierde. Wenn man so will, ist sie ein Vehikel der Lustbefriedigung, und wenn man es ins Extreme treiben möchte, im Grunde austauschbar, solange sie nur die Lust des Säuglings befriedigt. Diese Annahme des polymorph-perversen Säuglings lässt sich historisch durchaus nachvollziehen, wurden die Säuglinge aus gutem Hause doch selten von ihrer leiblichen Mutter, sondern vielmehr von Ammen gestillt und versorgt. Wenn also nur die Versorgung entscheidend ist und die Person im Grunde unwichtig, dann wäre an dieser Praxis nichts auszusetzen. Man kann spekulieren, dass Freud dennoch ein ungutes Gefühl bei dieser Praxis hatte – aber was sollte er tun? Die gesamte Gesellschaft und ihre Jahrhunderte überdauernden Traditionen infrage stellen? Es ist daher auch nur folgerichtig, dass Freud und damit die klassische Psychoanalyse der Oralität nur eine randständige Bedeutung gab. Stattdessen legte er der Fokus auf den Ödipuskomplex. Dieser wurde zum Kernstück aller Neurosen erklärt. Sigmund Freuds Tochter Anna formulierte es wie folgt:

> »Besteht ein Konflikt – nämlich ein Konflikt zwischen den Trieben – nicht auch schon vorher, wenn das Ich noch nicht errichtet worden ist? Ist es nicht vielmehr so, dass der Konflikt vor dieser Zeit nur nicht wahrgenommen werden kann? […] Nun, das ist natürlich vollkommen richtig. […] Wenn Sie den Begriff aber für einen ganz bestimmten psychischen Zustand benutzen, den das Individuum empfindet – nämlich das Gefühl, in irgendeiner Angelegenheit innerlich gespalten zu sein –, dann setzt der Konflikt ein

> Ich voraus, in dem diese nicht miteinander zu vereinbarenden Strebungen aufeinandertreffen. Das bedeutet, daß sie erst dann von Konflikt sprechen können, wenn die Persönlichkeit integriert ist, wenn sich organisierte Prozesse entwickelt haben« (A. Freud, 1996, S. 73f.).

Der Säugling ist also in der oralen Phase ohne Selbst oder Struktur auf die Regulation seiner Bedürfnisse beschränkt und dennoch beschreibt Freud Auswirkungen von Fehlregulationen in dieser Phase. Das Versagen der Bedürfnisbefriedigung führt zu Ängstlichkeit, Pessimismus und einem späteren Drang, die oralen Bedürfnisse zu befriedigen. Der Mensch bleibt unbefriedigt und zieht sich in sich zurück – interessanterweise ein Verhaltensmuster, das in der Bindungstheorie, etwa 50 Jahre später, als vermeidende Bindung klassifiziert werden sollte (Ainsworth et al., 1978). Freud kennt jedoch auch die zu starke Befriedigung der Bedürfnisse. In diesem Fall kann sich die Libido nicht lösen; sie bleibt oral besetzt. Bei leichten Frustrationen oder Angst greift der Erwachsene dann schnell auf Objekte aus der oralen Phase zurück. Der orale Charakter bleibt also passiv und abhängig, immer nur fordernd, nie gebend, sicherheitsbedürftig und selbstbezogen, aber auch »bissig« im Sinne von sarkastisch. Auch hier gibt es eine Annäherung aus der Bindungstheorie, wir würden dieses Verhaltensmuster wohl am ehesten einer ängstlich-ambivalenten Bindung zuordnen (ebd.). Auch wenn die Erklärungswege hin zum oralen Charakter und zum Bindungsmuster sich deutlich unterscheiden, gibt es starke phänomenologische Übereinstimmungen und sie werden derselben Entwicklungsphase des Kindes zugeordnet, dem ersten Lebensjahr. Dennoch ist die Oralität wohl eher eine Vorbereitungsphase, die auf das Kernthema – aus Freuds Sicht – hinführt: das Rätsel des Ödipuskomplexes (Freud, 1905; Bischof, 2020).

Vor dem Hintergrund der empirischen Säuglingsforschung, die unser Bild vom abhängigen hin zu dem eines kompetenten Säuglings revoltiert hat, erscheinen uns diese Vorstellungen von der motivatonalen Strebung des Säuglings nicht mehr zeitgemäß. Wenn er seine Mutter anlächelt und so die Beziehung gestaltet, schielt er nicht parallel auf die Brust. Damit scheint Freud an dieser Stelle eines Irrtums überführt zu sein. Dennoch stellt sich die Frage: Wie konnte Freud die Verbindungen sehen, die es zwischen frühkindlichen Bindungserfahrungen und der späteren Persönlichkeit gibt und die phänomenologisch durchaus mit der späteren Bindungstheorie übereinstimmen? Sollte man die Oralität als Ganzes trotzdem verwerfen? Sollten wir das von Freud postulierte Motivsystem des Säuglings, den Wunsch nach reiner Bedürfnisbefriedigung, infrage stellen? Wofür ist die Oralität notwendig und was ist aus ihr geworden? Gehen wir ein wenig weiter und sehen, wie sich die Oralität in der Psychoanalyse entwickelt hat.

1.3 Die Psychoanalyse nach Freud: Zeit der Hypothesen

Die Psychoanalyse löste mit ihren Erklärungsansätzen zu individuellen Leiden, gesellschaftlichen Zusammenhängen, Religion und Kunst eine wahre Euphorie aus. In der akademischen Welt ergab auf einmal alles einen Sinn: Psychische Störungen, Kriege, das eigene und das fremde Leiden. Es gab therapeutische Möglichkeiten und eine Befreiung von gesellschaftlich verkrusteten Strukturen. Sexualität wurde zu einem Thema, das nicht nur im keusch verdunkelten Schlafzimmer zum Zwecke der Reproduktion durchgeführt wurde. Sie wurde zu einem Gegenstand wissenschaftlicher Diskussionen. Verschiedene Autoren der jungen psychoanalytischen Gemeinde entdeckten ihre literarischen Fähigkeiten und begannen Freuds Theorie zu erweitern, zu verwerfen oder zu verfeinern, darunter zum Beispiel der Wiener Arzt Alfred Adler und der Schweizer Psychiater Carl Gustav Jung. Diese beiden Autoren, die Begründer einer je eigenen Schule werden sollten, konzentrierten sich auf Behandlungstechniken, gesellschaftliche Zusammenhänge. Die frühe Kindheit spielte nur eine untergeordnete Rolle.

Die ersten Psychoanalytikerinnen, die sich verstärkt mit der frühesten Kindheit und damit zwangsläufig auch mit der Oralität auseinandersetzten, waren Anna Freud und Melanie Klein. Wir haben Anna Freuds Position bereits kennengelernt. Sie war sehr nah an der Position ihres Vaters. Melanie Klein hingegen nahm eine stark metaphorische Position ein, in der der Säugling von starken und normativ ablaufenden Fantasien bestimmt wird. Diese Fantasien waren im Wesentlichen an die nährende Funktion der Mutter gebunden. Von der reinen Versorgung wechselte Klein zu einer fantasierten Beziehung zum Mutterobjekt, wobei der Säugling durch eine innere Spannung zwischen dem Dualismus von Eros und Todestrieb hin- und her gerissen ist (Klein, 1960). Der Hunger wird zum Ausdruck des Todestriebes, der in Schach gehalten wird, wenn der Hunger befriedigt wird. Dann steht die gute Brust im Vordergrund. Da der Säugling jedoch von Ängsten umgetrieben wird, gibt es auch die böse Brust, die nicht zur Verfügung steht, aber auch als Ausdruck der Gefühle, die er am liebsten nicht empfinden möchte. Der Trieb wird zum Objekt, die Mutter selbst gleichzeitig zum Guten und zum Bösen und der Säugling muss mit seiner Oralität einen Weg finden, diese beiden Impulse zu integrieren. Aus dem inneren Kampf ergeben sich zwei Positionen. In der paranoid-schizoiden Position herrscht eine scharfe Trennung von Gut und Böse vor. Der Säugling spaltet seine Anteile, um das Zusammentreffen von Gut und Böse zu verhindern, denn das Böse würde das Gute vernichten. Im Alter von etwa sechs Monaten entwickelt sich die depressive Position (Klein, 1960). Die Mutter wird als ganze Person wahrgenommen, aus der das Gute und das Schlechte kommt. Die Aggression gegenüber der ihr weckt Schuldgefühle und der Säugling strebt nach Wiedergutmachung. Donald Winnicott formulierte daher: »Was wollen wir denn? Wir wollen gegessen werden, nicht magisch introduziert. Darin liegt kein Masochismus. Gegessen zu werden ist der Wunsch, ja, das Bedürfnis jeder Mutter in einem sehr frühen Stadium der Versorgung eines Säuglings« (Winnicott, 1997 [1954], S. 298).

Wir möchten nicht gegessen werden. Würde der Säugling seine Mutter konsumieren wollen, bewusst oder unbewusst, so wäre keine Mutter mehr da, die ihn versorgen könnte. Die Theorie der guten und der bösen Brust von Melanie Klein kann ohne Zweifel als eine der Theorien in der Psychoanalyse betrachtet werden, die rundweg abgelehnt werden können. Und dennoch hat auch dieses Konzept weitreichende Entwicklungen zum Verständnis psychischer Störungen angeregt, die aus der heutigen Psychotherapie nicht mehr wegzudenken sind, denn der Begriff der projektiven Identifizierung gab den Anstoß sich mit Persönlichkeitsstörungen, seien sie narzisstisch oder solche des Borderline-Typs, genauer auseinanderzusetzen. Und einen zweiten ungewollten Verdienst müssen wir Konzepten wie denen von Melanie Klein zuordnen: Sie gaben Anstoß zur direkten Beobachtung. Denn wenn es sich nicht so verhält wie in den »Es sieht so aus wie«-Theorien der 1930er bis 1940er Jahre, wie ist es dann in der Realität?

1.4 Katerstimmung: Der Verlust der Oralität

Nach der Euphorie stellt sich häufig Ernüchterung ein. Die frühe Oralität war metaphorisch überfrachtet worden, der fantasierende und sich seiner Fantasien hinbegebende Säugling ein zu gewagtes Konstrukt, das sich kaum mit der Realität in ein Einklang bringen ließ. Wie aber ist es, wenn nicht so, wie von Freud oder Klein dargestellt? Was bewegt das Neugeborene, wenn nicht sein triebbesessenes Es oder sein Eros und Todestrieb? Ist es vielleicht nicht die orale Objektbesetzung, die die Basis der Mutter-Kind-Beziehung darstellt, sondern die Nahrung an sich, die als positiver Verstärker das Näheverhalten des Säuglings begünstigt?

Der Hungertrieb dominierte sowohl die frühe Psychoanalyse als auch den Behaviorismus. Letzterer sieht den Säugling nicht durch einen Eros- oder Todestrieb auf ein bestimmtes Set von Verhaltensweisen festgelegt, sondern geht davon aus, dass er als eine Tabula rasa, als unbeschriebenes Blatt zur Welt kommt. Das Verhalten dieses Säuglings wird durch klassische und operante Konditionierungen bestimmt, wobei Nahrungsgaben einer der wohl am häufigsten eingesetzten Verstärker sind. Bis heute betrachten wir Süßigkeiten als Belohnung für zu verstärkendes Verhalten: »Räume dein Zimmer auf, dann bekommst du einen Riegel Schokolade!« Fast jeder Mensch kennt diese »Verstärkerspeisen«. Insofern ist auch der Behaviorismus stark vom oralen Konsumverhalten geprägt. Auch hier steht nicht das Band zwischen Mutter und Kind im Mittelpunkt, sondern die Mutter als Quelle der Bedürfnisbefriedung. Der Säugling wird von seinem Hungertrieb motiviert. Er wird durch die Mutter gesättigt, und schon wird die Mutter durch den positiven Reiz der Sättigung positiv verstärkt. Wie erstaunlich, dass Psychoanalyse und Behaviorismus trotz radikal unterschiedlicher Theorien zu einem ähnlichen Ergebnis kommen. Im Fazit bleiben beide Säuglingsbilder stark durch Oralität geprägt. Bowlby formulierte es wie folgt:

> »The child has a number of physiological needs which need to be met, particularly for food and warmth. In so far as a baby becomes interested in and attached to a human figure, especially mother, this is the result of the mother's meeting the baby's need and the baby's learning in due course that she is the source of gratification. I shall call this the theory of Secondary Drive, a term which is derived from Learning Theory. It has also been called the cupboard-love theory of object relations« (Bowlby, 1969, S. 178).

Diese beiden Konzepte des Säuglings, das der Psychoanalyse und das des Behaviorismus der 40 bis 50 letzten Jahre des 20. Jahrhunderts, wurden durch die Forschungsergebnisse und die Ergebnisse der Deprivationsforschung zum Beispiel von René Spitz infrage gestellt. Aufgrund seiner direkten Beobachtungen beschrieb Spitz das soziale Lächeln im zweiten bis dritten Lebensmonat, die Fremdenangst im siebten und achten Lebensmonats oder Gesten des Neinsagens. Er führte diese Entwicklungsergebnisse nicht auf Triebbefriedigungen, sondern auf Reifungsprozesse zurück. Die Beschreibung des Hospitalismus wurde zu einem Meilenstein der Psychiatrie, indem gezeigt werden konnte, dass Säuglinge trotz guter physischer Versorgung schwere psychische Störungen entwickeln, wenn sie nicht auch emotional versorgt wurden: Nahrung und Säuberung reichen nicht aus um dem Säugling physisch und psychisch wachsen zu lassen.

Harry Harlow, ein amerikanischer Psychologe und Verhaltensforscher ging der Frage der Mutterliebe 1957 im Rahmen von Tierexperimenten systematisch auf den Grund. Seine bahnbrechenden Arbeiten wurden nicht nur zu einem Meilenstein der Psychologiegeschichte – welcher Artikel erreicht 2.946 Zitierungen? –, sondern zu einem Wendepunkt. An Rhesusaffenbabys untersuchte er die Grundlagen der Mutter-Kind-Bindung und deren Auswirkungen auf die spätere Entwicklung. In seinem Experiment wurden Rhesusaffenbabys ohne ihre Mutter oder in der Nähe von anderen Affen aufgezogen. Statt einer Mutter hatte Harlow zwei Attrappen aufgestellt. Eine Attrappe bestand aus einem Drahtgestell, an dem eine künstliche Brust befestigt war. Hier konnten die Babys jederzeit Milch saugen. Die andere Attrappe war mit Fell überzogen, hatte aber keine Brust zum Saugen. Die Grundfrage war an dieser Stelle, wo sich die Babys aufhalten würden. Wenn die Grundannahme der Triebtheorie richtig sein sollte, so müssten sie sich fortwährend auf dem Brustgestellt aufhalten. Allerdings klammerten sich die Affen die meiste Zeit an die Fellattrappe, genauer gesagt kletterten sie nur zum Trinken von der Fellattrappe, um an der Brust zu saugen (Harlow, 1958; Harlow & Zimmermann, 1959). Die Babys suchten die Nähe zu einer weichen, einer leiblichen Mutter ähnlicheren Figur. Die sekundäre Treibtheorie, die von Bowlby (1969) herausgearbeitet wurde, hatte sich hiermit empirisch als falsch erwiesen. Der Verweis auf Bowlby an dieser Stelle kommt nicht zufällig, denn Bowlby setzte sich in seinem grundlegenden Werk *Attachment* intensiv mit den Schritten von Harlow auseinander und diskutierte die Ergebnisse seiner Studien (ebd.). John Bowlby, der als Psychoanalytiker in einer Tradition Melanie Kleins ausgebildet wurde und mit seiner Ausbildung nicht glücklich war (Dornes, 2001), wandte sich mehr und mehr der Verhaltensbeobachtung zu. Das führte zu seiner zunehmenden Kritik an der Empiriefeindlichkeit der Psychoanalyse. Diese Kritik, das Studium verhaltensethologischer und kybernetischer Schriften, trug ihm den nicht gerechtfertigten Ruf eines Behavioristen ein. Eines der größten Verdienste Bolwbys war es, mit seinem empirisch nachweisbaren Modell der Bindung die Rolle der Mutter als zu besetzendes Objekt oder Verstärkerquelle widerlegt zu haben. Somit öffneten sich Räume für neue theoretische und empirische Ansätze und gleichzeitig schloss sich die Tür für die Bedeutung der frühen Oralität.

1.5 Bindungstheorie: Sicherheit statt Triebe

Die Bindungstheorie entstand im selben Zeitraum wie die Arbeiten von Harlow. Wie wir bereits gesehen haben, hatte Bowlby Abstand von der Triebtheorie genommen. Es ist durchaus interessant sich mit seiner Autobiografie und dem damaligen Diskurs in der psychoanalytischen Gemeinschaft auseinanderzusetzen (Dornes, 2001), die Bowlbys Gedanken mit wenig Begeisterung aufnahmen. Die Abkehr von der Triebtheorie eröffnete ihm einen neuen Blick auf das Thema der Bindung, die er in der Trilogie *Bindung* (Bowlby, 1969), *Trennung* (Bowlby, 1973) und *Verlust, Trauer und Depression* (Bowlby, 1983) veröffentlichte. Heute ist das Bedürfnis nach Bindung als menschliches Grundbedürfnis natürlich anerkannt (Lichtenberg, 1989; Hinde & Stevenson-Hinde, 1990; Grawe, 2004). Keine klinische Psychotherapieform kommt heute ohne Referenz auf die Bindungstheorie aus. Die Krankenhausversorgung von Kindern hat eine Revolution erlebt und was besonders interessant ist: Bowlby lieferte mit der Bindungstheorie das empirische Grundgerüst, um den Nachweis zu führen, dass der frühen Kindheit eine entscheidende Bedeutung bei der Genese psychischer Gesundheit und der Psychopathologie zukommt (Strauss et al., 2002).

Die Bindungstheorie revolutionierte die psychoanalytische Entwicklungstheorie und reduzierte den Fokus auf das psychosexuelle Entwicklungsmodell. Es stellte sich erneut die Frage: Was ist der primäre Antrieb des Säuglings, was motiviert ihn? Warum verhalten sich Säuglinge so, wie sie sich verhalten? Warum suchen Sie die Nähe zu ihrer Mutter, wenn nicht aus einem Hungertrieb heraus? Warum suchen Harlows Rhesusaffenbabys die Fellmutter auf, die ihnen nichts anders gibt als Wärme. Die Antwort war so einfach, dass sie dem komplex denkenden Menschen zunächst verborgen blieb. Babys suchen die Nähe zur Fellmutter nicht, *obwohl* die Fellmutter nur Wärme spendet, sondern *weil* sie ihnen Wärme spendet. Damit war das Motivsystem ein vollkommen anderes als das der Triebbefriedigung. Der Säugling sucht Wärme, Geborgenheit und Schutz. Damit war der Säugling von seinen aggressiven und egoistischen Motiven zunächst befreit. Denn seiner Mutter nahe zu sein, um sich sicher und geschützt zu fühlen, ist ein positives Motiv. Gerade im Zustand der Unsicherheit sucht der Säugling, das Kleinkind und auch der Erwachsene nach Bindungspersonen, nach Personen die ihm Sicherheit geben. Beim Säugling löst der Zustand der Unsicherheit, zum Beispiel bei Kontakt mit Fremden oder bei Distress aufgrund von Müdigkeit, Krankheit oder Hunger, die Suche nach der sicheren Basis aus. Er versucht die Nähe zu seiner Bindungsperson herzustellen, zum Beispiel durch Lächeln, Weinen oder Anklammern. Wird die Sicherheit wiederhergestellt, kann der Säugling sich der Exploration widmen. Er kann auf Erkundungstour gehen. Je mehr er von seinen Eltern gestützt wird und sensitiv und responsiv auf die Bedürfnisse des Kindes eingegangen wird, desto mehr verinnerlicht das Kind diese Sicherheitserfahrung zu einem Arbeitsmodell von Bindung. Ab dem Alter von drei Jahren reicht es dem Kind sich vorzustellen, dass seine Eltern bei ihm sind, um sich sicher zu fühlen (Fonagy et al., 2004). Statt der Triebbefriedigung rückte in den 1970er Jahren die reale Interaktion zwischen Säugling und Eltern in den Mittelpunkt, die mit der Zeit anhand von Instrumenten wie etwa der »fremden Situation« (Ainsworth et al., 1978) oder den Sensitivitäts- und Responsivitätsskalen beobachtet bzw. erhoben wurde. Die Wirkung der realen Beziehungserfahrungen wurde in einer mittlerweile kaum noch zu überschauenden Anzahl von Studien belegt, mit ihren eigenen Methoden und auch mit dem Nachweis der Faktoren, die zum Ende des ersten Lebensjahres, bei Schulkindern, Erwachsenen, ja sogar transgenerational Bindungssicherheit erzeugen (Cassidy & Shaver, 2002). Aus einem trieborientierten und passiven Säugling wurde ein aktiver Partner der Beziehungsgestaltung. Auf der elterlichen Seite standen nicht mehr Befriedigung und Versagen von Triebbefriedigung, sondern die elterliche Feinfühligkeit, Reflexionsfähigkeit und emotionale Wärme im Mittelpunkt der Betrachtung (Dornes, 1997). Damit war Freuds orale Phase, die Triebtheorie und die Theorie der positiven Verstärkung durch Nahrung als bindungsrelevant scheinbar widerlegt. Der Fokus richtet sich auf das Erleben der emotionalen Qualität der Beziehung zwischen Eltern und Kind (Stern, 1992). Als Folge stürzte die Oralität in die Bedeutungslosigkeit ab. Wenn es eigentlich um Bindungssicherheit, Affektabstimmung, Bindung und Exploration geht, wofür braucht man dann noch eine orale Phase? Um das Konzept der Oralität zu retten, wurde dieses zum Teil umformuliert:

> »So bezieht sich z.B. heute der Begriff der Oralität nicht nur auf die Befriedigung oraler Lustbedürfnisse, sondern auch auf Bedürfnisse nach Geborgenheit, Hautkontakt, Wärme, Anklammern, Sicherheit. Das Kind braucht viel mehr als nur lustvolle Saugerfahrungen, um sich sensumotorisch, in seiner kognitiven Funktion und in seiner Emotionalität normal entwickeln zu können« (Mentzos, 1999, S. 89).

Der Mund, das Saugen, Kauen und Beißen spielen in dieser Oralität nur noch eine untergeordnete Rolle. Das Selbsterleben, die Erfahrungen des Säuglings, das Spiegeln der Affekte wurden als zentrale Erfahrungen erkannt. Der Säugling benötigt Spiegelungserfahrungen in der realen Interaktion mit seinen Eltern. Diese Sichtweise half der Psychoanalyse sich vom Bild des lustgierigen, aggressiven und fantasierenden Säuglings zu verabschieden. Der kompetente Säugling mit seinen differenzierten Wahrnehmungsfähigkeiten hat seinen Platz eingenommen (Dornes, 1997). Damit könnte man vermuten, dass die Oralität des Säuglings ein Randphänomen, und Füttern, Stillen oder Saugen nur noch eine Rolle als Nachweis für die Wahrnehmungsfähigkeiten des Säuglings spielen (Beebe & Lachmann, 2004). In den meisten psychoanalytischen Büchern finden sich diese Begriffe nicht oder nur noch als Randnotiz im Stichwortverzeichnis (Fonagy et al., 2004; Brisch, 1999). Stern formulierte es wie folgt:

> »Die Auffassung vom Mund als einer spezifischen erogenen Zone in dem strengen, von Freud und später Erikson gemeinsten Sinne hat sich in der allgemeinen Beobachtung oder in dem Versuch, das Konzept der erogenen Zonen als Entwicklungsfaktum zu operationalisieren, allgemein nicht bestätigt« (Stern, 1992, S. 328).

Trotz der kaum zu überschätzenden Rolle der Bindungstheorie mit all ihren wissenschaftlichen und klinischen Errungenschaften lässt sich die Frage formulieren: Sind die Erkenntnisse der Bindungstheorie gleichbedeutend mit einer Bedeutungslosigkeit der Oralität? Ist der Nachweis, dass Oralität keine Rolle mehr spielt, wirklich erbracht oder handelt es sich um zwei unterschiedliche Bedürfnisse, die miteinander korrespondieren, aber nicht zwangsläufig voneinander abhängig sind? Ich vertrete die Auffassung, dass es sich bei dem Außer-Acht-Lassen des Oralen um ein Missverständnis der Bindungstheorie und auch der Werke von John Bowlby handelt. Sein Bestreben war es, nachzuweisen, dass Bindung nicht aus Triebbefriedigung oder Fantasien in Bezug auf die Mutter entsteht, sondern ein Ergebnis von Realerfahrungen in der Mutter-Kind-Beziehung ist. Bowlby fokussierte auf die realen Erfahrungen im Spiel, zum Beispiel beim Wickeln, aber auch beim Füttern oder Stillen. Das erste Lebensjahr ist das Jahr der zentralen Erfahrung zum Aufbau eines inneren Arbeitsmodells, nicht eine Vorbereitungs- oder Wartephase, bis endlich der Ödipuskomplex zur Ausreifung der Persönlichkeit führt. Bowlby verdeutlichte so, dass die Bindungsgenese nicht ein Triebabkömmling ist, sondern ein Ergebnis realer und emotionaler Beziehungserfahrungen. Wir werden im weiteren Verlauf sehen, dass orale Erfahrungen eine wichtige Rolle in der Bindungsdynamik spielen. Wir werden sehen, dass Bindung und Oralität nicht im Widerspruch zueinander, sondern in einem dynamischen Wechselspiel miteinander stehen. Wir werden sehen, dass die Oralität ein ähnliches Schicksal erfahren hat wie die Bindungsdynamik. Zu lange wurde sie unbeachtet gelassen, um sich wieder Bahn zu brechen. Wir werden sehen, dass künstliche Ernährung zwar physiologisch wirksam sein kann, jedoch psychologisch gravierende Nebenwirkungen hat. Es ist an der Zeit, die Oralität zu rehabilitieren – nicht so, wie Freud sie einst formuliert hat, jedoch als eigenes Bedürfnis mit weitreichenden Auswirkungen auf die emotionale, physiologische und Bindungsentwicklung.

2 Die Entwicklung des Essverhaltens

> »Unsere Sinnesempfindungen nehmen schon vor unserer Geburt Gestalt an. Im Mutterschoß spüren wir auf unserer Haut das Fruchtwasser, wir hören schwach die Geräusche fließenden Blutes und der Aktivität des Verdauungstrakts und werden durch die Bewegungen unserer Mutter hin und herbewegt. Nach der Geburt definieren physische Empfindungen unsere Beziehungen zu uns selbst und unserer Umgebung. Wir fangen dann an, unsere Naßheit [sic], unser Hunger, unsere Sättigung und unsere Müdigkeit zu sein. Eine Kakophonie unverständlicher Geräusche und Bilder bedingt unser noch völlig unerfahrenes Nervensystem. Sogar noch nachdem wir ein Bewusstsein entwickelt und eine Sprache erlernt haben, liefern uns unsere physischen Sinneswahrnehmungen wichtiges Feedback über unseren Zustand in jedem Augenblick. Sie weisen uns auf Veränderungen im Inneren unseres Körpers sowie in der Muskulatur des Gesichts, des Rumpfes und der Gliedmaßen hin, die Schmerz und Behagen signalisieren, sowie aufdrängende Empfindungen, wie sie durch Hunger oder sexuelle Erregungen hervorgerufen werden.«
>
> *van der Kolk (2016, S. 114f.)*

Welch eine schöne Beschreibung in einem Buch, das sich der Behandlung von schweren Traumafolgestörungen widmet! Es sind die basalen und einfachen Beobachtungen, die in ihrer alltäglichen Schönheit unsere Aufmerksamkeit auf sich ziehen. Den Blick hierfür nicht zu verlieren ist eine der großen Künste in einer schnelllebigen Zeit des Höher, Schneller und Weiter. Zu schnell übersehen wir den wahren Zauber einer Füttersituation, durch eine Zuschreibung der Selbstverständlichkeit und des Banalen. Das Banale kann besonders sein, wenn es von besonderer Bedeutung für den Säugling und seine Eltern ist. in diesem Kapitel verabschieden wir uns daher von der Ideengeschichte der Oralität und wenden uns dem realen Säugling zu. Wenn Freud doch recht hatte und die Oralität im ersten Lebensjahr von großer Bedeutung ist, sollte sich dies doch auch durch Daten stützen lassen. Es sollten sich doch Hinweise im reichen Schatz von Daten und Forschung finden lassen, etwa im Bereich der aufsteigenden Entwicklungsneurologie (Damasio, 2004; LeDoux, 2004). Wir sollten uns mit der Entwicklung des Säuglings, seinen Lebenserfahrungen sowie mit Studien zum oralen Verhalten beschäftigen und schauen, ob wir dort etwas finden, was über schöne Naturbeschreibungen der körperlichen Reifung und Wahrnehmung hinausgeht. Schauen wir, was wir wissen und wie wir dies einordnen können.

Der klassische und häufigste Zugang zur Entwicklung des Essverhaltens ist eine Betrachtung von außen. Nehmen wir die Konsistenz, die der Säugling zu sich nimmt, in den Fokus. Es lassen sich drei Phasen unterscheiden: die Phase des Stillens oder der reinen Milchernährung, die Phase der Beikost und schließlich das selbstständige Essen mit dem Löffel oder das Trinken aus dem Becher. So lässt sich ein beobachtbarer Verlauf abbilden und wir haben eine Struktur, die es uns erleichtert dem Entwicklungsweg des Säuglings zu folgen. Allerdings folgen wir dieser Struktur nur der Übersichtlichkeit halber, denn empirisch stellt sich ein etwas differenziertes Bild dar. In der Schweizer Längsschnittstudie ging das Team von Remo Largo der Frage nach, wie sich gesunde Säuglinge in verschiedenen Fähigkeitsbereichen entwickeln. Das daraus entstandene Buch *Babyjahre* aus dem Jahr 1993 (Largo, 1993) ist zu einem der Bestseller der Entwicklungspsychologie geworden. Teil der Untersuchung war auch die Entwicklung des Essverhaltens. Das Team stellte sich die Frage, wann Säuglinge in der Lage sind, welche Nahrungskonsistenzen zu organisieren und Esswerkzeuge zu benutzen. Die empirischen Ergebnisse stimmten in einem gewissen Umfang mit dem häufig angenommen Anfang von Beikost oder fester Kost überein. Jedoch ist die Variabilität groß, wie sich Tabelle 1 entnehmen lässt. So begann der erste Säugling mit drei Monaten mit der Beikost, der letzte mit neun Monaten. Die Konsistenzstufen stellen damit nur einen Anhaltspunkt dar, sie sind nicht naturgegeben bzw. determiniert – ähnlich wie die meisten Fähigkeiten des Säuglings.

Wie können wir diese großen Unterschiede erklären? Ähnlich wie jede andere Entwicklung von Fähigkeiten und Fertigkeiten? Jede Konsistenzstufe geht mit eigenständigen Anforderungen für den Säugling und mit bedeutenden Entwicklungsschritten einher. Diese bereiten den Säugling auf die neue Konsistenz vor und ermöglichen den Entwicklungsübergang. Hat der Säugling die grundlegenden Fähigkeiten nicht entwickelt, kann er nicht zur nächsten Konsistenz übergehen. Eine zweite Wirkrichtung sollte dabei nicht vergessen werden: Mit jeder neuen Konsistenz werden neue Fähigkeiten freigesetzt, motorisch, sozial, physiologisch. Allgemein gesprochen sammelt der Säugling durch neue Entwicklungsschritte zentrale Erfahrungen für seine Gesamtentwicklung, die weitere Entwicklungsschritte nach sich ziehen werden. Das Nervensystem als Gerüst unseres Verhaltens zeigt sich als begierig nach neuen Impulsen. Gerade in den sensorischen Feldern wie dem Tastsinn, dem Geruchssinn und dem Geschmackssinn besteht ein konsistenter »Hunger« nach neuen Impulsen, Eindrücken und Erfahrungen.

Tab. 1: Entwicklung des Essverhaltens (nach Holtz, 2006)

	Lebensmonat											
	1	2	3	4	5	6	7	8	9	10	11	12
ausschließliche Milchernährung												
Beginn der Beikost												
beidhändiges Halten der Flasche												
Trinken aus dem Becher												
beidhändiges Halten des Bechers												
Beginn der Juniornahrung												
Essen mit dem Löffel												

Es ist erstaunlich, wie viel Raum Lippe, Zunge, Mund, Rachen und Nase auf unseren somatotopen Karten, der zentralnervösen Abbildung unseres Körpers, im linkshemispherischen Kortex einnehmen (Grawe, 2004). Die Evolution hat unser orales System so stark ausgeprägt, dass man nur schwer umhinkommt diese Rechnung zu tragen. Auch hier stellt sich wieder die Frage nach dem Warum. Die Evolution ist ein äußerst kritischer Begleiter und wählt aus, was langfristig das Überleben sichert. Wir wissen, dass die Evolution dabei unerbittlich, nicht wertend oder als Bedenkenträger agiert. Die Frage, ob etwas essbar, energiereich, wohltuend ist, ist eine solche überlebenssichernde Frage. Anders hätten Menschen sich nicht an so unterschiedliche ökologische Nischen wie die Arktis oder die Tropen anpassen können. Der Mensch muss Nahrungsquellen ausfindig machen, die ihn nähren und ihm Verdauliches liefern. Gelingt dies nicht, verhungert die Population. Daher müssen wir unsere Nische zunächst erriechen, dann erschmecken und dann das Vorgefundene verdauen. Diese phylogenetische Funktion der Oralität spiegelt sich auch in der Entwicklung des

Essverhaltens, denn diese ist ein Leben lang aktiv. Unser Essverhalten passt sich an unsere wechselnden affektiven und physiologischen Bedürfnisse und natürlich an unsere Umwelt an, und dabei machen wir ständig neue Erfahrungen.

Nehmen sie zwei beispielhafte Situationen aus unserem Leben, die jeweils in einem Hotel stattfinden. Stellen sie sich vor, es ist sieben Uhr und sie betreten den Frühstücksraum. Es gibt ein reichhaltiges Büfett mit allem, was das Herz begehrt. Sie können Früchte, die in Schalen präsentiert sind und wunderbar frisch und saftig aussehen, auf ihren Teller laden. Sie können ein frisch zubereitetes Rühr- oder Spiegelei zu sich nehmen, gepaart mit Frühstücksbacon. Sie sehen eine große Auswahl von Brötchen, mit wahlweise Marmelade, Wurst oder Käse vor sich. Es stellt sich die Frage, wozu Sie unter folgenden Bedingungen greifen:

- Sie sind im Urlaub und waren gestern bereits wandern. Sie haben noch ein wenig Muskelkater und heute steht die nächste Wanderung auf dem Programm. Oder sollten sie doch die Wellen nutzen und ein paar davon surfen? Dieser Aktivurlaub ist schon ziemlich anstrengend, aber sie genießen die Aktivität, die frische Luft und die Herausforderungen, die auf sie warten. Sie möchten gut in den Tag starten und ihr Frühstück ist genau dieser Start in den Tag.
- Sie sind auf einer Konferenz über die neusten Ergebnisse der Kleinkindforschung. Gestern haben Sie sich bereits mehrere spannende Vorträge angehört, neue Erkenntnisse gewonnen und den Austausch mit Kollegen aus aller Welt genossen. Heute sind sie dran, sie halten einen Vortrag im Rahmen eines Symposiums und freuen sich bereits jetzt darauf, auch wenn Ihnen ein wenig mulmig ist. Sie denken: »Ich werde mit einem guten Frühstück in den Tag starten!«

Wonach wird ihnen unter den gegebenen Umständen der Sinn stehen? Welche Überlegungen stellen sie an, was spricht sie auf dem imaginären Büfett an? Mein Frühstück in der ersten Situation würde wahrscheinlich mit Obst beginnen und mit ein bis zwei Spiegeleiern enden. Ich brauche Energie, aber auch Protein für den Muskelaufbau und ich brauche relativ viel davon, also wird mein Teller sich ein paar Mal füllen und leeren mit relativ vielen Kalorien. In der zweiten Situation wird Obst und eventuell ein frisches Brötchen auf dem Programm stehen. Ich brauche Energie zum Denken, aber Gehirnjogging fordert weniger Protein und Fett, und mit einem vollen Bauch in den Konferenzen zu sitzen ist nicht wirklich konzentrationsförderlich – also lasse ich das Rührei stehen, bis zum nächsten Surf-Urlaub. Würde es Ihnen ähnlich gehen? Stellen sie sich jetzt die Frage: Denke ich wirklich darüber nach? Nein, wahrscheinlich nicht, sie folgen ihrer Nase, Ihren Augen und ihrem Appetit. Dieser wird sich als Ergebnis einer komplexen Wechselwirkung zwischen Physiologie, Neurologie und Gedächtnisinhalten auf bestimmte Speisen ausrichten und andere nicht beachten. Ihre Auswahl wird auch von ihren frühkindlichen Erfahrungen beeinflusst. Wie, das werden wir uns jetzt etwas genauer anschauen und besonders zentrale und zum Teil wenig beachtete Ergebnisse aus der Säuglingsforschung und der Pädiatrie etwas genauer unter die Lupe nehmen.

2.1 Die Bedeutsamkeit frühkindlicher Erfahrungen

Der Säugling ist ein Erfahrungssucher. Ausgestattet mit einem breiten Spektrum an genetischen Vorbereitungen auf das, was auf ihn zukommen wird, kommt er in die Welt, um aus seinen Möglichkeiten, Fähigkeiten und Anlagen Persönlichkeit entstehen zu lassen (Bahrick & Watson, 1985). Die Forschung zur dynamischen Wechselwirkung zwischen genetischen Vorbereitungen und Umwelterfahrungen hat uns einen Einblick ermöglicht, wie Gensequenzen durch Erfahrungen aktiviert oder deaktiviert werden und wie Hirnregionen sich durch die gemachten Erfahrungen ausdifferenzieren (Schore, 2007). Damit nähern wir uns der Grundfrage Freuds an, wie frühkindliche Erfahrungen unsere Wahrnehmung, unsere sozialen Beziehungen, unsere Art zu denken und zu fühlen beeinflussen. Denn je jünger das Kind, desto mehr Genexpressionen sind noch nicht abgerufen oder geformt. Mit der Bindungstheorie wurde der Nachweis erbracht, dass durch die Beziehungsgestaltung zwischen Eltern und Kind Bindungsmuster weitergegeben werden und ein inneres Arbeitsmodell entsteht, wobei die langfristigen Auswirkungen einer sicheren, unsicheren und desorganisierten Bindung untersucht werden können (Cassidy & Shaver, 2002). Die Bindungstheorie stößt jedoch an ihre Grenzen, wenn man den Beziehungsaufbau in den ersten Lebenswochen betrachtet. Welche Erfahrungen sind es, in denen Säuglinge die Sensitivität und Responsivität erleben, die ihr inneres Arbeitsmodell von Bindung formen werden? Da wir uns nicht daran erinnern können, was uns beeinflusst hat, wir aber wissen, dass unsere frühen Erfahrungen uns beeinflusst haben, brauchen wir einen Rahmen zur Erfassung dessen, was wir nicht erinnern können.

Dazu bedienen sich selbst Psychoanalytiker heute der modernen Gedächtnisforschung, insbesondere der Skripttheorie. Im Rahmen dieser Theorie wurden die Entstehung von Erinnerungsbildern sowie die Unterschiede zwischen verschiedenen Gedächtnisarten herausgearbeitet (Tulving, 1972; Nelson, 1999). Einer der wesentlichsten Unterschiede in der Art zu erinnern ist in der unterschiedlichen Arbeitsweise des prozeduralen und deklarativen Gedächtnisses begründet. Das prozedurale Gedächtnis beinhaltet das Wie-Wissen der sensorischen und motorischen Abläufe, die implizit gelernt, automatisiert und ohne Nachdenken eingesetzt werden. Dazu gehören motorische Abläufe wie etwa das Laufen, Tanzen, Schwimmen, aber auch das Geben der Hand bei Begrüßungen. Deklaratives Wissen hingegen bezieht sich auf Fakten und Ereigniswissen; es umfasst unsere Biografie (episodisches Gedächtnis) genauso wie das Weltwissen (semantisches Gedächtnis, z. B. Wissen über Kultur oder Politik).

Der Säugling befindet sich von Geburt an in einem Aufbauprozess der Gedächtnisstruktur, in dem die prozedurale Verarbeitung und Gedächtnisbildung das erste Lebensjahr dominieren. Im zweiten Lebensjahr wird das Kleinkind langsam auch auf das das deklarative Gedächtnis zugreifen. Dennoch werden Abläufe vom Säugling erkannt, denn sie folgen einem körpernahen Skript, in dem Berührungen, Bedürfnis-, interaktive und affektive Regulierung eine wichtige Rolle spielen (Stern, 1992). Dornes (1993) spricht von sensomotorisch-perzeptuell-affektiven Schemata, die zu Handlungs-Wahrnehmungs-Affekt-Mustern werden, oder – um die Kurzversion dieses Begriffes zu verwenden – Repräsentanzen. Prozedurale Gedächtnisinhalte, Repräsentanzen oder Handlungs-Wahrnehmungs-Affekt-Muster werden sichtbar, wenn der Säugling sich in der »fremden Situation« zur vertrauten Person hin- und von der fremden Person abwendet (Ainsworth et al., 1978). Stern und Kollegen (2012) sprechen in diesem Zusammenhang von implizitem Beziehungswissen, von Grundstrukturen des menschlichen Zusammenseins, die sich früh entwickeln und ein Leben lang abgerufen werden können. Die Grundlage der Bildung von Repräsentanzen ist das Erleben von Episoden, die wieder und wieder in ähnlicher Form ablaufen. Es entstehen Prototypen von Geschehnisabläufen. Genau nach diesen Erfahrungen, die immer ähnlich, jedoch nicht gleich ablaufen, also eine große Ähnlichkeit mit nicht perfekter Kontingenz haben, ist der Säugling auf der Suche (Fonagy et al., 2004). Dementsprechend sind Erfahrungen, die häufig auftreten, einen ähnlichen Rahmen und eine ähnliche Struktur haben, besonders dazu geneigt frühkindliche Erinnerungsbilder oder Schemata des Zusammenseins zu bilden (Dornes 1993; Stern, 1992). Auch epigenetisch werden Gene nur aktiviert, wenn sie besonders häufig angesprochen werden oder wenn sie eine massive körperliche Reaktion hervorrufen (z.B. beim Aversionslernen). Nach dem Second-messenger-Prinzip des Lernens werden aus Trampelpfaden Straßen und schließlich Autobahnen, sodass langfristig stabile Handlungsmuster entstehen oder sich gar quasi-automatisierte Handlungen aufbauen.

Betrachten wir diese Zusammenhänge, so stellt sich mit großer Wahrscheinlichkeit eine Frage ein: Was hat all dies mit Oralität zu tun? Daher beginnen wir das Kapitel zur Entwicklung des Essverhaltens mit ein paar numerischen Fakten.

Der Säugling verschläft mehr als die Hälfte seines ersten Lebensjahres. In der Zeit kurz nach der Geburt schläft er ca. 20 Stunden und am Ende des ersten Lebensjahres ca. 16 Stunden (Tikotzky et al., 2010). In den verbleibenden vier bis acht Stunden Wachzeit nimmt er etwa vier bis fünf Mahlzeiten zu sich – von den Stillmahlzeiten nach der Geburt zu den Milch- und Breimahlzeiten am Ende des ersten Lebensjahres (Largo, 1993). Diese Mahlzeiten von zehn bis 45 Minuten machen daher einen großen Anteil der Wachzeit des Säuglings aus. Insgesamt nimmt das Füttern zwischen 50 Minuten und vier Stunden pro Tag ein. Jedoch macht das Füttern nicht nur einen hohen Anteil an Wachzeit, sondern auch an Beziehungszeit mit den Eltern aus. Denn er kommt – anders als beim Spiel oder im Schlaf – nicht allein aus: Er muss gestillt oder gefüttert werden. Ein Mobile kann der Säugling durch Bewegungen in der Krippe allein aktivieren. Schlafen kann er allein im Kinderwagen oder in seinem Bettchen. Wenn er daher Wärme und Fürsorge bedarf, so ist diese oft mit einer Mahlzeit verknüpft, denn eine Stillmahlzeit geht mit der Nähe zur Mutter und das folgende Bäuerchen eventuell mit der Nähe zum Vater einher. Er wird auch weiter gemeinsame Mahlzeiten mit seiner Familie einnehmen; es wird beobachtet, was und wie er isst, von seinen Eltern, von seinen Geschwistern, von den Großeltern. Wie bereits gesagt, die Mahlzeit ist eine Gelegenheit, zu der Familien zusammenkommen und ihre Beziehungen pflegen – und damit ist es eine besondere Zeit, die nicht austauschbar ist (Fiese et al., 2006). Sogar bei Jugendlichen finden sich Zusammenhänge zwischen regelmäßigen gemeinsamen Familienmahlzeiten und deren physischer und psychischer Gesundheit (Eisenberg & Spinrad, 2004). Hier erhält die Kritik bezüglich der Oralität durch die Bindungstheorie Nahrung, denn scheinbar sind die Skripte, die aus der Oralität entstehen, von nachhaltiger Bedeutung.

Dabei fokussiert die Bindungstheorie ganz eindeutig die Spielsituation, das soziale Wechselspiel zwischen Eltern und Kind; die Füttersituation bleibt außen vor. Die Bindungsqualität, die affektive Verfügbarkeit, Sensitivität und Responsivität wird in spielerischen Situationen erhoben (Schmücker & Buchheim, 2002). Das Spiel ist ein zentrales Element der Entwicklung, es kann nicht genug gespielt werden und man hört auch am besten nie damit auf. Aber leider können wir nicht immer spielen. Wir müssen schlafen, essen und später Hausarbeiten machen oder zur Arbeit gehen. Und Füttern nimmt mehr Raum ein als das Spiel, es tritt jeden Tag erneut auf, mehrfach zu den ungefähr gleichen Zeiten mit einem ähnlichen Ablauf und mit daran gebundener Gemeinschaft. Dabei ist die Grundvoraussetzung weniger ruhig und gelassen als im Spiel, denn schließlich ist der Säugling hungrig und weniger geduldig mit seinen Eltern als im Spiel. Die Hungerzeiten sind oft nicht synchron mit dem Rhythmus der Erwachsenen: frühmorgendliches Aufstehen, um ein Frühstück zuzubereiten, nächtliche Stillmahlzeiten – und das bitte sofort. Jeder Elternteil kennt die Stimmungsschwankungen, die mit der Frühstückszubereitung morgens um fünf einhergehen. Schlafmangel ist nicht dazu angetan unsere Sensitivität und Responsivität zu fördern – allerdings ist genau diese erforderlich, wenn es eine schöne Mahlzeit werden soll. Auch wenn die allgemeine Sensitivitätshypothese der Bindungstheorie damit nicht widerlegt ist, sollte sie mit Vorsicht betrachtet werden, gerade wenn sie in der Therapie zum Einsatz kommt (Keller, 2018). Wir können zwar davon ausgehen, dass sensitive Eltern auch morgens um fünf Uhr sensitiver sind als weniger sensitive Eltern und sich trotz des Schlafmangels vom Lächeln ihres Babys anstecken lassen, aber es wäre interessant zu untersuchen, wie sich unterschiedliche Zeiten der Interaktion auf das Elternverhalten auswirken. Denn gemeinsam ersehnen Eltern weltweit einen vorhersagbaren Rhythmus (Stern, 2005). Wenn sich vorhersagen lässt, wann ungefähr der Säugling hungrig sein und in der Nacht eine Mahlzeit zu sich nehmen wird, lässt sich der Erwachsenenschlaf damit abstimmen. Sensitivität bedeuten in diesem Zusammenhang auch, den eigenen Zustand so zu regulieren, dass er sich positiv auf das Kind auswirkt (z. B. regelmäßiger Schlaf, Essen, Austausch mit der sozialen Matrix). Dieser Rhythmus ist natürlich nicht nur für die Eltern bedeutsam, sondern auch für den Säugling. Der Säugling erfährt eine zeitliche Kontur, die ein wenig Ordnung in das noch unüberschaubare Chaos der extrauterinen Umwelt bring – eine wichtige Funktion, um eine harmonische Entwicklung zu gewährleisten. Hier schließt sich der Kreis zu Skripttheorie, Epigenese, prozeduralem und dekorativem Gedächtnis. Die Oralität ist ein wesentlicher Bestandteil des frühkindlichen Skriptes; das Füttern fordert die Eltern in ihrer Sensitivität unter Bedingungen, in denen sie ihre eigenen Impulse zum Wohle ihres Kindes hintanstellen müssen. Wir sehen diesen Aspekt der Familienentwicklung zu häufig als etwas Selbstverständliches an. Doch ist der Tanz der Einstimmung zwischen Eltern und Kind bei jedem Kind und für jedes Elternteil ein kleines und komplexes Kunstwerk, auf das wir in einigen Jahren gerne zurückblicken werden. Vom ersten Schreien, vom ersten Stillen des eigenen Kindes an wird ein Pfad gelegt, der dazu führt, dass dieses Kind uns als Erwachsener ein Enkelkind in die Arme legt. Aus einer bedeutungsvollen Beziehung ist eine neue Beziehung, eine Generation entstanden: Es gibt wohl wenige, die sich der Schönheit dieses Gedankens entziehen können.

2.2 Erste Phase: Pränatale Entwicklung

Die Evolution hat zur Ausbildung von Säugetieren geführt, die sich in unterschiedlicher Größe und unterschiedlicher Komplexität des Verhaltens an ihre ökologische Nische angepasst haben. Die Gattung der Säugetiere erhält ihren Namen durch das verbindende Glied der Nahrungsaufnahme. Diese ist nicht nur ein evolutionäres Merkmal, sondern auch ein bereits pränatal vorbereitetes Verhaltenssystem. Während die meisten Fähigkeiten des Menschen im Verlauf seines Lebens entwickelt werden müssen, wird das Saugen und Schlucken bereits pränatal ausgebildet. Schon in der 18. Gestationswoche saugt der Fötus täglich mehrere Liter Fruchtwasser ein, schluckt diese und scheidet sie wieder aus (Ianniruberto & Tajani, 1981). Nicht nur entwickelt er auf diese Art und Weise seine Saugfähigkeiten, sondern er reguliert damit auch die Menge an Fruchtwasser. Dies wird deutlich, wenn er aufgrund einer Fehlbildung der Speiseröhre diese Regulation nicht übernimmt (z. B. bei einer Ösophagusatresie) und die Menge an Fruchtwasser auf ein kritisches Maß ansteigt. Dabei ist der Fötus bereits wählerisch, die ersten Geschmackszellen entwickeln sich in der achten Schwangerschaftswoche, mit der 15. Gestationswoche haben sich die ersten Geschmacksknospen entwickelt und der Fötus beginnt Unterschiede zu schmecken (Witt & Reutter, 1996). Diese unterschiedlichen Geschmackserfahrungen führen bereits beim Fötus zu einer Veränderung des Saugverhaltens, das bei Exposition mit süßem Geschmack zu- und bei bitterem Geschmack abnimmt (DeSnoo, 1937; Liley, 1972). Das bedeutet, dass bereits der Fötus eine gewisse Differenzierung vornimmt, je nachdem, ob ihm schmeckt, was er trinkt, oder nicht. Die Unterscheidung zwischen unangenehmen und angenehmen Geschmackserfahrungen geht mit der Steigerung bzw. Reduzierung der Saugaktivität einher (Beauchamp et al., 1991). Auch wenn es sich nicht um einen bewussten Akt handelt, spricht dieses Verhalten für den Beginn eines Körperbewusstseins oder, wie Damasio es bezeichnet, eines Proto-Selbst (Damasio, 2004). Der Fötus reagiert auf seine intrauterine Umwelt und macht erste Lernerfahrungen, zum Beispiel, wie er sich vor aversiven Stimuli schützen kann, indem er die Saugrate reduziert.

Dass der Säugling bereits durch seine intrauterine Umwelt geprägt wird, sehen wir anhand der Studien zur Stressbelastung von Schwangeren. So hatten Neugeborene von Müttern, die die Geschehnisse um die Terroranschläge vom 11. September 2001 im Fernsehen nachverfolgten, ein niedrigeres Geburtsgewicht als Neugeborene, die ein Jahr später geboren wurden (Smits et al., 2006). Insgesamt zeigt sich, dass Föten, deren Mütter in der Schwangerschaft massiven Stress erleben, in ihrem Wachstum eingeschränkt sind und dass auch die spätere Stresssensitivität bei diesen Kindern steigt (Mparmpakas et al., 2014). Steigt der Anteil des Stresshormons Cortisol im Fruchtwasser, so reduziert der Fötus die Saugaktivität, um sich zu schützen (La Marca-Ghaemmaghami et al., 2017). Mit einer Veränderung der Aktivität, und zwar zumeist der oralen Aktivität, reagiert er bereits auf der Achse von Aversion (Vermeiden) und Lust (Annähern). Der oralen Aktivität des Saugens kommt daher bereits in der Fetalphase der Entwicklung eine besondere Bedeutung zu. Denn damit auf die Veränderungen im Fruchtwasser reagiert werden kann, müssen sie erschmeckt werden. Der Mund wird somit zu einem Aufnahme- wie auch zu einem Schutzorgan – und hierbei handelt es sich um eine Fähigkeit, die das Neugeborene weiterentwickeln wird.

2.3 Zweite Phase: Stillen und vollständige Milchernährung

Das Neugeborene hat gerade den Kraftakt der Geburt bewältigt, da wartet schon eine der kompliziertesten, herausforderndsten und für sein Überleben wichtigsten Entwicklungsaufgaben auf ihn. Der wenige Minuten alte Säugling muss sich an die extrauterine Umwelt anpassen. Keine Sorge, hier soll nicht dem Geburtstrauma das Wort geredet werden. Anpassung an eine Belastung ist nicht immer gleichzusetzen mit Überlastung. Stellen wir die Umwelten einander gegenüber, so sehen wir, dass der Fötus weder seine Atmung, noch seine Lage, seine Körpertemperatur oder seine Versorgung mit Nahrung regulieren muss. Als Neugeborenes kommen all diese Entwicklungsaufgaben gleichzeitig auf ihn zu. Da das Neugeborene diese Aufgaben aufgrund der phylogenetischen Frühgeburt nicht allein bewältigen kann, kommt eine weitere Aufgabe unmittelbar auf es zu. Es muss kommunizieren. Nur wenn der Säugling sein Bedürfnis nach Nahrung, Schutz, Wärme oder Lageveränderung kommuniziert, kann er bei der Regulation angemessen unterstützt werden (Hofer, 1984). Er muss auch bereits die Regulation der Eltern mit dem Bedürfnis verknüpfen. Wenn das Neugeborene hungrig ist und ihm Nahrung angeboten wird, sollte es das Weinen einstellen, sich zurücklehnen und sich dem Stillen zuwenden. Beim Stillen ist nicht nur die noch relativ passive Wahrnehmung, zum Beispiel einer jetzt sauberen Windel, sondern auch das aktive Handeln des Säuglings erforderlich. Er muss aktiv an der Brust saugen, er muss Atmung, Saugen und Schlucken koordinieren und sich trotz des Zustandes relativer Innbalance und Anspannung der Brust nähern, diese suchen, seine Anspannung antizipatorisch reduzieren und ein regelmäßiges Saugmuster aufbauen (Casaer et al., 1982). Die innere Welt muss sich mit der Äußeren verbinden. Was Innen erlebt wird (Hunger), wird durch etwas, das von außen kommt (Nahrung), reguliert. Die aufgenommene Nahrung ermöglicht ihm, Aktivität zu entfalten, zu wachsen und sich damit psychophysisch zu entwickeln. Da die Bewältigung dieser Aufgaben von zentralerer Bedeutung für das Überleben ist, haben sich evolutionär reflexive Mechanismen wie etwa der Rooting-Reflex durchgesetzt, und die pränatale Vorbereitung erleichtert dem Neugeborenen die Nahrungsaufnahme. Die erforderliche Koordination von Saugen, Schlucken und Atmen ist in den ersten Lebenstagen oft noch dysrhythmisch und wird sich zwischen dem fünften und achten Lebenstag auf einem stabilen Niveau konsolidieren. Abfälle der Sauerstoffsättigung sind in dieser Phase normal und treten bei zunehmender Reifung ab der 18. Lebenswoche nicht mehr auf. Das Trinken wird effektiver, das heißt, pro Saugereignis wird mehr Nahrung aufgenommen (Lau et al., 1997). Die Aktivität entwickelt sich damit in relativ kurzer Zeit auf ein stabiles Muster der motorischen und oralmotorischen Aktivität hin. Dabei ist der Säugling aktiver Gestalter seiner Entwicklung. Sein Bedürfnis steuert die Stillnachfrage, auch wenn dies zum Teil mit den Bedürfnissen seiner Eltern kollidieren kann. So mag der Säugling ein Bedürfnis nach langen und intensiven

Stillperioden haben oder nach nur sehr kurzen. Mütter kann beides überfordern, wenn sie gefühlt ewig stillen oder in der Sorge leben, ihr Säugling nehme nicht genug Milch auf (Stern, 1998). Säuglinge haben, so klein sie auch sind, einen eigenen Willen und dieser lässt sich nur bedingt formen. Zum Glück entwickelt sich der Säugling gerade in der Auseinandersetzung mit seiner Umwelt, wie Dornes es am Beispiel des Stillens verdeutlicht:

> »Wenn das Kind an der Mutterbrust saugt, bildet sich nach einigen Wiederholungen ein Saugschema. Dieses Schema konstituiert eine durchschnittliche Erwartung, die aktiviert wird, wenn eine neue Fütterungsepisode stattfindet. Dadurch wird ein Vergleich des aktivierten Schemas mit der aktuell ablaufenden Episode möglich. Die Episode modifiziert das Schema, ebenso wie das Schema – als Summe der bisherigen Erfahrung – die Wahrnehmung der ablaufenden Fütterepisode beeinflusst. Es gibt also beidseitiges Durchdringen von Allgemeinem (Schema) und Besonderem (aktuelle Episode)« (Dornes, 1993, S. 187).

Woran machen Säuglinge fest, ob sie einer Aktivität folgen, passiv abwarten und ob ihr Verhalten für sie stimmig ist? Dornes (1993) spricht von einem Vergleich bei einem aktiven Schema – aber wie sieht dieser Vergleich aus? Wir haben bereits die Lust-Aversions-Achse des Fötus kennengelernt. Der Säugling entwickelt diese weiter fort, wobei es sich nicht um eine bewusste oder gezielte Planung und Handlung handelt. Vielmehr geben die Körpersignale dem autonomen Nervensystem zu verstehen: »Du fühlst Dich behaglich!« – oder eben auch nicht. Wenn es behaglich ist, lässt die Körperspannung nach und der Säugling kann sich Aktivitäten wie dem Spiel oder dem Stillen widmen, Aktivitäten, die dazu dienen das Wohlbefinden zu erhöhen. Unangenehme oder unbehagliche Zustände werden signalisiert oder durch Eigenaktivität reguliert. All diese Aktivitäten – Motorik, Wahrnehmung, Fühlen, Äußern der Bedürfnisse und Gestaltung der Situation – setzen voraus, dass das Neugeborene eine Wahrnehmung seiner selbst hat. Dabei ist eine Bewusstheit des Selbst nicht erforderlich. Ich muss nicht darüber reflektieren, dass ich bin, ich muss es spüren. Wir sprechen hier von einem körperlich auftauchenden Proto-Selbst (Damasio, 2004), welches sich zu einem Kern-Selbst weiterentwickelt wird (Stern, 1992). Dieses Selbst nähert sich aus den überwiegenden positiven Empfindungen des Neugeborenen. Stress oder Belastungen im engeren Sinne finden nur episodisch statt, zum Beispiel bei einer Impfung oder einer Infektion. Die

Bedürfnisse bringen den Säugling in die Position des Handelnden als Subjekt, das kommuniziert, sich mit seinen Bezugspersonen abstimmt und bei Befriedigung seiner Bedürfnisse wieder in einen Zustand der Ruhe und im weiteren Verlauf der Inaktivität zurückkehrt. Der Hunger wird zum Antrieb, zur sozialen Interaktion, und in dieser macht der reifende Säugling erste Erfahrungen der Selbstwirksamkeit. Ob etwas wirksam ist, wird auch an der Aversions-Lust-Achse gemessen, denn wenn das eigenen Handeln dieser zuwiderläuft, warum sollten wir es dann fortführen? Nein, wir sprechen hier nicht von einem omnipotenten Lustprinzip durch die Hintertür, sondern von einem Grundbedürfnis des Menschen (Grawe, 2004). Wir sind auf positive Gefühle angewiesen, diese sind nährend für unsere Psyche. Wir werden suchen, was uns Wohlbefinden verschafft, und vermeiden was uns diese guten Gefühle versagt. Oralität hat auf die Ausbildung dieser Achse einen entscheidenden Einfluss.

2.3.1 Beginnende interaktive Regulierung

Der Beginn des Stillens markiert zugleich den Beginn der nährenden Beziehung. Das Stillen oder Füttern mit der Flasche erfordert die Abstimmung der Selbstregulation des Säuglings und der Mutter in einer gemeinsamen Regulation (Beebe & Lachmann, 2004). Der Ausgangspunkt des Stillens ist die Inbalance des Säuglings. Wir bezeichnen diese allgemein als Hunger. Dieser Zustand wird vom Neugeborenen nicht lange ausgehalten und er wird ihn dazu motivieren, seiner Mutter zu signalisieren: »Nähre mich!« Die Mutter ist auf den Moment des Stillens ebenso biologisch vorbereitet und mit einem unbewussten Bedürfnis zu nähren versehen (Stern, 1998). Die Bedürfnisse von Säugling und Mutter sind naturgegeben komplementär, der Säugling möchte genährt werden und die Mutter möchte nähren, was die erste gemeinsame interaktive Regulierung erleichtert und den Aufbau einer nährenden Beziehung fördert (Satter, 1990). Das Stillen ist ein Beziehungskontext, in dem Geduld und fortwährende Regulation erforderlich sind. Es fordert von Säugling und Mutter eine beständige Adaptation und auch Flexibilität bei Beibehalten eines sozialen Rahmens, denn mit dem Altern verändert sich die Stillsituation. Der Säugling wird wacher und lebendiger und muss beruhigt werden. Das Haus wird häufiger verlassen und es wird auf dem Spielplatz bei Verwandtschaftsbesuchen oder im Zug gestillt. Die Stillpositionen und die Bedürfnisse verändern sich, was dazu führt, dass Säugling und Mutter sich in der nährenden Beziehung weiterentwickeln, während sich die Affekte beginnen mehr und mehr zu differenzieren (Dornes, 1993). Wie wichtig das Nähren für die Entwicklung der Bindung ist, lässt sich anhand von zwei Studien mit Neugeborenen zeigen.

Die Arbeitsgruppe um Lehtonen (1998) untersuchte den Einfluss des Stillens bzw. Fütterns mit der Flasche anhand eines quantitativen EEGs, und zwar vor, während und nach der Nahrungsaufnahme. Lehtonen et al. (ebd.) fanden nur minimale Unterschiede in den EEG-Mustern gestillter und per Flasche ernährter Neugeborener. Das Füttern an sich führte jedoch hemisphärenübergreifend zu signifikanten Erhöhungen der Aktivitäten in allen Wellenbereichen. Die auffälligsten Zunahmen waren im Bereich der Alpha- und Beta-Wellen festzustellen, welche die fokussierte Aufmerksamkeit, Lernen und Selbstregulation erleichtern. Diese Zunahme ist wenig verwunderlich und könnte als Common Sense abgetan werden. Es gibt jedoch ein weiteres und wesentlich wichtigeres Ergebnis. Die Zunahme der Wellenaktivität hielt über die Füttersituation hinaus an. Dieses führt zu interessanten Implikationen für den Beziehungsaufbau. Wenn der Säugling nach dem Füttern eine höhere Bereitschaft hat, Informationen aufzunehmen und zumeist in einer guten Stimmung ist, wird nach dem Stillen oder Flaschenfüttern das Objekt vor seinen Augen deutlich interessanter und attraktiver. Und was sieht der Säugling, wenn er gefüttert wird? Die Person, die gefüttert hat. Das Füttern würde auf diesem Wege zum Aufbau einer Bindung beitragen. Damit hätten wir wieder einen Punkt, in dem Freud recht hatte, nämlich dass das Nähren zur Bindung beiträgt. Allerdings geht es nicht um die Versorgung mit Nahrung oder um Lustbefriedigung. Vielmehr schafft das Nähren eine Situation, in der wir uns leichter an das Gegenüber binden, da unsere Hirnaktivität auf die Aufnahme von Informationen ausgerichtet wird. Nähren ist nicht die einzige Voraussetzung für eine gelingende Beziehung, sie erleichtert diese jedoch enorm.

Eine zweite Studie hat bereits vor Jahrzehnten große Aufmerksamkeit in der Säuglingsforschung erfahren und wurde zur Grundlage unterschiedlichster Theorien sowie klinischer Therapieansätze. Miri Hofer (1984; 1994) untersuchte das Bindungsverhalten von Ratten und dessen Auswirkungen auf die Physiologie der Rattensäuglinge. Sie konnte erstaunliche Ergebnisse berichten. So etwa hatte das Pflegeverhalten der Rattenmütter nicht nur Einfluss auf die Bindung, sondern auch auf die hormonelle, Temperatur-, Wachstums- und Ernährungsregulation des Säuglings. Rattenbabys, die häufiger geleckt wurden, zeigten ein stärkeres Wachstum und waren besser in der Lage ihre Temperatur zu regulieren. Die Studien von Hofer, die heute noch sehr lesenswert sind, schließen damit einen wichtigen und sehr lebendigen Kreis: Nähren fördert die Bindung in den ersten Lebensmonaten und Bindung fördert das Nähren und Wachsen des Babys. Es scheint, als wären Bindung und Nähren zwar akademisch und zum Zwecke der Datenanalyse zu trennen. Ein Abbild der realen Welt erhalten wir jedoch auf diesem Weg nicht. Wir sollten uns mit dem Begriff der Koregulation als eine dynamische Wechselwirkung, vom Kind zur Mutter, von der Mutter zum Kind, von der Physiologie zum Verhalten und vom Verhalten zur Physiologie, mehr beschäftigen als mit einzelnen Variablen (Hofer, 1990). Denn auch wenn Mutter und Kind zwei einzelne Wesen mit unterschiedlichen Bedürfnissen sind, so müssen sie doch als Einheit zusammenarbeiten, damit beide wachsen können.

2.3.2 Oralität und Körperkontakt

Ein weiteres Bedürfnis, für das seit den Untersuchungen von Harlow ein empirischer Nachweis vorliegt, ist das nach engem Körperkontakt. Säuglinge sind nicht nur Säuglinge, sondern auch »Traglinge«. Ein Verhaltensmuster, das wir bei Säugetieren unabhängig von der Gattung beobachten können, ist das zärtliche Tragen, Lecken oder Berühren der Nachkommen durch die Mutter. Der Säugling wird im engen Körperkontakt zur Mutter gehalten. Steht diese nicht ausreichend zur Verfügung, signalisiert der Säugling sein Bedürfnis nach Schutz, Geborgenheit und Wärme (MacDonald, 1992). Dieses eigenständige Bedürfnis, das zu oft als Schutzbedürfnis eingeordnet wird, trägt natürlich zur Temperaturregulation bei. Es versorgt den Säugling jedoch auch mit einer ganz anderen Qualität der Erfahrungen, wie Mertens (1992) sie hervorhebt:

> »Unter psychosexuellen Gesichtspunkten vollzieht sich das sinnlich-körperliche Erleben im ersten Lebensjahr vorwiegend über den Mund, die Tiefensensibiltät und die Haut. Spätestens seit den Affenexperimenten von Harlow (1958, 1965), den Büchern und Filmen von Leboyer (1974) weiß man auch, wie wichtig der Hautkontakt für das Neugeborene und Kleinkind ist. Der Hautkontakt zwischen Mutter und Kind läßt noch einmal die embryonale Geborgenheit neu entstehen, beruhigt es, verschafft Wohlbehangen und Lust. Die Haut übermittelt Berührung, Geschmack, Geruch und Wärme. Sie grenzt ab, hüllt ein. Und schließlich ist

> sie mit das wichtigste Medium für nonverbale Kommunikation von Affekten wie Liebe, Frucht, Haß Ekel und andere« (Mertens, 1992, S. 56).

Mertens bezieht sich in seiner Darstellung der Oralität im Wesentlichen auf die Arbeiten von Spitz. Dieser kritisiert die Entweder-oder-Auslegung der Befunde von Harlows Affenversuchen. Es ist durchaus schlüssig, das Verhalten der Affensäuglinge so zu interpretieren, dass der Fellkontakt dem Drahtgestellt mit der nährenden Brust vorgezogen wird. Welches Individuum hängt schon gerne in einem Gitterkäfig fest und empfindet dies als angenehmen? Jedoch hat Harlow mit seinem Entweder-oder-Versuchsaufbau einen wesentlichen Aspekt übersehen: Stillen geht eben nicht nur mit der Nahrungsaufnahme einher, sondern gleichzeitig mit engem Körper- bzw. beim Äffchen Fellkontakt.

> »[D]as Stillen [ist] für den Aufbau von Beziehungs- und Liebesfähigkeit vor allem deshalb so wichtig, weil es eine sehr enge und vielfältige Berührung mit dem Körper der Mutter mit sich bringt. Die mannigfaltigen Reize, die das Bruststillen bietet, werden nicht isoliert wahrgenommen. Ich betrachte die sehr verschiedenen, jedoch gleichzeitig einwirkenden sensorischen Wahrnehmung währen der Brustfütterung als Teile einer Gesamterfahrung [...] (Spitz, 1964, S. 254)« (ebd., S. 59).

Natürlich lässt sich auch diese Sichtweise kritisieren als nachträglicher Versuch das Oralitätskonzept zu retten, das durch die Ergebnisse der Versuche Harlows als unwiederbringlich widerlegt galt. Nach Harlow und im Zuge der Bindungstheorie sowie der empirischen Ergebnisse der Säuglingsforschung rückten Blickkontakt, Sensitivität, Responsivität und im begrenzen Maße auch der Hautkontakt in den Mittelpunkt der Aufmerksamkeit. Dennoch kommen wir nicht umhin festzustellen, dass Spitz eine richtige und wichtige Beobachtung gemacht hat. In gewisser Weise führte er beide Affenmütter, die bei Harlow getrennt wurden, wieder zusammen. Denn der Versuchsaufbau trennt, was eigentlich zusammengehört: Stillen und enger Haut- bzw. Fellkontakt. Es wird getrennt, was eine Einheit darstellt. Stillen ist nicht nur das Saugen von Milch aus der Brust. Stillen findet nicht in einem Raum der Schwerelosigkeit oder in einem Drahtkäfig-Vakuum statt. Stillen ohne Körperkontakt ist ebenso wahrscheinlich wie ein Gespräch ohne jegliche Form des mimischen Ausdrucks. Auch wenn eine Still-face-Kommunikation möglich ist, so ist sie als artifiziell, verstörend und folglich pathogen zu betrachten (Tronick et al., 1978; Mesman et al., 2009).

Das Konzept der frühen Oralität ist insofern wie von Mertens beschrieben zu erweitern: von einer Erfahrung des Mundes hin zu ganzheitlich integrierten und crossmodalen Erfahrungen aus gustatorischen, olfaktorischen, taktilen und kinästhetischen Eindrücken. Folglich setz das Gelingen der Stillsituation eine crossmodale Verarbeitung von Reizen voraus, die eine wohltuende und regulierende Wirkung auf den Säugling hat. Da Stillen immer sowohl nährendes Saugen als auch engen Körperkontakt beinhaltet, können Harlows Befunde in das Konzept der Oralität integriert werden, denn beides ist gleichermaßen wichtig für das Neugeborene.

Die Komplexität dieser Erfahrung auf ganz verschiedenen Ebenen und die Regulationserfahrung von verschiedenen Bedürfnissen in der Oralität werden weder im Spiel noch beim Schlaf erreicht. Insofern steht bereits das Neugeborene nicht nur vor der Entwicklungsaufgabe sich ausreichend zu nähren, sondern die verschiedenen Sinneskanäle zu einer Erfahrung zusammenzuführen und erste protonarrative Hüllen zu bilden (Stern, 1998; Wilken et al., 2017). Diesen Umstand machen sich Säuglingsforscher häufig als Kontrollvariable zunutze, denn der Abbruch des Saugens oder die Saugaktivität wird häufig angewandt, um die Aktivierung zu messen. Wenn wir daher den Beitrag von Mentzos (1999) unter diesem Blickwinkel lesen, so bekommt die Oralität wieder einen tieferen Sinn. Sie schafft die Voraussetzung dafür, dass regelmäßig enger Körperkontakt zwischen Mutter und Säugling hergestellt wird und so das Bedürfnis sowohl nach Nahrung als auch nach Wärme, Schutz und Bindung befriedigt wird. Damit werden die Befunde der Bindungstheorie weder infrage gestellt noch wird Bindungssicherheit auf Oralität begrenzt; vielmehr sollte von einer Neuorientierung gesprochen werden, in der Oralität auch in der Bindungsgenese eine gewichtige Rolle spielt (Satter, 1990).

2.4 Dritte Phase: Beikost (fünfter bis siebter Lebensmonat)

Im Alter zwischen dem fünften und siebten Monat hat der Säugling eine stürmische Entwicklung seiner kognitiven, affektiven und motorischen Entwicklung erlebt. Viele kleine und größere Krisen wurden bewältigt und haben dazu geführt, dass er eigenständiger geworden ist. Er hat mehr und mehr Aktivität entfaltet und sein Hunger nimmt mit dem Wachstum weiter zu. Natürlich ist es möglich den Säugling auch nach dem siebten Lebensmonat ausschließlich zu stillen, jedoch beginnen die meisten Eltern zwischen seinem fünften und siebten Lebensmonat mit der Einführung von Löffelkost. Der Herausstreckreflex der Zunge ist im Alter von vier Monaten reifungsbedingt verschwunden. Das Verschwinden des Zungenstoßreflexes erleichtert dem Säugling intensive orale Exploration sowie den oralen Transport von weicher Kost. So bezeichnen wir semifeste Nahrung, die für den Säugling leicht zu verdauen ist, zum Beispiel Grießbrei, püriertes Obst und Gemüse (z. B. Äpfel, Kartoffeln, Möhren). Voraussetzung für die Einführung von Beikost ist eine motorische Haltungskontrolle des Körpers. Der Säugling muss sich mit dem Kopf auf den Löffel zu bewegen können, um zu signalisieren, dass er gefüttert werden möchte. Ist dies nicht oder nur begrenzt möglich (z. B. bei einer zerebralen Parese), muss er durch Wegdrehen des Kopfes oder Verschließen des Mundes seine Sättigung signalisieren. Motorisch sollte es möglich sein, den eigenen Zustand verständlich zu kommunizieren.

Zwischen dem sechsten und achten Lebensmonat beginnen die meisten Säuglinge, die Trinkflasche mit Unterstützung zum Mund zu führen. Um die Kontrolle der Flasche zu gewährleisten, muss der Säugling die Arm- und Kopfposition aufeinander abstimmen. Voraussetzung für diese motorische Abstimmung ist ein guter Körpertonus, der ermöglicht, dass die Balance im Liegen oder im Sitzen gehalten werden kann.

Die Beikosteinführung geht mit einer langsamen Reduktion der Milchmahlzeiten einher, eine Breimahlzeit ersetzt eine Milchmahlzeit. Wie der Name Beikost andeutet, ist sie ergänzende Nahrung. Die Hauptnahrung bleibt die Milchmahlzeit. Die Beikost wird nicht nur aus ernährungsphysiologischen Gründen eingeführt, denn ein volles Stillen ist bis zum zwölften Lebensmonat ohne Bedenken möglich (Gonzalez, 2002); vielmehr möchte man den Säugling in der Entwicklung der Essfertigkeiten und beim Zahnen unterstützen. Das Abstillen, kann problematisch werden, wenn der Säugling im ersten Lebenshalbjahr keine Breinahrung zu sich genommen hat (Illingworth & Lister, 1964). Der Säugling bleibt der Aufnahme fester Nahrung gegenüber unter Umständen skeptisch. Die diesbezüglichen Daten sind allerdings wenig verlässlich, eine systematische Analyse dieses Sachverhaltens steht noch aus.

2.4.1 Affekterleben und Füttern

Schauen wir uns die Veränderungen in dieser Phase der Entwicklung an, so ist eine der wohl eindrücklichsten Entwicklungsschritte der Ausdruck von Affekten. Um den dritten bis vierten Lebensmonat erweitert sich der Affektausdruck des Säuglings, womit die noch unspezifische Erregung ein Muster der Bedeutung erhält (Izard, 1991). Der ausgedrückte Affekt schafft eine Affektdifferenzierung, die im weiteren Verlauf zum Erkennen der eigenen Emotionen wird. Diese Affekte tauchen in der Füttersituation häufig in rascher Abfolge auf. Der Löffel wird dem Säugling angeboten, die Nahrung wird vom Säugling abgenommen, der Löffel wird herausgenommen, wieder gefüllt und angeboten. Es gibt eine Phase der Vorbereitung (Füllen und Anbieten des Löffels), eine Phase der Interaktion (Füttern) und einen Abspann (Herausnehmen des Löffels). Wie Stern es bereits darstellt hat, entsteht so ein spezifisches Erregungsmuster: ansteigende Erregung in der Vorbereitung, Klimax beim Aufnehmen der Nahrung und abschwellende Erregung, wenn der Löffel wieder entfernt wird. Auch wenn es sich hierbei um einen fließenden Prozess handelt, hat er eine andere Kontur als die Sequenz des Stillens, in der der Säugling angelegt wird und kontinuierlich an der Brust saugt. Jede der Phasen hat einen anderen Affekt, vom Interesse bei der Vorbereitung über die Freude bei der Aufnahme, verbunden mit einem Geschmackserlebnis, bis hin zur Beruhigung beim Herausnehmen des Löffels und dem erneuten Interesse am nächsten Löffel. Interessanterweise sieht Ciompi (1997) eine affektive Verwandtschaft zwischen Neugierde, Interesse und Hunger. Dieser drückt sich auch in Begriffen wie Reizhunger, Erlebnishunger, Hunger nach Erfahrung und der befriedigenden Wirkung des Erkenntnisgewinns aus (ebd.; Grawe, 2004). Auch hier wird mit jedem Reiz der Hunger auf einen neuen Reiz genährt; ähnlich wie bei der Nahrungsaufnahme versiegt unser Interesse nicht. Vielmehr wollen wir mehr wissen. Es mag weit hergeholt klingen, jedoch ist Interesse neben Ekel einer der wenigen Affekte, den bereits das Neugeborene ausdrücken kann (Field, 1982). Ohne diese Neugierde und das Interesse ist es schwer vorstellbar, dass der Hunger gestillt wird. Und auch wenn uns dieser Prozess als selbstverständlich erscheint, so sollten wir dennoch versuchen ihn zu verstehen, gerade im Hinblick darauf, dass dieser Prozess gestört werden kann (Chatoor, 2009; Wilken et al., 2013; 2017). Weitere Affekte, die zwischen dem dritten und achten Lebensmonat auftreten, werden sich beim Füttern einstellen, zum Beispiel der Ärger, wenn der Brei noch nicht abgekühlt ist, oder die Traurigkeit, wenn nicht gefüttert werden kann (z. B. wenn das Baby einen Untersuchungstermin hat). Furcht hingegen tritt beim Füttern im Normalfall nicht auf. Bei Fütterstörungen ist sie allerdings ein häufiger Begleiter, sodass negative Affekte ähnlich wie bei posttraumatischen Affekten früher erlebt werden, als sie verarbeitet werden können (Zangen et al., 2003; Wilken & Bartmann, 2014).

Tab. 2: Affektentwicklung

Affekt	ab Monat	Qualität	Selbst	Quelle
Ekel	Geburt	Unlust/Aversion, Vermeidung	auftauchend	Oster, 1981
Interesse/Neugierde	Geburt	Hinwendung – positiv	auftauchend	Langsdorff et al., 1983
Überraschung	Geburt	Orientierung	auftauchend	Field, 1982
Freude	1–2. LM	Lust/Annäherung	auftauchend	Emde Harmon, 1972
Traurigkeit	3.–4. LM	soziale Unterstützung	Kern	Gaensbauer, 1982
Ärger/Wut	3.–4. LM	Abgrenzung – Grenzen sichern	Kern	Izard, 1983
Furcht	6.–8. LM.	Abwendung – negativ	subjektiv	Emde, 1976
Scham	15.–18. LM.	Selbstwerterhalt	verbal	Lewis et al., 1989
Schuld	12.–15. LM	Reflexion – negativ	verbal	Lewis et al., 1989

2.4.2 Haltende Beziehung und Füttern

Der Säugling wird aktiver und begrüßt den Löffel mit großen Augen. Je freudiger er den Löffel erwartet, umso mehr erfreut es die Eltern. Füttern ist dabei ein klassisches Beispiel für nicht-perfekte Kontingenz. Folgt man dem Bedürfnis des Säuglings, so möchte dieser im Grunde nicht gefüttert werden, sondern satt sein. Dass das Füttern der Weg zur Sättigung ist, wird ihm erst später gegenwärtig. Jedoch ergibt sich folgendes Problem, wenn man versucht die Situation aus Sicht des Säuglings zu sehen: Der erste oder zweite Löffel führt nicht zur Sättigung, sondern zu mehr Appetit, da die Magensäureproduktion angeregt wird. Im Grunde hätte dieser seit Jahrzehnten bekannte einfache physiologische Mechanismus bereits das Ende der primären Triebtheorie des klassischen Behaviorismus wie auch der Psychoanalyse sein müssen. Denn wäre die Triebtheorie richtig, würde die Steigerung des Appetits zu einer Steigerung der Unlust führen. Unabhängig davon, ob man diese Erfahrung als Lernerfahrung (mangelnde Verstärkung) oder als Triebfrustration sieht, stellt der Säugling die Nahrungsaufnahme frustriert ein, denn das Unbehagen steigt zunächst. Warum aber nimmt er dann doch weiterhin Nahrung zu sich? Hier kommt uns die Bindungstheorie zu Hilfe, denn die ausreichend fürsorgliche Mutter gibt beim Füttern nicht auf und versteht die Frustration, den Ärger und das Nachlassen der Motivation ihres Kindes. Sie sieht die Frustration und reguliert den Affekt. Sie kann verstehen und passt ihr Verhalten an: »Oh, sie ist sehr hungrig, ich muss ein wenig schneller füttern!« So schafft sie eine haltende Situation, in der der Säugling im Prozess des Fütterns bleibt, obwohl er nicht die unmittelbare Befriedigung erfährt. In der Folge bildet sich ein Schema des Zusammenseins mit der Mutter, das so paraphrasiert werden kann: »Auch wenn ich noch hungriger werde, ich werde dennoch satt!«

Die primär negativen Affekte, die beim Füttern auftreten, stellen die Eltern von die Aufgabe Affekte beim Füttern zu regulieren. Genauso bedarf es der Akzeptanz für die nicht-perfekte Kontingenz durch den Säugling. Das Füttern ist mal zu langsam, mal zu schnell. Jedoch ist es begleitet vom Mienenspiel der Eltern. Eltern weiten die Augen und öffnen den Mund, sodass der Säugling in die gespiegelte Interaktion eintreten kann. Die interaktive Regulierung in der Füttersituation unterscheidet sich an dieser Stelle deutlich von der Spielsituation, denn es kommt nicht nur zu einer kognitiv-affektiven Veränderung, sondern auch zu einer physischen Regulation. Das Feedback ist in diesem Zusammenhang im wahrsten Sinne des Wortes biopsychosozial (Fonagy et al., 2004). Das Ergebnis ist, dass der Säugling Affektregulationsfähigkeiten entwickelt, die mit einem Zustand des Behagens enden und so zu seiner Zufriedenheit beitragen. Er spürt am Ende einer Mahlzeit, wie er mit neuer Energie versorgt wird. Im Sinne der Koregulation ist diese Beziehung nicht nur haltend, sondern auch beidseitig nährend. Der Säugling ist bedürfnisbefriedigt und die Eltern blicken in die Augen ihres zufriedenen Kindes, das jetzt bereit ist zu spielen, die Welt zu erkunden und diese mit seinen Eltern neu zu entdecken.

2.5 Vierte Phase: Festere Nahrung, die gekaut werden muss (sechster bis zwölfter Lebensmonat)

Bereits um den vierten bis sechsten Lebensmonat ist zu beobachten, dass Säuglinge an fester Nahrung lutschen (z. B. an Zwiebäcken). Um den sechsten Lebensmonat sind kauähnliche, mahlende oral-motorische Bewegungen zu beobachten, mit Auf- und Abbewegungen des Kiefers. Diese Fertigkeit versetzt den Säugling in die Lage festere Nahrung mit kleineren Stückchen mit dem Kiefer zu zerdrücken. Um den siebten Lebensmonat beginnt er mit rotierenden Kaubewegungen, die sich nur noch kräftigen werden, wenn die Backenzähne angelegt sind, sich aber im Bewegungsablauf nicht mehr verändern. Das freie, aufrechte Sitzen, das ab dem siebten Lebensmonat beobachtet wird, ermöglicht es dem Säugling in halbaufrechter oder aufrechter Position zu essen. Festere Nahrung kann in dieser Position organisiert und geschluckt werden. Um den achten Monat kann der Säugling die Zunge flexibler und vor allem lateral bewegen und ist damit in der Lage, Nahrung besser zu organisieren. So kann ein größerer Nahrungsbolus gebildet werden. In dieser Zeit kann festere, gemischte Nahrung angeboten werden, zum Beispiel gekochtes, aber nicht püriertes Gemüse. Wenn der Säugling zu Kaubewegungen und zum selbstständigen Sitzen in der Lage ist, kann mit festerer »Juniornahrung« begonnen werden. Das ist in den meisten Fällen um den zehnten Lebensmonat der Fall. Der Beginn der Aufnahme fester Nahrung ist nicht vor dem zwölften Lebensmonat möglich, da der Säugling nur über Schneidezähne verfügt, sodass die Nahrung nicht zerkaut werden kann. Der Abschluss der Entwicklung der Kaubewegung ist um den zwölften Lebensmonat zu datieren, wobei weniger als fünf Prozent aller Kinder bereits zu diesem Zeitpunkt beginnen Nahrung zu kauen. Wirklich gekaut wird die feste Kost zumeist um den 20. Lebensmonat. Parallel dazu nimmt der Säugling weithin Milch zu sich, indem er gestillt wird oder aus der Flasche, eventuell auch aus dem Becher, trinkt. Gerade die Still- und Flaschenkinder nehmen sich mit der Milchmahlzeit eine Auszeit, in der sie zur Ruhe kommen und sich von den Eindrücken des Tages erholen, denn die Tage werden anstrengend.

2.5.1 Der aktive Säugling

Die im Alter zwischen sechs und zwölf Monaten entwickelten motorischen Fähigkeiten sind atemberaubend. Drehen, Robben, Krabbeln, Aufstehen, selbstständige Schritte an der Hand entwickeln sich in einem halben Jahr kontinuierlicher motorischer Entwicklung. Auch wird der Säugling immer aktiver in der Gestaltung seiner Beziehungen. Die neuen motorischen Fähigkeiten erlauben ihm seine Umwelt aktiver unter die Lupe zu nehmen.

Kein Wunder, dass er bei all den neuen Eindrücken häufig überreizt und überfordert ist.

> Eine Szene ist mir eindrücklich in Erinnerung geblieben. Meine älteste Tochter hatte in diesem Alter eine Mütze mit zwei kleinen Eichhörnchen. Bei einem Spaziergang sah ich Eichhörnchen von links nach rechts und wieder zurück wirbeln. Es war atemberaubend, wie schnell sich diese kleinen Tiere bewegten. Später rief meine Tochter bei jedem runden oder nahezu runden Objekt, das ins Sichtfeld gelangte, begeistert: »Ball, Ball, Ball!« Ein solcher Spaziergang muss sehr aufregend für sie gewesen sein und für den Vater ein kaum zu fassendes Glück – denn das Glück des Kindes ist das Glück der Eltern.

Auch die Mahlzeiten sind geprägt von spannenden und kommunikativen Erfahrungen. Denn jetzt kann der Säugling selbst kraftvoll zugreifen und später auch zubeißen. Er beginnt aktiv zu zeigen, was er möchte, und die Aufmerksamkeit der Umwelt auf die Objekte zu richten. Stellen wir uns den neun Monate alten Sven in der Babywippe vor, wie er auf den Brei zeigt und mit wachsender Ungeduld »Dadadada!« ruft. Wir beruhigen ihn: »Es ist noch ein wenig zu heiß!« und pusten in den Brei. Eine kurze Beruhigung folgt, doch da sich der innere Zustand (Hunger) noch nicht verändert hat, wird ein erneutes »Dadada!«, eventuell gefolgt von einem »Mmmmhh«, folgen. Wir antworten wieder mit »Gleich ist es so weit!« – bis der Brei endlich ausreichend abgekühlt ist, sodass wir mit dem Füttern beginnen können. Würden wir diese Sequenz zu lange ziehen, würde der Säugling unruhig und frustriert werden. Sein Gefühl würde von freudiger und interessierter in angespannte Erwartung wechseln, mit einer Ärger-Komponente, die das Potenzial hat zu offenem Ärger und Frustration anzuschwellen. Diesen Affekt wird er uns deutlich mitteilen. Der Säugling ist auf dem Weg in die aktive Intersubjektivität. Es gibt eine durchaus lebhaft geführte Debatte darüber, ob Intersubjektivität angeboren ist (z.B. Aitken & Trevarthen, 1997) oder sich aus der affektiven Interaktion mit den primären Bezugspersonen (z.B. Fonagy et al., 2004) heraus entwickelt. Ob diese Frage zu beantworten ist, wage ich zu bezweifeln. Dass die intersubjektive Abstimmung um den achten Lebensmonat einen Entwicklungssprung macht, werden Eltern weltweit bestätigen. So entwickeln Säuglingen um den achten Monat verstärkt eigene Initiative und Impulse (Hoffmann et al., 1998), so zum Beispiel das Greifen nach dem Löffel. Betrachten wir dazu eine kurze Szene:

Sven zieht den Löffel aktiv heran. Er möchte ihn haben, erst einmal um ihn zu explorieren. Svens Mutter möchte, dass er seinen Brei isst. Sven möchte jedoch zunächst den Löffel haben. Die Mutter versucht Sven zum Essen zu animieren. Sie öffnet den Mund, macht Flugzeuggeräusche, versucht Sven abzulenken. Es hilft alles nicht, Sven öffnet den Mund nicht. Langsam wird er ärgerlich und äußert seine Frustration. Bevor er den Löffel nicht in den Händen hält, wird er den Mund für einen weiteren Löffel nicht aufmachen. Erst als er den Löffel in seinen Händen hält, ist er bereit weiter zu essen, um dann festzustellen, dass Mama einen neuen Löffel hat, den Sven jetzt haben möchte.

Hier sehen wir die erste bewusste Kontrolle des Handels, basierend auf einer eigenen Initiative und einem relativ differenzierten Affekterleben. Beides wird ausgedrückt und macht es manchmal nicht unbedingt leichter dem Baby das zu geben, was es möchte, wenn man die Initiativen nicht versteht. Wir erkennen eine Fehlabstimmung zwischen Sven und seiner Mutter, die vielleicht nur zu Ende füttern möchte, die Sven sättigen möchte. Sie versteht im ersten Moment nicht, dass Sven seine eigenen Vorstellungen über den Ablauf der Szene hat und aktiv an dem neuen Skript mitschreiben möchte. Wir sollten uns vergegenwärtigen, dass im Alter von acht Monaten sieben Grundgefühle des Menschen vollständig entwickelt sind (Ekmann, 2017), die Hemmung der eigenen Gefühle oder das bewusste Täuschen allerdings noch nicht (Dornes, 1993). Der Säugling kann keine Gefühle vortäuschen, vorspielen oder simulieren, sein Gefühlsausdruck entspricht dem direkten Affekterleben. Dementsprechend stark ist die motivierende Funktion: »Dadada!« Dies wird mit einer existenziellen Dringlichkeit kommuniziert und »Noch zu heiß!« mit einer existenziellen Frustration kommentiert. Hier zeigt sich die gelebte Intersubjektivität. Die Wahrnehmung wandelt sich vom gemeinsamen betrachten (joint attention) zum geteilten Erleben (shared attention). Das gemeinsame Erleben ermöglicht das Teilen von Affekten (Aitken & Trevarthen, 1997). So entstehen in der Füttersituation affektive Zyklen, die eine geteilte Affektregulation reifen lassen. Aus dem Moment tiefer Verzweiflung, Traurigkeit oder Wut entsteht eine tiefe Freude, wenn das Füttern beginnt, und aus Verzweiflung wird Befriedigung. Im Prozess der affektiven Regulation durch das Selbst lassen sich der Vitalaffekt und seine flüchtige und nachhaltige Wirkung beobachten – eine Beobachtung, die gerade in der Füttersituation sichtbar wird. Die Situation verändert sich mit jedem Löffel und die Dringlichkeit weicht der Zufriedenheit. Das Verhalten des Säuglings erhält eine zielgerichtetere Qualität, so etwa, wenn wie in dem obigen Beispiel der Säugling den Mund einfach nicht öffnen möchte, weil er den Löffel haben oder weil er lieber das Essen von Mamas oder Papas Teller haben möchte, weil ihm der Brokkoli-Brei nicht schmeckt. Es kommt zu Verhaltensweisen, die den Eindruck von gezielten und bewussten Handlungen erwecken:

- Brokkoli-Brei: Ich schließe den Mund und lasse ihn zu.
- Schokoladenpudding: Ich öffne den Mund und verlange nach dem Abschlucken den nächsten Löffel.

Was wie eine rationale Handlung mit einer klaren Zielsetzung aussieht, sind Handlungen, die durch Affekte motiviert sind. Wenn wir das Affektsystem als rationales System begreifen, ist es rationales Handeln. Der Säugling folgt seinen unreflektierten affektiven Impulsen und wird somit nicht nur intersubjektiver, sondern auch intentionaler. Leider teilt der Säugling nicht nur seine positiven Affekte, sondern genauso seine Abneigung mit. Führt diese ohne ausgereiftes Affektsystem schnell zu einem vollständigen Abbruch der Handlung in Form von Verweigerung der Nahrungsaufnahme, beginnt er nun gezielt zu vermeiden: Brokkoli – nein, Schokoladenpudding – ja. Weiche Kost – ja, aber nur wenn ich den Löffel selber halte. Brei am Morgen, aber nicht vor dem Schlafengehen. Der Säugling ist nicht mehr bereit alles aufzunehmen, was man ihm vorsetzt. In der Esssituation kann er sein Affektsystem einsetzen und auch damit spielen. Ohne ein Affektsystem sind Präferenzen für Geschmack, Temperatur oder Konsistenz nicht vorstellbar und gerade diese beginnen sich in dieser Phase des intensiven Probierens zu entwickeln (Mennella et al., 2004).

2.5.2 Die familiären Beziehungen

Der Säugling ist im Hochstuhl angekommen und nimmt somit aktiver an den Mahlzeiten teil. Sein Affektsystem wird immer stärker dazu eingesetzt, zu differenzieren, was ihm gefällt und schmeckt und was nicht. Er kann seine Wahrnehmung gezielter auf Annäherung und Vermeidung ausrichten. Damit wird er zu einem aktiveren Beziehungspartner, der von älteren Geschwisterkindern, Cousinen, Großeltern oder auch von seinen Eltern besser verstanden wird. Es ist erstaunlich, wie fasziniert gerade ältere Geschwister diesen Prozess mitverfolgen: »Michael möchte noch etwas Wurst!«, »Susanna mag den

Brei ja heute gar nicht!«, »Hey, das ist mein Brot!« Der Säugling wird zum Kommunikations- und Ansprechpartner. Er wird angesprochen und es wird nicht nur *über* ihn gesprochen. Sein Verhalten ist so eindeutig, dass es keiner Übersetzung durch die Eltern mehr bedarf. Intersubjektivität ist nicht nur ein affektives, sondern auch ein kommunikatives Thema, das sich gerade in den gemeinsamen Mahlzeiten voll entfalten kann. Denn es wird gemeinsam gegessen, gesprochen und Nahrung geteilt. Der Ort, an dem sich die neuen familiären Beziehungen entfalten können, ist der Esstisch. Dort warten viele Themen, Verführungen, Ablenkungen und geteilte Aufmerksamkeit. Genuss wird geteilt, wenn es allen in der Familie schmeckt, nicht nur im Spiel zu zweit oder zu dritt. Die Situation verlässt den dyadischen Charakter und wird mehr und mehr triadisch (Fivaz-Depeursinge & Corboz-Warnery, 2001). Die Aufmerksamkeit muss untereinander abgestimmt werden, denn nicht nur der Säugling, sondern auch seine Eltern und Geschwister möchten sich austauschen, etwas zu essen auf ihren Teller füllen oder selber essen. Der Säugling muss daher die Aufmerksamkeit teilen, warten und sich in diesem Familiengefüge zurechtfinden. Je kleiner die Geschwister, je mehr ältere Geschwister da sind, je weniger Zeit das Paar für den Austausch hat, desto weniger kann der Säugling auf exklusive Aufmerksamkeit hoffen. Diese Frustration führt gleichzeitig dazu, dass er sich freut, wenn sich der Fokus auf ihn richtet.

Wenn Sie sich die Frage gestellt haben, warum die gemeinsamen Mahlzeiten sich auf die psychische und physische Gesundheit des Jugendlichen auswirken sollen (Eisenberg & Spinrad, 2004), finden sie hier die Antwort. Die Mahlzeit ist das kommunikative Übungsfeld für familiäre Beziehung. Sobald der Säugling an diesen Mahlzeiten teilnimmt, ist er, wenn auch noch in sehr basaler Form, Verhandlungspartner. Es geht nicht nur um eine letzte Scheibe Wurst, das letzte Stück Avocado oder den letzten Keks, der von allen begehrt und unter Umständen geteilt werden muss. Der Säugling tritt für seine Bedürfnisse ein und lernt diese in der Familie zu kommunizieren. Er ist jetzt auf dem Weg zum Kleinkind, er wird durch die nächsten Stufen der Entwicklung gehen. Er wird die Metarepräsentation erster und zweiter Ordnung ausbilden, wird lernen sich in Gruppen zurechtzufinden und mit Messer und Gabel zu essen. Er wird sich deutlicher ausdrücken, seine Sprache vollständig beherrschen, sich streiten, vom Fahrrad fallen und wieder aufsteigen. Wird die Oralität hierfür die Weichen stellen? Nein, mit Sicherheit ist sie nicht der eine oder der wichtigste Wirkfaktor in der Entwicklung des Kindes. Ist sie aber ein wichtiger Bestandteil? Dieser Frage werden wir uns im folgenden Abschnitt zuwenden.

2.6 Geht es nicht ohne Oralität?

Diese Frage wird sich so mancher Leser jetzt stellen. Warum die Oralität aus der Mottenkiste herausholen? Es ging doch auch ohne Oralität sehr gut wissenschaftlich und klinisch voran. Warum zurück, wenn die Zukunft wartet? Weil es kein Zurück ist. Vielmehr sollten wir von einer Wiederentdeckung, einem Revival sprechen. Diese Wiederbesinnung beruht auf Fakten und nicht auf einem flüchtigen Modetrend. Während ein Trend oft nur eine Hoffnung auf eine neue Entdeckung ausdrückt, sind es Fakten, die uns eine neue Richtung geben. Was wir hier besprochen haben, hat in weiten Teilen keinen Eingang in die Säuglingsforschung, in die Entwicklungspsychologie oder in die Bindungstheorie gefunden. Selbst in der Therapie frühkindlicher Fütterstörung haben diese Daten keinen Einzug erhalten, obwohl sie dafür ohne Frage von Bedeutung wären.

Haben Sie gewusst, dass die Nahrungsaufnahme sich auf die EEG-Muster des Neugeborenen auswirkt? Haben Sie darüber nachgedacht, dass Füttern und Stillen immer von engem Körperkontakt begleitet sind? Haben Sie sich über die Entwicklung des Proto-Selbst, der basalen Form des Selbstempfindens bereits Gedanken gemacht und stellen fest, wie stark Essen, Hunger und andere Empfindungen unser Verhalten beeinflussen können, quasi ohne Reflexion? Hat der Gedanke, dass die Hungerregulation eine wichtige Stelle in der Ausbildung des Grundbedürfnisses des Lustgewinns und der Unlustvermeidung einnimmt, sie angesprochen (Grawe, 2004)? Haben Sie sich darüber Gedanken gemacht, dass das Bedürfnis nach Nahrung auch ein psychisches und nicht nur ein physisches Grundbedürfnis ist (Lichtenberg et al., 2017)? Wussten Sie, dass Jugendliche, obwohl ein 16-Jähriger das wohl anders sehen würde, die gemeinsamen Mahlzeiten brauchen? Auch wenn all dies durchaus interessante Aspekte sind, so stellt sich die Frage, warum wir diese Aspekte nicht einfach als bedeutsam wahrnehmen und den Mund und die Oralität hierbei außer Acht lassen. Die Antwort ist: weil der Mund nicht irgendeine Körperöffnung ist, weil der Säugling seine Welt oral wahrnimmt, weil Forscher diesen Umstand seit Jahrzehnten als Kontrollvariable für Wohlbefinden, Interesse oder Lernerfahrung nutzen ohne zu hinterfragen, warum dieser Verhaltensbereich sich als Kontrollvariable so hervorragend eignet; weil sich viele Autoren von der Freud'schen Oralität distanzieren und parallel dazu besonders wichtige Erfahrungen häufig anhand von Still- oder Fütterszenen darstellen (Stern, 1992; Dornes, 1993). Auch wenn der historische und wissenschaftliche Trend der Erfahrung des Mundes, der Nahrungsaufnahme, der Oralität insgesamt wenig Bedeutung beimisst, sprechen die hier zusammengetragenen Befunde dafür, dass dem Thema wissenschaftliche Neugierde geschenkt werden sollte – natürlich ohne damit das Kind mit dem Bade auszuschütten und die Bedeutung des Bindungssystems, der Affektregulation und den kompetenten Säugling und seine Eltern auf eine sekundäre Triebbefriedigung zu reduzieren.

Das Thema erhält in den letzten Jahren eine zunehmende Relevanz, denn immer mehr Säuglinge werden künstlich ernährt und etwa zehn Prozent aller Säuglinge leiden unter einer Störung der Nahrungsaufnahme (Daveluy et al., 2006; Lindberg et al., 1991; Chatoor, 2009). Betrachten wir die oben zusammengefassten Befunde, so sollten uns diese Daten alarmieren, denn wenn ein großer Anteil von Säuglingen und Kleinkindern keine oder nur wenige orale Erfahrungen macht, so könnte dies gravierende Folgen für die Entwicklung der Kinder haben. Jedoch ist es nicht nur ein Thema der Postmoderne: Nahrungsverweigerung ist ein Thema mit Geschichte.

II Die frühkindliche Nahrungsverweigerung

3 Symptome und Formen von Nahrungsverweigerung

Die Nahrungsaufnahme ist eine der evolutionär fest verankerten und umfangreich vorbereiteten Fähigkeiten des Menschen. Allein am Schluckakt sind fünf Hirnnervenpaare beteiligt, welche vollkommen autonom das Schlucken, selbst im Schlaf, sicherstellen (Arvedson, 2006). Täglich werden von jedem Menschen mehrere Mahlzeiten in unterschiedlicher Quantität und Qualität eingenommen, ohne dass es einer höheren kognitiven Funktion bedarf. Vielmehr stellt sich beim Sinken des Blutzuckerspiegels automatisch Hunger ein und die Suche nach einer Nahrungsquelle beginnt. Die Aufrechterhaltung der Energieversorgung ist neben der Versorgung mit Sauerstoff eine lebenserhaltende Fähigkeit, denn ohne die Auffüllung des Energiespeichers oder die Versorgung mit Flüssigkeit setzen innerhalb weniger Tage lebensbedrohliche Zustände und nach mehreren Wochen das Versagen lebenserhaltender Funktionen ein. Es ist deshalb verstörend, wenn diese lebenserhaltende Aktivität eingestellt wird. Bei der Auseinandersetzung mit der Thematik der gestörten Nahrungsaufnahme werden häufig die jugendlichen und adulten Essstörungen Anorexie und Bulimia nervosa abgehandelt (Benecke, 2014). Jedoch rücken frühkindliche Störungen der Nahrungsaufnahme immer mehr in den Fokus der Aufmerksamkeit (Wilken et al., 2009b; Chatoor, 2009; Williams et al., 2010). Denn immer häufiger werden Säuglinge künstlich ernährt (Daveluy et al., 2005).

Auch wenn die Wahrnehmung dieses Störungsbildes in den letzten 20 Jahren deutlich zugenommen hat, ist es ein Störungsbild mit Geschichte. Sie werden als Kinder oder als Erwachsener bereits über den Struwwelpeter gestolpert sein, veröffentlicht im Jahre 1845 von Heinrich Hofmann. Dort findet sich bereits das Kapitel, das dem Suppenkasper gewidmet ist. Dieser sich wahrscheinlich im Vorschulalter befindliche Kasper möchte seine Suppe so lange nicht essen, bis er schließlich verhungert, ein jähes Ende findet und zu Grabe getragen wird. Es ist natürlich nur eine Geschichte und nur ein älteres Buch zur Erziehung, aber doch beschreibt Hofmann hier viele Phänomene, die wir auch in der heutigen Kinder- und Jugendpsychiatrie antreffen. Der Struwwelpeter wird uns kaum als wissenschaftliches Dokument ausreichen, aber knappe 50 Jahre später findet sich ein solches Dokument: Im Jahr 1899 veröffentlichen Rubner und Heubner die erste Kasuistik zum Thema frühkindliche Nahrungsverweigerung. Diese erste Arbeit stammte nicht von Sigmund, sondern von Anna Freud (1946). Sie führte die Störungen der Nahrungsaufnahme auf eine Abwehr der Oralität des Säuglings zurück. Auch bei René Spitz (1957) taucht die Nahrungsverweigerung im Rahmen seiner Beobachtung von Kindern in Heimunterbringung auf. Beide gingen von ihrer psychoanalytischen Triebtheorie aus, Anna Freud klassisch und René Spitz eher pragmatisch. Beide waren geprägt durch das Ende und das Elend des Zweiten Weltkrieges. Es herrschte Mangel an nahezu allem, hauptsächlich jedoch an Nahrung. Dieser Mangel ist für uns heute kaum nachvollziehbar. Die Vorstellung, dass ein Kind nicht essen mag, ist dementsprechend unvorstellbar. Einen eher lerntheoretischen Ansatz zur Erklärung von Fütterstörungen und die erste Beschreibung von Kindern, die künstlich ernährt wurden, stammt von Illingworth und Lister aus dem Jahr 1964. Für diese Autoren erklärte sich die Ablehnung von Nahrung durch das Ausbleiben von oralen Stimulationen in den ersten Lebensmonaten. Ihrer Ansicht nach gibt es eine sensible Phase zwischen dem vierten und achten Lebensmonat, in der Beikost und feste Beikost eingeführt werden müssen, damit Kinder im ersten Lebensjahr feste Kost akzeptieren. Seit Beginn der 1970er Jahre begannen Forscher größere Gruppen von Kindern mit frühkindlicher Fütterstörung und Gedeihstörung zu untersuchen (Evans et al., 1972). Es folgte eine Reihe von Publikationen, die ebenfalls über größere Patientenzahlen berichteten. Das Problem schien zuzunehmen. Dabei veränderte sich erneut der Fokus von der Nahrungsverweigerung auf das Gedeihen. Die Diagnose NOFT, »non-organic failure to thrive« oder nicht-organische Gedeihstörung, wurde geboren. Damit veränderte sich auch die Sichtweise auf die Störung und deren Ursachen. So trug die Arbeit von Whitten und Kollegen aus dem Jahr 1969 den Titel »Evidence that growth failure from maternal deprivation is secondary to undereating« (Whitten et al., 1969). Frühkindliche Fütterstörungen wurden im Zusammenhang mit elterlichem Fehlverhalten gesehen und rückten in die Nähe von Vernachlässigung. Eine Vielzahl von Arbeiten zum Thema der nicht-organischen Gedeihstörung erschien folglich in der Zeitschrift *Child Abuse and Neglect* (z.B. Singer, 1986; Freyer, 1988). Es kam zum Teil zu Heimunterbringungen der Kinder, wenn sie nicht ausreichend gediehen. Aus Sicht der Verhaltenstherapie der 1970er und -80er Jahre handelt es sich um konditionierte Reaktionen auf Nahrung, die mittels Gegenkonditionierung zu behandeln sind. Leider kamen daher bei Nahrungsverweigerung verstärkt Methoden der Aversionstherapie zur Anwendung (Ives et al., 1978). Es wurden Tabasco, Zitronensaft oder gar Elektroschocks eingesetzt, um die Aversion des Kindes zu brechen (Hatcher, 1979; Cunningham & Linscheid, 1976). Auch wenn Elektroschocks mittlerweile aus der Therapie verbannt wurden und aversive Therapiemethoden immer seltener zum Einsatz kommen, sind sie immer noch Bestandteil verschiedener Behandlungsprotokolle (Langer, 2005; Matson et al., 2013). Heute finden immer noch Zitronensaft, Tabasco, die Trennung von den Eltern oder der Entzug sozialer Zuwendung ihren Einsatz in der Therapie von Nahrungsverweigerung (Piazza et al., 2003). In den 1980er und -90er Jahren war eine deutliche Zunahme an Studien zur Auftretenshäufigkeit von Störungen der Nahrungsaufnahme und von Gedeihstörungen zu verzeichnen. So berichten Berwick und Kollegen (1982), dass fünf Prozent aller Klinikeinweisungen bei Kindern aufgrund von Gedeihstörungen erfolgten. Bei den ambulanten Vorstellungen lag der Anteil zwischen 3,5 und vier Prozent (Altemeier et al., 1985; Mitchell et al., 1980). In populationsbasierten Studien, berichteten 20 Prozent der Eltern Probleme bei der Nahrungsaufnahme ihres Säuglings (Lindberg et al., 1991). Störungen der Nahrungsaufnahme zeichneten sich durch ihre deutliche Persistenz aus. So wurden 50 Säuglinge mit Fütterstörung im ersten Lebensjahr im Alter von vier Jahren nachuntersucht (Dahl & Sunderlin, 1986; 1992). Von diesen wiesen 71 Prozent eine Störung der Nahrungsaufnahme auf. Diese Störungen hatten zwar keinen Einfluss auf die gesundheitliche Situation, das Wachstum oder die Entwicklung des Kindes. Betrachten wir die Nahrungsaufnahme jedoch als Teil der Entwicklung, war der Nachweis erbracht, dass sich Störungen der Nahrungsaufnahme bei Nicht-Behandlung spontan bessern.

Etwa zeitgleich wurden die ersten Studien zur psychodynamischen und interaktionzentrierten Therapie bei frühkindlichen Regulationsstörungen, darunter auch Fütterstörungen, vorgelegt (Cramer et al., 1990; Robert-Tissot et al., 1996). Auch Ergebnisse funktioneller Therapie fanden ihren Weg in wissenschaftliche Zeitschriften (Gisel, 1994). Es wurden Ansätze zur Klassifikation verschiedener Formen der Störung vorgelegt. So unterschied die Klassifikation von Chatoor und Kollegen (1997) zunächst drei Formen: die Störung der Wechselseitigkeit, sensorische Störungen und infantile Anorexia. Später wurde diese Klassifikation um die Störungsbilder Störung der Nahrungsaufnahme assoziiert mit einer medizinischen Erkrankung und posttraumatische Fütterstörung ergänzt (Chatoor et al., 2001). Ziel dieses Klassifikationsansatzes war, die Ursachen der Störung zu erfassen und die Behandlung gezielter auf die Problematik des Kindes anzupassen (Chatoor, 2012; Borke & Eickhorst, 2008).

Während die Fütterstörung bei körperlich gesunden Kindern diagnostisch und therapeutisch besser versorgt wurde, zeigte sich, dass ein großer Bedarf bei medizinischen Risikogruppen bestand. Es wurde deutlich, dass gerade Kinder nach extremer Frühgeburtlichkeit, solche mit angeborenen Fehlbildungen oder mit körperlicher oder geistiger Behinderung ein extrem hohes Risiko für Störungen des Essverhalten, Sondenernährung oder langfristig eingeschränktes Essverhalten haben (Rommel et al., 2003, Wilken & Bartmann, 2014). Parallel zur Überlebensrate von Kindern mit einer chronischen Erkrankung stieg auch die Häufigkeit von Sondendependenz sprunghaft an (Daveluy et al., 2006), womit auch die Frage nach der Etablierung einer oralen Ernährung und der Entwöhnung von der Sonde ein immer relevanteres Thema wurde. Aktuell steht nicht mehr die Einschränkung der Nahrungsaufnahme, sondern Abhängigkeit von der künstlichen Ernährung im Mittelpunkt der Aufmerksamkeit, der mit unterschiedlichen Programmen mit sehr unterschiedlichen Erfolgsraten begegnet wird (Dunitz-Scheer et al., 2001; Kindermann et al., 2009; Silvermann et al., 2013; Wilken et al., 2013, Sharp et al., 2017).

Wenden wir uns nun jedoch dem aktuellen Verhalten von tausenden Kindern zu, die gerade in diesem Moment ein gestörtes Essverhalten aufweisen. Wie können wir uns diese Störungen vorstellen? Wie verhält sich der Säugling und wie wird dieses Thema wissenschaftlich betrachtet?

3.1 Symptome gestörten Essverhaltens

Das wesentliche Merkmal einer jeden psychischen Störung ist das Auftreten von Symptomen. Wir werden uns den Kriterien einer psychischen Störung im weiteren Verlauf und der Störung des Essverhaltens intensiv zuwenden. Jedoch sollten wir zunächst bei den Symptomen verweilen. Es ist erstaunlich, wie wenig Literatur es zur Beschreibung und Definition der Symptomatik von Essverhaltensstörungen gibt (McNally, 1994; Williams et al., 2010, Wilken et al., 2013, Wilken & Bartmann, 2014, Wilken et al., 2017). Dabei stehen diese im Mittelpunkt des Geschehens. Eltern suchen aufgrund der Nahrungsverweigerung, des Erbrechens, des geringen Appetits oder aufgrund eines mangelnden Gedeihens ihres Kindes nach Unterstützung. So berichten Eltern bei Fütterproblemen im Alter von sechs Monaten folgende Symptome: tägliches Erbrechen (3–6 %), Verweigerung fester Kost (4–5 %), Nahrungsverweigerung (2 %), geringer Appetit (1–2 %), Schluckprobleme (ca. 1 %) (Wolke, 1999). Andere Autoren beschreiben provozierendes oder bizarres Essverhalten oder Essen mit Zwang (Lindberg et al., 1991; von Hofacker, 1998; Chatoor, 2012). Was jedoch verbirgt sich hinter diesen Symptombezeichnungen? Wenn Sie sich Nahrungsverweigerung, bizarres Essverhalten oder geringen Appetit vorstellen, welches Bild entsteht dann in Ihrem Kopf? Ist dieses Bild identisch mit dem ihres Nachbarn oder mit meinem?

Vielleicht haben Sie bereits Erfahrungen mit diesem Thema und Ihr Bild stellt sich schnell ein. Sie haben unter Umständen eine konkrete Szene von Nahrungsverweigerung oder geringem Appetit vor Augen. Sollte man sich auf die Vorstellungskraft verlassen? Ein wissenschaftlicher Zugang zur Symptomatik ist das mit Sicherheit nicht. So ist es sinnvoll sich zunächst mit den Symptomen zu beschäftigen, bevor wir uns der Störungslehre zuwenden.

3.1.1 Geringer Appetit

Kinder mit geringem Appetit zeigen ein konsistentes Essverhalten. Sie nehmen regelmäßig Nahrung zu sich, jedoch mit geringem Appetit. Die Nahrungsmengen sind in der Regel klein und werden von den Eltern als zu klein empfunden. Oft liegt die Kalorienzahl pro Tag unterhalb der empfohlenen Nahrungsmenge und das Körpergewicht des Kindes im unteren Perzentilrang für das Alter (Chatoor, 2002). Hinzu kommt, dass die Nahrungsaufnahme oft unmotiviert ist und keine wirkliche Freude beim Essen oder Füttern aufkommt. Der sinnliche Genuss steht für das Kind nicht im Mittelpunkt. Es kommt zu Fütterproblemen, da die Kinder die Nahrungsaufnahme frühzeitig beenden, um sich anderen Aktivitäten zuzuwenden. Spielen ist wichtiger als Essen. Dennoch zeigen diese

Kinder selten Störungen in der kognitiven oder motorischen Entwicklung (Chatoor et al., 2004) und sind im Schulalter genauso gut entwickelt wie Kinder im selben Alter mit normalem oder großem Appetit (Rudolph & Logan, 2005).

3.1.2 Verweigerung festerer Kost bzw. selektive Nahrungsaufnahme

Die Verweigerung fester Kost sollte nur dann als Störung des Essverhaltens betrachtet werden, wenn das Kind von seinen motorischen und mundmotorischen Fähigkeiten her in der Lage wäre, diese Nahrung aufzunehmen, der Entwicklungsübergang jedoch verweigert wird. Ähnliches ist zur selektiven Nahrungsaufnahme zu sagen. Wenn nicht das volle Spektrum aller zur Verfügung stehenden Nahrungsmittel aufgenommen wird, kann dies ganz banal daran liegen, dass das Kind bestimmte Geschmacksmuster ablehnt. Ähnliches trifft auch auf eine Vielzahl von Erwachsenen zu. Erst wenn die Nahrungsauswahl eine normale Ernährung sehr erschwert oder gar unmöglich macht, sollte von einer Störung des Essverhaltens ausgegangen werden.

Die Verweigerung festerer Kost sowie die selektive Nahrungsaufnahme können persistierend sein. Das bedeutet, dass die feste Kost über Jahre nicht eingeführt werden kann oder dass eine Auswahl von drei oder vier Nahrungsmitteln die einzige Möglichkeit ist, dem Kind Nahrung zuzuführen. Diese Nahrungsmittel werden jedoch oft ausreichend und gerne gegessen, solange das Essen als Juniormenü angeboten wird. Zum Teil wachsen die Kinder im Kindergartenalter aus der Verweigerung festerer Kost heraus, wenn sie andere Kinder beim Essen beobachten oder nicht mehr außen vor stehen wollen.

Auch bei selektiver Nahrungsaufnahme oder sogenannten »Picky Eatern« ist es nicht selten, dass ausreichend Nahrung aufgenommen wird, solange sie der Wahl des Kindes entspricht (Cardona Cano et al., 2015). Dabei handelt es sich bei Picky Eating nicht um ein Phänomen, das nur bei Kindern auftritt; vielmehr nimmt es auch bei Erwachsenen zu (Thompson et al., 2015). Persistierend bedeutet in diesem Fall: bis ins Erwachsenenalter bestehen bleibend. Die Wahrscheinlichkeit einer spontanen Rückkehr zu einem normalen Essverhalten ist daher eher gering, wobei die Ernährungssituation unproblematisch sein kann.

3.1.3 Bizarres Essverhalten

Mit bizarrem, ungewöhnlichem, provokantem oder seltsam anmutendem Essverhalten bezeichnet man die orale Aufnahme von Nahrung nur unter extrem ritualisierten und starren Gegebenheiten, so etwa, wenn nur in abgedunkelten Räumen, nur bei bestimmten Fernsehsendungen oder nur bei Durchführung bestimmter Rituale gegessen wird. Häufig ist die Nahrungsverweigerung der Ausgangspunkt für ein bizarres Essverhalten. Eltern lassen sich aus Angst vor einem massiven Gewichtsverlust des Kindes auf zum Teil absurde Rituale ein, um ihr Kind zum Essen zu bewegen.

Wird das Ritual – wie zum Beispiel das Vorspielen eines Kasperletheaters oder zehn Brummkreisel gleichzeitig laufen zu lassen – durchgeführt, öffnet das Kind den Mund und lässt sich füttern. Wird das Ritual unterbrochen, so nimmt es keine Nahrung mehr auf. In diesem Falle wird die Nahrung verweigert. Diese Rituale haben die Tendenz zu eskalieren, das heißt, es wird immer stärker ritualisiert. Zunächst ist es der Fernseher, der laufen muss, dann darf es nur noch eine bestimmte Sendung sein, dann nur noch ein Ausschnitt, und schließlich muss eine bestimmte Zehn-Sekunden-Sequenz in Endlosfolge laufen, damit das Kind den Mund aufmacht.

Diese ritualisierte Nahrungsaufnahme kann sich massiv auf das Essverhalten auswirken, da trotz der Rituale oft nur wenig gegessen wird. Des Weiteren hat das bizarre Essverhalten massive Auswirkungen auf das Familienleben. Das Haus kann nicht mehr verlassen werden, da die Rituale nur in der heimischen Küche durchgeführt werden können. Außenkontakte werden so auf ein Minimum reduziert. Dabei ist zu beachten, dass viele Familien ihre Mahlzeiten vor dem Fernseher einnehmen oder ihre Handynachrichten bei Tisch abrufen. Dies mag auf den einen oder anderen störend wirken, um ein bizarres Essverhalten handelt es sich dabei aber nicht.

Erst wenn nur noch unter der Bedingung, dass der Fernseher läuft, gegessen wird, und bei zunehmender Ritualisierung (eine spezielle Fernsehsendung) spricht man von bizarrem Essverhalten. Nicht selten ist mit zunehmend gespannterer Interaktion in der Esssituation eine vollständige Nahrungsverweigerung zu beobachten. Daher kann sich das, was im ersten Moment absurd, zum Teil sogar komisch anmutet, auf Dauer zu einer massiven Nahrungsverweigerung entwickeln.

3.1.4 Nahrungsverweigerung

Die wohl bekannteste Form des gestörten Essverhaltens ist die Nahrungsverweigerung. Dabei wird unter der Bedingung, dass das Kind ein Bedürfnis nach Nahrung haben sollte, deren Aufnahme vom Kind verweigert. Williams und Kollegen definierten Nahrungsverweigerung wie folgt: »as a refusal to eat all or most foods presented, resulting in the child's failure to meet his or her caloric or nutritional needs« (Williams et al., 2010, S. 626).

Williams geht auf einen wichtigen Punkt ein, der von besonderem Interesse ist. Die Verweigerung ist nicht spezifisch, sprich auf feste Kost oder auf ein bestimmtes Nahrungsmittel beschränkt. Jeglicher Nahrung wird zunächst mit Ablehnung oder Verweigerung begegnet. Es besteht daher eine generalisierte Abneigung gegen die orale Nahrungsaufnahme an sich. Dies kann eine künstliche Ernährung oder aber eine Gedeihstörung zur Folge haben.

Die Nahrungsverweigerung kann sich je nach Alter des Kindes, Entwicklungsstand und Grund der Fütterstörung äußerst unterschiedlich gestalten. Kinder bis zum dritten Lebensmonat verweigern nur in sehr extremen Ausnahmefällen die Nahrung. Bei Säuglingen geht die Nahrungsverweigerung zumeist mit Irritabilität, Weinen und Unruhe einher. Der Säugling signalisiert zwar Hunger, nimmt die Nahrung jedoch nicht auf. Die Nahrung wird zwar in den Mund genommen, jedoch nicht geschluckt. Eventuell ist eine orale Aufnahme nur im Halbschlaf oder im Tiefschlaf möglich.

Bei Kindern ab dem sechsten Lebensmonat ist häufig ein erweitertes Verhaltensmuster anzutreffen. Mit der Einführung der Beikost werden die Kinder beim Füttern aktiver. Sie können nach dem Löffel greifen oder diesen wegschieben, Nahrung zum Auslösen des Schluckaktes nach hinten oder zum Ausspucken nach vorne transportieren. So wird Nahrung häufig dadurch verweigert, dass der Mund verschlossen, der Löffel oder Finger weggeschoben wird oder nach der Nahrung gegriffen und diese dann weggeworfen wird. Die Kinder lassen sich dabei zum Teil durchaus in eine Fütterposition bringen, ohne jedoch die Mahlzeit zuzulassen. Zum Teil lässt das Kind zu sich eine kleine Menge füttern zu lassen, ohne dass eine ausreichende Menge erreicht wird. Es bleibt hungrig. Bei einem aktiveren Kind kann sich die Nahrungsverweigerung dadurch ausdrücken, dass es versucht die Mahlzeit zu beenden und der Esssituation zu entkommen, zum Beispiel indem es sich aus dem Hochstuhl biegt, wegkrabbelt oder es den Eltern schwer macht es in den Hochstuhl zu setzen.

Ältere Kinder entziehen sich der Mahlzeit zum Teil vollständig, indem sie erst gar nicht an ihr teilnehmen (selten vor dem 18. Lebensmonat) oder die Nahrung zum Spiel benutzen. Sie bauen Türmchen, matschen mit der Nahrung oder werfen diese herunter.

Im späteren Kindergartenalter thematisieren Kinder ihre Verweigerung zum Teil und sagen, dass sie nicht essen möchten, dass das Essen doof ist, dass sie nicht oder diese bestimmte Nahrung nicht essen wollen. Sie verhandeln mit ihren Eltern darüber, andere Nahrung zu bekommen, die sie dann auch nicht essen. Wenn man den Teller des Kindes zum Ende der Mahlzeit betrachtet, ist dieser häufig überladen mit Nahrung, die zwar zerspielt, aber nicht gegessen wurde.

3.1.5 Würgen und Erbrechen

Beim Würgen und Erbrechen handelt es sich zunächst um ein reflexives, nichtbewusstes Verhalten, um den Magen, die Speiseröhre oder den Kehlkopfbereich zu reinigen. So etwa kommt es bei Resten im Kehlkopfbereich zum Räuspern, wenn dies nicht ausreicht zum Würgen. Ebenfalls kommt es zum Würgen, wenn Nahrungsreste in der Speiseröhre verbleiben. Zum Erbrechen kommt es, wenn der Magen mit Nahrung überfüllt oder mit verdorbenem oder unverdaulichem Material gefüllt wurde. Folglich ist das Erbrechen oder Würgen nicht primär ein Symptom für eine Fütterstörung. Vielmehr müssen dafür bestimmte Bedingungen gegeben sein, die bei Kindern so eine Notfallreaktion auslösen, ohne dass ein physiologischer Notfall vorliegt. Es beginnt im Kleinen, wenn der Säugling bei der Einführung von Beikost würgt. Dies ist als normales Verhalten einzustufen, da die neue Konsistenz zunächst eine Überforderung darstellt, an die der Säugling sich schnell anpasst. Jedoch kann es schon hier zu einer stärkeren Überforderungsreaktion kommen, wenn der Säugling nicht für die Beikost bereit ist und diese nicht organisieren kann. Sie setzt den Säugling dann unter Stress und begünstigt eine reflexhafte orale Abwehr. Wir können daraus ebenfalls das differenzialdiagnostische Kriterium für das psychogene Würgen und Erbrechen ableiten: Es ist es Ausdruck von psychischem Stress in der Füttersituation und der Schluss eines verhaltensbedingten Problems liegt nahe. Dieses tritt verstärkt in folgenden Situationen auf:

Überforderung: Das Kind fühlt sich durch die Konsistenz, den Geschmack oder die Situation überfordert. Als situative Überforderungen sind belastende Esssituationen zu betrachten, zum Beispiel bei Konflikten um das Kind zwischen den Eltern, zu hohen Anforderungen an das Kind oder ständig wechselnden Bezugspartnern oder einfach bei Stress in der Füttersituation. Die Überforderung muss nicht im ersten Moment sichtbar werden. Jedoch sollte sich das Problem deutlich bessern, wenn die überfordernde Bedingung nicht mehr vorliegt.

Protest: Das Würgen und Erbrechen wird zur Durchsetzung von Zielen eingesetzt, wie zum Beispiel vermeiden von stressbelasteten Interaktionen, Erhalt der bevorzugten Speisen oder Abwehr des oralen Fütterns. Häufig verfügen Kinder, die diese Ausdrucksweise nutzen, über eine Refluxneigung.

Angst: Gerade bei Kindern mit aversiven Erfahrungen im Mundraum ist eine gesteigerte Tendenz zum Erbrechen zu beobachten (Chatoor et al., 2001; Wilken et al., 2004; Wilken et al., 2008a). Ein angstauslösender Reiz löst das Notfallprogramm des Kindes aus. Damit soll sichergestellt werden, dass die Exposition möglichst rasch beendet wird. Dieser sogenannte Hinweisreiz hebt ein Erinnerungsbild auf die psychische Bühne, das eine extreme Belastung dargestellt hat. Diese Erinnerung muss aus Sicht des Kindes unmittelbar beendet werden und das Erbrechen kann als Blockierung dieser Erinnerung dienen. Häufig sind diese Hinweisreize im ersten Moment nicht einsichtig und werden es zumeist erst bei genauerer Beobachtung, so etwa das Erbrechen mancher Frühgeborenen an der Kasse beim Einkaufen. Hier ist es nicht so sehr die Esssituation, sondern vielmehr das Geräusch beim Einscannen der Produkte, das diese Erinnerungen an Alarme des Überwachungsmonitors wachrufen kann. Leider generalisiert sich dieses Muster häufig, sodass es nicht selten ist, dass fünf bis zehn Mal pro Tag erbrochen wird (Wilken et al., 2018) – mit zum Teil drastischen Folgen für das Gedeihen und die Speiseröhre des betroffenen Kindes.

Bevor man jedoch das Erbrechen auf eine psychische Ursache zurückführt, muss abgeklärt werden, ob es eine physiologische Ursache hat oder haben könnte. Denn auch eine gastroösophageale Refluxkrankheit, eine Allergie oder eine Störung der Schluckfunktion gehen häufig mit Erbrechen einher.

3.1.6 Essen mit Zwang

Trotz der Abwehr des Kindes wird es oral gefüttert, was nur unter Missachtung der kindlichen Signale gelingt. Das Wegdrehen des Kopfes oder Zupressen des Mundes wird nicht akzeptiert und die Verweigerung des Kindes wird gebrochen. So fixieren Eltern seine Hände, damit es nicht nach dem Löffel schlagen kann, halten seinen Kopf fest, damit es diesen nicht wegdrehen kann, oder pressen seinen Mund auf, um die Flasche oder den Löffel in den Mund geben zu können.

Insgesamt ist die Situation maximal belastend für Eltern und Kind. Die Anspannung ist hoch und es kommt häufig zum Weinen und Schreien des Kindes. Eltern berichten, dass sie an dieser Situation verzweifeln, massive Schuldgefühle haben und sich für die Nahrungszufuhr verabscheuen. Zumeist sind Eltern in dieser Situation davon angetrieben eine Ernährung per Sonde um jeden Preis zu vermeiden. Ein Elternteil beschreibt die Füttersituation wie folgt:

> »He just saw the food and just became rigid and tense, and turned red, and I mean he did all the things that kids do when you try to force them to do something that they really don't want to do, and they're so tiny and they have so little to fight with« (Thorne et al., 1997, S. 99).

Essen mit Zwang ist selten eine stabile Form der Nahrungszufuhr. Infolge der belastenden Füttersituation und durch das dauerhafte Übergehen der Signale des Kindes kommt es rasch zur Entwicklung von massiven aversiven Reaktionen des Kindes. In der Folge müssen die Eltern immer mehr Druck aufbauen und immer mehr Zwang ausüben. So reicht es nicht mehr dem Kind die Nase zuzuhalten, damit es den Mund aufmacht. Es wird an beiden Händen festgehalten und der Löffel zwischen die Zähne gepresst. Irgendwann wird das Kind als Ganzes fixiert, damit es die Hände und Arme nicht mehr bewegen kann und die Eltern beide Hände freihaben: eine, um den Kopf festzuhalten, die andere, um den Löffel zu führen.

Es sollte wohl außer Frage stehen, dass dieses Fütterregime sowohl für die Eltern als auch für das Kind extrem belastend ist und daher zeitnahe therapeutische Hilfe notwendig macht.

3.1.7 Schluckwiderstand und präorale Abwehr

Schluckwiderstand und präorale Abwehr sind bereits sei über 20 Jahren als eigenständige Störung der Nahrungsaufnahme bekannt (McNally, 1994). Als Schluckwiderstand oder Schluckangst bezeichnet man eine Symptomatik, bei der ein Kind über eine voll ausgereifte Schluckfunktion verfügt, jedoch das Herunterschlucken von Nahrung verweigert. Die Nahrung wird zum Teil in den Mund genommen, eingespeichelt und in manchen Fällen zerkaut, um dann als Speisebrei wieder ausgespuckt zu werden. Zum Teil wird feste Nahrung nicht geschluckt, zum Teil keine Flüssigkeiten, oder es wird gar keine Nahrung oral zu sich genommen (Dovey et al., 2010). Im Falle eins Schluckwiderstandes ist zu überprüfen, inwieweit eine vollständig ausgereifte Schluckfunktion vorliegt, denn auch das Nicht-Schlucken kann Angst vor dem Schlucken verursachen (Arvedson, 2006).

Wenn das Kind in der Lage ist, Nahrung sicher zu schlucken, sollte beim Schluckwiderstand eine Angstsymptomatik als Hintergrund der Störung als sehr wahrscheinlich betrachtet werden. Dies tritt nicht nur bei Kindern, sondern auch bei Erwachsenen auf, wo sie zumeist als Food Phobia (McNally, 1994) bezeichnet wird. Diese Kinder möchten das Geschmackserlebnis nicht missen, können es aber nicht über sich bringen die Nahrung auch zu schlucken. Zum Teil berichten Erwachsene unter Tränen, wie gerne sie wieder Steak oder Kartoffeln essen würden und wie sehr es sie in ihrem täglichen Leben behindert. Dennoch können sie sich nicht überwinden; es ist wie eine Blockierung, der immer dann auftritt, wenn wir das Atmen kurz unterbrechen müssen, um die Nahrung zu schlucken.

Eine Steigerung stellt der präorale Widerstand dar, den Irene Chatoor in dieser Form zum ersten Mal beschrieben hat (Chatoor, 2002). In diesem Fall setzt die Blockade bereits ein, bevor die Nahrung nur in die Nähe des Mundes kommt. Kinder weinen bereits beim Anblick des Löffels oder der Flasche, schreien oder würgen. Andere Kinder erstarren, bewegen sich nicht und kneifen die Lippen zusammen. Auch bei diesen Kindern ist die Angst Auslöser der Symptomatik. Jedoch beschränkt sie sich anders als beim Schluckwiderstand nicht auf den Schluckakt, sondern tritt generalisiert bei jeglicher Form des oralen Angebotes von Nahrung auf (Chatoor et al., 2001; Wilken et al., 2004). Insgesamt ist eine orale Ernährung in diesen Fällen häufig nur im Schlaf oder unter Zwang oder künstlich, per Sonde, möglich (Chatoor, 2009).

Betrachten wir diese Symptomatik, so bildet sie ein breites Spektrum sehr verschiedener Verhaltensmuster ab. Die Wege der Entwicklung führen scheinbar nicht nur zu einem, sondern zu mehreren zum Teil absonderlichen Mustern des Verhaltens. Wenn die Symptome so gut fassbar, wenn auch nicht unbedingt eindeutig definiert sind und bereits seit mehreren Jahrhunderten auftreten, sollten wir annehmen, dass wir wissen, wie die Störung zu verstehen, zu begreifen und zu benennen ist. Wir sollten davon ausgehen, jedoch sollten wir nicht darauf vertrauen.

3.2 Störung der Nahrungsaufnahme – Definitionsversuche

Wenn die Geschichte eines Phänomens voller Widersprüche zwischen unterschiedlichen Einschätzungen und ohne rote Linie verläuft, so ist sie entweder zu verwirrend, um ihr zu folgen, oder wir können den roten Faden noch nicht erkennen. Wir haben die Entwicklung der wissenschaftlichen Auseinandersetzung mit dem Thema Nahrungsverweigerungen betrachtet und deren unterschiedliche Schwerpunktsetzungen und Trends verfolgt. Eine rote Linie und ein Zuwachs an Klarheit sind in diesem Entwicklungsweg schwer auszumachen. Dies spiegelt sich in zwei Publikationen, die um das Thema »Definition der Gedeihstörung« kreisen.

Im Jahr 1984 veröffentlichte Gunnar Sticker den Artikel »›Failure to thrive‹ or the failure to Define« in der angesehenen Fachzeitschrift *Pediatrics*. Sticker legte dar, dass in den von ihm analysierten Publikationen eine Vielzahl äußerst unterschiedlicher Definitionen des Störungsbegriffes Gedeihstörung verwandt wurden. Die Vergleichbarkeit der Studien und ihrer Ergebnisse war in der Folge nicht gegeben, ein Review der Studienergebnisse nicht möglich und außer dem Plädoyer dafür, sich auf eine einheitliche Definition zu einigen, konnte Sticker keine allgemeinen Schlussfolgerungen für die Praxis ableiten. Im Jahr 2006 publizierte Olsen ein erneutes Review zum Thema Gedeihstörung mit dem Titel »Failure to thrive: still a problem of definition«. Über 20 Jahre später traf er in 42 Studien immer noch auf dasselbe Problem wie Sticker, und auch laut seinem Review verhinderte die begriffliche Unschärfe eine zielführende wissenschaftliche Analyse. Es mag absurd anmuten, dass ein relativ einfach einzugrenzendes Störungsbild keine einheitliche Beschreibung ermöglicht. Bleibt diese Unschärfe als Laune der Wissenschaft bestehen, so ergeben sich daraus gravierende klinische Konsequenzen, sowohl auf der Ebene der medizinischen Versorgung als auch für das Individuum. So hat die Unschärfe in der Definition dazu geführt, dass die Gedeihstörung als Erkrankung nicht anerkannt ist. Sie wird aktuell unter dem Code R62.8, »Sonstiges Ausbleiben der erwarteten physiologischen Entwicklung«, als Symptom geführt. Damit hat sie denselben Status wie etwa »Fieber oder Eiterbildung«. Behandlungswürdig ist sie somit nur auf der Symptomebene. Wissenschaftlich und klinisch hat dieser Mangel an Klarheit gravierende Konsequenzen. So ist die Frage, ob Kinder mit Gedeihstörung aufgrund dieser ein höheres Risiko für spätere Entwicklungsstörungen haben, immer noch nicht zweifelsfrei geklärt.

Corbett und Drewett (2004) kamen in einem Review zu dem Schluss, dass Gedeihstörungen im frühen Kindesalter schlechtere späterer Schulleistung voraussagen. Rudolf und Logan (2005), die ähnliche Studien in ihr Review einbezogen, schlossen aus einer ähnlichen Datenlage, dass es einen wenig bedeutsamen Zusammenhang zwischen kognitiver Entwicklung und frühkindlicher Gedeihstörung gibt. Auf der Ebene des Individuums wird die gewählte Definition von Gedeihstörung dazu führen, dass ein Kind künstlich ernährt wird oder eine Therapie aufgrund einer Appetitstörung erhält oder nicht. Die Familie wird versuchen, ihrem Kind mehr Nahrung zu füttern oder auch nicht. Die Eltern werden besorgter auf ihr Kind schauen oder nicht. Die Definition der Gedeihstörung fällt in den Verantwortungsbereich der Pädiatrie, nicht der Psychologie, daher soll der Diskurs an dieser Stelle nicht weitergeführt werden.

Wenden wir uns dem Diskurs um die Definition der Begrifflichkeit und den Störungen der Nahrungsaufnahme zu. Welche Begrifflichkeiten werden hier verwandt und sind diese eindeutig definiert? Ab wann wird eine Störung des Essverhaltens zum Problem oder zur Störung? Ab wann spricht man von einer psychischen Störung im Allgemeinen? Der Wissenschaftliche Beirat Psychotherapie (2008) hat folgende Kriterien aufgestellt, die erfüllt sein müssen, damit von einer psychischen Störung gesprochen werden kann:

1. Beim Individuum tritt ein klinisch bedeutsames psychisches oder Verhaltenssyndrom bzw. Muster auf.
2. Die Störung geht mit aktuellem Leiden oder Versehrtheit einher oder sie beeinträchtigt die Fähigkeit Entwicklungsaufgaben zu bewältigen.
3. Der Begriff psychische Störung ist dabei nicht trennscharf von somatischen Beschwerden zu trennen, denn bestimmte somatische Erkrankungen führen zu psychischen Leiden. In der Gegenprobe führen psychische Störung oft auch zu organischen Beschwerden.
4. Die psychische Störung schränkt die Lebensführung der Person ein und
5. verursacht erhebliches individuelles Leiden oder wird von anderen als Störung empfunden werden.
6. Als Behandlungsbedürftigkeit wird eine Störung nur dann eingeschätzt, wenn ein Krankheitswert vorliegt.

Ein weiteres Kriterium ist das Vorliegen eines wissenschaftlich abgesicherten Therapieverfahrens; diesem Thema werden wir uns im Abschnitt zur

Therapie widmen. Betrachten wir zunächst, wie Fütterstörung und Sondendependenz definiert sind und ob die Definitionen ausreichen, um die Kriterien des Beirats Psychotherapie zu erfüllen.

4 Was ist eine frühkindliche Fütterstörung?

Klare Begrifflichkeiten sind wesentliche Voraussetzung der fachlichen Kommunikation. Unklare und nicht-eindeutige Begriffe verlieren ihren definierenden Kern, die Griffigkeit. Wenn wir uns über einen Gegenstand austauschen, sei dieser emotionaler bzw. privater oder wissenschaftlicher Natur, sollte ein Konsens darüber bestehen, dass wir über das Gleiche sprechen. Im Bereich der psychologischen Diagnostik wird bei der Entwicklung von Tests wird viel Zeit und Aufwand auf die Prüfung der Reliabilität und der Validität des Verfahrens verwandt. Misst ein Intelligenztest wirklich Intelligenz oder doch nur Aufmerksamkeit und Lernfähigkeit? Fragen wie diese führen zu häufigen Debatten darüber, ob das Konstrukt ausreichend valide bestimmt ist und welche Inhalte erfasst werden müssen, damit ein Test die zu erhebenden Werte in Bezug auf eine Person am genauesten abbildet.

Gerade im Bereich psychischer Störungen oder Abweichungen ist es existenziell, dass Einigkeit darüber besteht, dass die Kernvariable gleichlautend definiert wird. Denn nur, wenn eine psychische Störung vorliegt, sollte und darf behandelt werden, und nicht jede Abweichung von der Norm ist automatisch eine psychische Störung. Nur mit diesem Grundkonsens über das Ob (Liegt eine Störung vor?) und Wie (Welche Charakteristika machen diese Störung aus?), können Studien zum Vorliegen einer Störung, zu Prävalenz und Therapiewirksamkeit durchgeführt und miteinander verglichen werden. Der erste Blick auf die Definition einer Störung sollte sich auf das ihr zugrunde liegende Klassifikationssystem zur psychischen Störung richten. Denn diese Systeme beruhen auf einem Expertenkonsens und sollten auf wissenschaftlichen Studien, nicht jedoch auf Theorien basieren.

Die frühkindliche Fütterstörung hat Eingang in die wesentlichen Klassifikationssysteme gefunden, die International Classification of Diseases 10, das Diagnostic and Statistic Manual V und die Diagnostic Classification of Mental Health and Developmental Disorders of Infancy and Early Childhood, revised (DC: 0–3R). Allerding beschreibt jedes Klassifikationssystem die Störung der Nahrungsaufnahme unter einer anderen Bezeichnung. Trotz der diversen Namensänderungen in den letzten zehn Jahren ist der Begriff Fütterstörung sowohl im deutschsprachigen Raum als auch in der internationalen Literatur am weitesten verbreitet (Kerwin, 1999; Chatoor, 2012; Wilken & Jotzo, 2009; Sharp et al., 2017) und wird deshalb auch in dieser Monografie weiterhin verwandt.

Wenn es einen Mangel an Klarheit gibt, so ist die Klärung eine der vorrangigen Aufgaben. Es wird daher die Aufgabe dieses Abschnittes sein auf eine Kriterienbildung zur Definition von Fütterstörung hinzuwirken. Die Frage ist, ob dieser Weg über das Anstreben einer einheitlichen Definition am wirkungsvollsten zu erreichen ist – gerade vor dem Hintergrund, dass mehrere Studien nahelegen, von einer *Gruppe* von Störungen auszugehen, die unter dem Begriff Fütterstörung zu fassen sind, statt von einer diskreten Störung (Chatoor et al., 1997; Dovey et al., 2011). Die Symptomatik, die Kinder zeigen, scheint uns ein guter Ansatz zu sein, denn hier entstehen die gravierendsten Spannungen bezüglich der Frage, was noch und was keine Fütterstörung mehr ist.

4.1 Fütterstörung im frühen Kindesalter (ICD-10)

> »Allgemein umfasst sie [die Füttersötrung im im frühen Kindesalter] Nahrungsverweigerung und extrem wählerisches Essverhalten bei angemessenem Nahrungsangebot einer einigermaßen kompetenten Betreuungsperson und in Abwesenheit einer organischen Krankheit.«
>
> *Dilling et al. (2004, S. 320)*

Die von der WHO herausgegebene International Classification of Diseases (ICD) ist gerade in Deutschland von besonderer Bedeutung. Denn in Deutschland werden nur Erkrankungen, die im ICD benannt sind, als durch die gesetzlichen Krankenkassen und andere Kostenträger abrechnungsfähig definiert. Im Gegensatz zur frühkindlichen Schlafstörung oder dem exzessiven Schreien wird die Fütterstörung im ICD-10 aufgeführt. Damit kann die Therapie der frühkindlichen Fütterstörung mit den Krankenkassen abgerechnet werden. Die Definition stellt den interaktiven Charakter der Störung in den Mittelpunkt, denn Essen beim Säugling bedeutet zunächst gefüttert zu werden. Eine Störung der Nahrungsaufnahme, die idiopathisch zu verstehen ist, schließt das ICD-10 aus. Die Eltern sind Teil des Fütterprozesses und damit auch in der Störungsdefinition einbegriffen. So nimmt das ICD-10 Bezug auf Forschungsergebnisse wie zum Beispiel eine Untersuchung von Müttern mit Bulimia nervosa, die intrusives Füttern praktizieren, sich ihrem Säugling gegenüber bei der Mahlzeit negativer äußern und deren Säuglinge schlechter gedeihen (Cooper & Stein, 2013). Andere Studien berichteten ein häufigeres Auftreten von Psychopathologien bei Eltern, deren Kind unter einer Gedeihstörung leidet (Polan et al., 1991; Ward et al., 2000).

Die Definition stößt in der klinischen Praxis jedoch schnell an Ihre Grenzen, denn sie ist mit der Komplexität, wie sie bei Kindern mit Fütterstörung die Regel ist, nicht vereinbar (Rommel et al., 2003; Williams et al., 2010; Wilken & Bartmann, 2014). In diesem Zusammenhang stellt der kategorische Ausschluss körperlicher Erkrankungen eine klinische wie auch wissenschaftliche Hürde dar, denn gerade komplexe Fütterstörungen entstehen häufig infolge einer Grunderkrankung. So sind Frühgeborene, Kinder mit angeborenen Fehlbildungen des Herzens, der Lunge oder des Magen-Darm-Traktes besonders häufig von Fütterstörungen betroffen (Burklow et al., 1988; Wilken et al., 2013; Sharp et al., 2017; Wilken et al., 2018). Die Diagnose Fütterstörung dürfte hier bei strenger Auslegung des ICD-10 nicht vergeben werden. Dass die Nahrungsverweigerung zum Beispiel bei akuter Magen-Darm-Infektionen als vollkommen normal zu betrachten ist, steht außer Frage. Ob dies auch noch der Fall ist, wenn die Verweigerung über Wochen nach der Genese bestehen bleibt, sollte zumindest als fraglich betrachtet werden (Chatoor, 2002).

Kommen wir zu der Begrifflichkeit der »einigermaßen kompetenten Bezugsperson«, die wissenschaftlich schwer zu fassen ist. Woran erkenne ich die Kompetenz und wie viel davon ist ausreichend? Hier ist dem Diagnostiker sehr viel Interpretationsspielraum gegeben. In der Folge kann es zu tautologischen Schlussfolgerungen kommen, in denen die Fütterstörung als Nachweis der fehlenden Kompetenz der Eltern und die fehlende Kompetenz der Eltern als Ursache der Fütterstörung gesehen wird. Zeanah und Larrieu (2000) kommentierten daher eine Studie von Ward und Kollegen (2000) kritisch mit dem Verweis, dass die Zuschreibung von elterlicher Pathologie schnell zu einem mother-blaming führen könne. Daher sei eine präzisere Beschreibung im ICD-10 notwendig gewesen.

Im Kern ist es erfreulich, dass die Fütterstörung in das ICD-10 aufgenommen wurde, jedoch ist die Abgrenzung auf der körperlichen Seite zu scharf, auf der Seite der Eltern ist sie zu unpräzise. Insgesamt hält sich daher der Erkenntnisgewinn durch die Definition des ICD-10 in Grenzen.

4.2 Avoidant Restrictive Intake Disorder (DSM-5)

Das Diagnostic and Statistical Manual of Mental Disorders (DSM) ist wohl das wichtigste Klassifikationssystem in der Psychiatrie. Kaum eine wissenschaftliche Publikation im Bereich der Psychiatrie kommt ohne eine DSM-basierte Diagnostik aus. Es ist daher nicht nur ein klinischer Leitfaden, sondern ebenso bedeutsam für die psychiatrische Forschung. Herausgeber ist die American Psychiatric Association und seit 2015 liegt die Publikation auch in einer deutschen Version vor (Falkai & Wittchen, 2015).

Im Jahr 1999 begann die Ausarbeitung einer vollständig überarbeiteten Fassung, in der die Kriterien für jede der aufgeführten Störungen und Erkrankungen Expertengruppen übergeben wurden. Diese hatten den Auftrag, die aktuelle Literatur zu sichten und ein Review zu erstellen, das als Grundlage für die Neuformulierung der Störungen herangezogen wurde. Die vormalige Begrifflichkeit Feeding Disorder of Infancy/Early Childhood des DSM-IV wurde von den Autoren als zu weiterführend kritisiert und aus dem DSM-5 entfernt (Bryant-Waugh et al., 2010). Die Fütterstörung wurde durch die Kategorie Avoidant/Restrictive Food Intake Disorder (AFRID) ersetzt. Wir sehen anhand der Kriterien, dass die orale Aufnahme den Fütterprozess ersetzt hat. Die AFRID-Symptomatik wird wie folgt zusammengefasst (Falkai & Wittchen, 2015, S. 196):

» 1. Eine Ess- und Fütterungsstörung (z. B. offensichtliches Desinteresse an Essen oder Nahrung, Vermeidung von Nahrung aufgrund ihrer sensorischen Merkmale; Sorge um aversive Folgen von Essen), die sich durch das anhaltende Unvermögen manifestiert, den Bedarf an Nahrung und/oder Energie zu decken und mit einem oder mehreren der folgenden Merkmale in Zusammenhang steht:
2. bedeutsamer Gewichtsverlust (oder Unvermögen, die erwartete Gewichtszunahme zu erreichen oder vermindertes Wachstum bei Kindern)
3. bedeutsame ernährungsbedingte Mangelerscheinungen
4. Abhängigkeit von enteraler Ernährung oder oraler Nahrungsergänzung
5. deutliche Beeinträchtigung des psychosozialen Funktionsniveaus

6. Das Störungsbild kann nicht besser durch einen Mangel an verfügbaren Lebensmitteln oder ein kulturell akzeptiertes Verhalten erklärt werden.
7. Die Essstörung tritt nicht ausschließlich im Verlauf einer Anorexia nervosa oder Bulimia nervosa auf, und es gibt keine Hinweise auf eine Störung in der Wahrnehmung der eigenen Figur oder des Körpergewichts.«

Im Rahmen der Revision von DSM-IV zu DSM-5 wurde eine vollständige Neubeschreibung und Neugewichtung der Störung des Essverhaltens vorgenommen. Das DSM-5 nimmt Abstand von einer beziehungsorientierten Sichtweise der Fütterstörung (Chatoor, 2009) und wendet sich der Vorstellung einer idiopathischen Aufnahmestörung zu (Goday et al., 2019). Dieser Ansatz setzt mit seiner prägnanten und nachvollziehbaren Art des Störungsverständnisses sehr klare Akzente. Er nimmt Bezug auf das sichtbare Symptom ohne Aussagen zur Pathogenese zu treffen. Die künstliche Ernährung findet hier zum ersten Mal Erwähnung in einem international anerkannten Störungsmanual. Auch die Frage der Komorbidität mit anderen Erkrankungen wird angesprochen und – wenn auch begrenzt – gelöst. Denn wenn die Herzerkrankung, die Frühgeburt oder die posttraumatische Belastungsstörung des Kindes die Symptomatik nicht ausreichend erklärt, liegt ein AFRID vor (Burklow et al., 2002; Goday et al., 2019; Williams et al., 2010). Die Störung liegt mit dieser Definition im Kind und psychosoziale Beeinträchtigungen gehen mit ihr einher (Greer et al., 2007). Der Fokus der Therapie ist daher, die orale Aufnahme so zu verbessern, dass sie ausreichend ist und ohne Supplementierung, sei es über hochkalorische Nahrungen oder über eine Nahrungssonde, erfolgen kann (Sharp et al., 2017; Bryant-Waugh et al., 2010). Damit ist auch das Therapieziel im DSM-5 deutlich leichter zu beschreiben, was es Therapeuten ermöglicht sich an der Kalorienaufnahme des Kindes zu orientieren, um den Therapieerfolg zu messen und zu dokumentieren.

Was zunächst gut klingt, sollte aber auf seine Schwachstellen überprüft werden. So stellt sich die Frage, ob die Reduktion der Fütterstörung auf eine Aufnahmestörung den klinischen Zustand der kleinen Patienten korrekt abbildet. Natürlich ist, was im DSM-5 beschrieben wird, das Verhalten, das die Kinder zeigen. Dennoch lassen sich diese Vermeidung und das restriktive Verhalten durch Zwang brechen: Wenn man das Kind festhält und ihm den Löffel gegen seinen Willen in den Mund schiebt, wäre eine kalorische Versorgung gesichert. Essen mit Zwang würde unter Umständen das Kriterium der psychosozialen Beeinträchtigung erfüllen, jedoch wäre die Aufnahme nicht mehr restriktiv. Damit würde die Symptomatik Essen mit Zwang nicht mehr den Kriterien des DSM-5 für AFRID genügen. Dementsprechend wären zum Beispiel das »bizarre Essverhalten« (Wilken et al., 2008b), von den Eltern als provokativ empfundenes Essverhalten (von Hofacker, 1998), die Verweigerung fester Kost (Wolke, 1999) oder das Trinken ausschließlich im Schlaf (Chatoor, 2009) nicht mehr als behandlungswürdig einzustufen. Dabei sind diese Verhaltensmuster als klinisch und psychisch bedeutsam einzuschätzen. Auch können sie wichtige Entwicklungsschritte wie zum Beispiel den Übergang in den Kindergarten oder die Schule massiv beeinträchtigen. Dass Eltern unter diesen Symptomen leiden, steht außer Frage. Hier scheint es, als hätten die Autoren bei dem Versuch einer schlanken Definition an den Rändern zu viel abgeschnitten. Williams et al. (2015) haben die Implikationen für die von ihnen zu behandelnde Population untersucht. Von 422 Kindern, die aufgrund einer Störung des Essverhaltens klinisch als behandlungswürdig eingeschätzt wurden, erfüllten nur 133 (32%) Kinder die AFRID-Kriterien. Die Tragik hinter diesem Befund ist nur zu erfassen, wenn man das amerikanische Gesundheitssystem kennt. Werden die Kriterien des DSM-5 nicht erfüllt, so werden die Kosten der Therapie, die sich auf 70.000 bis 100.000 US-Dollar belaufen (Williams et al., 2007), nicht mehr von den Krankenversicherungen getragen.

Bei dem Versuch, sich wieder auf das Wesentliche zu konzentrieren, wurde das Kind mit dem Bade ausgeschüttet, mit einer gravierenden Konsequenz: Die Diagnose AFRID erfährt weitestgehend Ablehnung und gerade im amerikanischen Raum wird weiter von der Fütterstörung gesprochen (Sharp et al., 2017; Kennedy et al., 2018). Es ist daher an der Zeit, der Revision der Fütterstörung eine Revision der Diagnose AFRID folgen zu lassen.

4.3 Eating Behaviour Disorder: Diagnostic Classification: 0–3R

> »The diagnosis of Eating Behavior Disorder […], should be considered when an infant or young child has difficulty establishing regular feeding patterns – that is, when the child does not regulate his feeding in accordance with physiological feelings of hunger or fullness.«
>
> *Zero to Three (2005, S. 35)*

Die Diagnostic Classification of Mental Health and Developmental Disorders of Infancy and Early Childhood, revised (DC: 0–3R) ist ein diagnostisches Klassifikationssystem für seelische Gesundheit im Bereich von null bis drei Jahren. Herausgeber ist die Organisation Zero To Three, die sich der Förderung der seelischen Gesundheit von Säuglingen und Kleinkindern widmet. Das DC: 0–3R hat in seiner Grundstruktur große Ähnlichkeiten zum DSM-Klassifikationssystem, zum Beispiel in seiner multiaxialen Struktur und in den dort erfassten Bereichen, die Einfluss auf die seelische Entwicklung nehmen können. Dabei ist das DC spezifisch auf die frühe Kindheit zugeschnitten. So wird im DSM-5 auf Achse 2 die Persönlichkeitsstörung erfasst, während im DC: 0–3R die Eltern-Kind-Beziehung untersucht wird. Während der Vorgänger des DC: 0–3R, das DC: 0–3, in deutscher Übersetzung vorliegt, muss man sich beim Nachfolger mit der englischen Version zufriedengeben.

Im Mittelpunkt der Definition steht die Etablierung eines adaptiven Fütter-Ess-Musters. Eine Störung dieses Musters wird dann sichtbar, wenn der Säugling oder das Kleinkind seine Bedürfnisse nicht entsprechend seinem physiologischen Bedürfnis nach Nahrung oder dem Gefühl von Hunger und Sättigung reguliert. Wenn das Kind nicht entsprechend diesem Bedürfnis Nahrung zu sich nimmt, dieses Bedürfnis etwa versucht zu vermeiden, Hunger signalisiert und dennoch nicht essen möchte, ist von einer Essverhaltensstörung auszugehen. Dabei unterscheidet das DC: 0–3R sechs verschiedene Typen gestörten Essverhaltens:

1. Störung der Zustandsregulation
2. Störung der Eltern-Kind Wechselseitigkeit
3. infantile Anorexia
4. sensorische Nahrungsaversion
5. Störung im Zusammenhang mit gleichzeitiger medizinischer Erkrankung
6. Störungen ausgelöst durch Eingriffe in den Gastrointestinaltrakt

Um von einem gestörten Essverhalten zu sprechen zu können, müssen sowohl die Kriterien, die in der Definition benannt sind, als auch alle Symptome, die einem Subtyp zugeordnet werden, erfüllt sein. Lässt sich kein eindeutiges Bild erstellen oder sind nicht alle Kriterien einer Gruppe erfüllt, so ist die Empfehlung von einem Fütterproblem zu sprechen oder eine weitere Diagnostik vorzunehmen. Das Klassifikationssystem entspricht der Zusammenstellung von Kriterien für verschiedene Fütterstörungen, wie sie von Irene Chatoor (2002; 2009) vorgeschlagen wurden. Chatoors Klassifikationssystem basiert auf einer umfassenden und langjährigen Forschungsarbeit (Chatoor & Egan, 1983; Chatoor et al., 1988; Chatoor et al., 1998, Chatoor et al., 2001; Chatoor et al., 2004; Chatoor, 2012). Anhand des DC: 0–3R lassen sich die Verhaltensweisen, die das Kind zeigt, einer Gruppe zuordnen (Chatoor et al., 1997). Auch in dieser Definition taucht der Begriff Füttern nicht mehr auf. Stattdessen bietet das DC: 0–3R die Möglichkeit, die Eltern-Kind-Beziehung auf einer gesonderten Achse zu beschreiben und auch als gestört zu klassifizieren. Somit wird die Beziehungsdimension von der symptomatischen Störung getrennt betrachtet. Beide Ebenen werden, genauso wie die körperliche Entwicklung oder die psychosozialen Belastungen und der Entwicklungsstand, bei jedem Kind erfasst. Damit bildet das DC: 0–3R ein differenziertes Bild des Kindes ab. Die differenzierte Diagnose hat sich damit als deutlich trennschärfer erwiesen als die des ICD-10 (Bolten et al., 2013; Equit et al., 2011). Gerade die Klassifikation der Fütterstörung konnte wissenschaftlich abgesichert werden (Steinberg, 2007; Ammaniti et al., 2012; Lucarelli et al., 2013) und erwies sich als gutes Instrument zur Therapieplanung und zur Vorhersage des Therapieerfolges (Levy et al., 2009).

Trotzdem lassen sich auch am DC: 0–3R kritische Punkte finden. So gehen mit den Störungsgruppen Annahmen über die Störungsursache einher. Damit ist die Reinheit des Kriteriums für das Vorliegen einer Störung nicht unabhängig von der Annahme in Bezug auf die Störung. Dies kann zu Fehleinschätzungen führen, wenn die Kriterien erfüllt sind, die Störungsätiologie jedoch von der angenommenen abweicht. Mit der Klassifikation lassen wir uns auf ein Modell zur Störungsätiologie ein. Auch wenn dieses empirisch abgesichert ist, muss es nicht zwangsläufig auch den Annahmen des Diagnostikers entsprechen. Irene Chatoor wird einer tiefenpsychologischen Orientierung zugeordnet. In der Folge wird die Klassifikation von verhaltenstherapeutisch ausgerichteten Therapiezentren, vor allen in den USA, genutzt (Sharp et al., 2017; Goday et al., 2019). Dabei wird gerade der Begriff der infantilen Anorexia abgelehnt, denn die begriffliche Nähe zur jugendlichen und adulten Magersucht stößt Therapeuten in der Tradition der Applied Behavior Analysis sauer auf (Dovey, 2009). Dabei handelt es sich allerdings um ein Missverständnis, da sich Chatoor auf die Appetitlosigkeit des Kindes und nicht auf eine Störung des Körperschemas bezieht; dennoch verstärkte die Verwendung des Begriffes die ablehnende Haltung in der verhaltenstherapeutischen Gemeinde. Die Verbreitung ist damit in den USA sehr reduziert, während das DC: 0–3R in Deutschland (Wilken, 2012b), Österreich (Trabi, 2010), der Schweiz

(Bolten, 2013) oder in Israel (Levine et al., 2011) rege Anwendung findet. In Deutschland wurde das DC: 0–3R in die Leitlinien zur kinderpsychiatrischen und kinderpsychotherapeutischen Diagnostik frühkindlicher Störung aufgenommen (AWMF, 2015). Insgesamt überwiegen im DC: 0–3R die Nachteile und eine Annäherung an das Klassifikationssystem bei theoretischem Unbehagen sollte eher in eine kritische Auseinandersetzung münden als darin, die Forschungsergebnisse zu ignorieren.

4.4 Fütterstörung: Es scheiden sich die Geister

Drei verschiedene Definitionen mit sehr unterschiedlichen Strukturen und Ausrichtungen sowie deren Vor- und Nachteile waren bereits Gegenstand der Betrachtung. Die unterschiedlichen Betrachtungen von Fütterstörungen sind weit von einer Klarheit und Abgrenzung in der Definition entfernt und stellen daher eine Bürde in der Verständigung über das Thema dar. Ein Konsens der Experten besteht nur bei erkenntnistheoretischer Gleichausrichtung. Dante Benoit kommt in ihrem Überblicksartikel zu folgendem Schluss: »There are no universally accepted definitions or validated classifications of common FDs [Feeding Disorders] of infancy« (Benoit, 2000, S. 339).

Wie ist eine solche Divergenz zu erklären? Wie bereits im Abschnitt zum DC: 0–3R angeklungen ist, scheinen die unterschiedlichen theoretischen Orientierungen der Forschungsgruppen eine Konsensbildung zu behindern. Dabei lassen sich zwei Strömungen unterscheiden, die von zwei unterschiedlichen Richtungen oder auf der Basis zweier unterschiedlicher Forschungstraditionen auf denselben Komplex blicken. Diese lassen sich unter dem Begriff der nomothetischen und der idiografischen Forschungstradition zusammenfassen. Im Rahmen der nomothetischen Forschungstradition wird der Schwerpunkt auf experimentell überprüfbare Ableitungen von allgemein gültigen Gesetzen gelegt. Die Methoden sind im Schwerpunkt in kontrollierten experimentellen Laborstudien gewonnen. Die idiografische Forschungstradition sucht diese Gesetzmäßigkeiten in der Beobachtung des Entwicklungsverlaufs des Individuums. Es geht um die Lebenswirklichkeit des Individuums, um die Entwicklung seiner ökologischen Nische. Gezielte Manipulationen oder Beschränkungen des Kontextes sind in dieser Tradition eher selten. Folglich kommen Forscher dieser beiden Richtungen zu äußerst unterschiedlichen Ergebnissen bei der

Bewertung eines Forschungsgegenstandes. Wie sich dies auf die Sichtweise der Fütterstörung auswirkt, soll im Folgenden diskutiert werden.

4.4.1 Der nomothetische Ansatz

Der nomothetische Ansatz zur Definition und Beschreibung von Fütterstörung hat ihren Ursprung in der klassischen Verhaltenstherapie, die sich der Schule der Applied Behavior Analysis zuordnen lässt (Piazza et al., 2003). Dieser Forschungs- und auch Therapieansatz ist gerade in der psychotherapeutischen Arbeit mit behinderten und chronisch kranken Kindern verbreitet. Im Mittelpunkt steht in dieser Tradition das beobachtbare Verhalten des Kindes. So findet man bei Goday und Kollegen folgende Definition:

> »Pediatric Feeding Disorder is defined as impaired oral intake that is not age-appropriate, and is associated with medical, nutritional, feeding skills, and/or psychosocial dysfunction« (Goday et al., 2019, S. 124).

An dieser Definition haben Mitarbeiter aus 13 Abteilungen verschiedener Schwerpunktzentren mitgewirkt (Goday et al., 2019). Sie folgt der Logik, dass das Verhalten, welches das Individuum zeigt, der psychischen Störung entspricht. Der Tradition des klassischen Behaviorismus folgend versuchen Vertreter eine möglichst sparsame Beschreibung des ausschließlich sichtbaren Verhaltens vorzunehmen. Dabei wird die Komplexität der Entstehung von Fütterstörung anerkannt (Williams et al., 2010), ihr aber dennoch eine untergeordnete Rolle beigemessen (Piazza & Carroll-Hernandez, 2004). Wenn das Kind nicht willens oder nicht in der Lage ist, ausreichend Nahrung zu sich zu nehmen, kann von einer Fütterstörung gesprochen werden. Die Ursachen, Entstehungsbedingungen oder die unterschiedlichen Verhaltensausprägungen spielen dabei eine marginale Rolle. Allerdings wird das Verhalten der Eltern als wesentlich für die Aufrechterhaltung von Symptomen betrachtet. Piazza und Kollegen (2003) untersuchten dazu das Elternverhalten in der Füttersituation bei Kindern, die aufgrund von schmerzhaften Eingriffen eine Fütterstörung entwickelten. Sie kamen zu dem Schluss, dass die nachgiebige Reaktion der Eltern auf das Weinen des Kindes, das Sich-Wegdrehen vom Löffel oder auf Wutausbrüche dazu beitragen, dass die Kinder in ihrem gestörten Verhalten verstärkt werden. Die Eltern stellen somit eine Störquelle bei der Rückkehr zu einem adaptiven

Essverhalten dar (Sharp et al., 2011; 2017). Dennoch liegt die Betonung nicht auf dem Elternverhalten, sondern auf der Symptomatik des Kindes. Dabei wird generell von einer Fütterstörung gesprochen, wenn der Prozess des Fütterns gestört ist, unabhängig von der Konstellation, die zu dieser Störung geführt hat. Diese kann sich auf verschiedenen Ebenen äußern, wie die Zusammenstellung von Symptomen für eine Fütterstörung bei Goday und Kollegen (2019, S. 125) zeigt.

Symptome einer Fütterstörung nach Goday et al. (2019, S. 125; Übers. M.W.)

A. eine Störung der oralen Aufnahme von Nahrung, welche unangemessen für das Alter ist und seit mindestens zwei Wochen anhält und bei der mindestens eines der folgenden Symptome auftritt:
   1. medizinische Funktionsstörungen, welche sich durch Folgendes zeigen:
      a. kardiorespiratorische Einschränkungen während der Nahrungsaufnahme
      b. Aspiration oder wiederholte Lungenentzündungen
   2. Nahrungsdefizite, welche sich durch Folgendes zeigen:
      a. Unterernährung
      b. spezifische Ernährungsdefizite oder deutlich reduzierte Aufnahme eines oder mehrerer Nährstoffe als Folge einer eingeschränkten Nahrungsauswahl
      c. Abhängigkeit von Sondennahrung oder orale Supplementierung, um die Nahrungs- und/oder Flüssigkeitszufuhr zu gewährleisten
   3. Störung der Essfähigkeiten, welche sich zeigt durch:
      a. Notwendigkeit die Textur der Flüssigkeit oder der Nahrung zu modifizieren
      b. Die Fütterposition oder die Utensilien des Fütterns müssen an die Fähigkeit angepasst werden.
      c. Die Strategie des Fütterns muss angepasst werden.
   4. psychosoziale Störung, welche sich durch Folgendes zeigt:
      a. aktives oder passives Vermeidungsverhalten des Kindes, wenn es isst oder gefüttert wird
      b. unangemessenes elterliches Management des kindlichen Fütterns und/oder des Ernährungsbedarfs

c. Störung der sozialen Funktion im Fütterkontext
d. gestörte Eltern-Kind-Beziehung im Zusammenhang mit dem Füttern

B. keine kognitiven Muster, die im Zusammenhang stehen mit Essstörung und dem Fehlen von Nahrung oder mit kulturellen Normen, die eine adäquate Aufnahme nicht zulassen

Eine Abgrenzung von medizinisch bedingten Störungen der Nahrungsaufnahme, zum Beispiel bei hohem Aspirationsrisiko oder kardiorespiratorischen Problemen, wird nicht vollzogen. Denn auch in diesen Fällen ist das Fütterverhalten abweichend und bedarf der Korrektur. Genauso verhält es sich bei Problemen, die durch motorische Störungen, etwa der Mundmotorik, oder zum Beispiel tiefgreifende Entwicklungsstörungen bedingt sind (Ahearn et al., 2001). So untersuchten Reilly, Skuse und Poblete das Essverhalten von Säuglingen und Kleinkindern mit zerebraler Parese (Reilly et al., 1996) und berichten über Fütterstörungen bei 90 Prozent der Fälle. In all diesen Fällen war die Mundmotorik zerebral gestört. Die Mahlzeiten dauerten folglich länger, die Kinder entwickelten seltener die Fähigkeit selbstständig zu essen oder zu kauen. Oft musste die Esssituation an die eingeschränkte Fähigkeit des Kindes angepasst werden.

Und tatsächlich tritt Nahrungsverweigerung unabhängig von ihrer Ursache in sehr ähnlicher Form auf. Ob ein Kind aufgrund einer Schluckstörung, aufgrund einer Nahrungsmittelallergie oder aufgrund eines interaktiven Konfliktes versucht, den Kontakt mit Nahrung zu verweigern, ist auf der Verhaltensebene kaum zu unterscheiden. Das Kind wird den Mund zupressen, den Kopf vom Löffel abwenden und versuchen dem Füttern zu entkommen. Insofern ist diese Sichtweise sparsam, am objektivierbaren Verhalten orientiert und lässt alles in der Blackbox, was man nicht operationalisieren kann. Diese Sichtweise ist die eine in Bezug auf Fütterstörung – nehmen wir nun die Gegenposition ein.

4.4.2 Der idiografische Ansatz

Der idiografische Ansatz legt den Schwerpunkt nicht so sehr auf das konkrete Verhalten, sondern mehr auf die Motive und die Ursachen des gestörten Essverhaltens. Vertreter dieser Richtung sind eher in der Säuglingsforschung, Entwicklungspsychopathologie oder tiefenpsychologisch orientieren Therapie zu finden (Chatoor, 2009; Dornes, 1993; Liebermann & van Horn, 2015; Zeanah, 2018). Wie hängen Ursachen von Fütterstörung mit deren Symptomatik zusammen? Statt von einer Fütterstörung zu sprechen, werden verschiedene Formen von Fütterproblematiken mit unterschiedlichen Schweregraden unterschieden. Passagere Fütterprobleme sind solche, die kurzfristig oder gelegentlich auftreten und bereits dann gegeben sind, wenn die Eltern Probleme beim Füttern wahrnehmen. Es gibt die Picky Eater, die eine eingeschränkte Nahrungsauswahl haben, und es gibt die Fütterstörungen, die wie folgt definiert werden: »A term connoting a severe problem that results in substantial organic, nutritional, or emotional consequences« (Kerzner et al., 2015, S. 345).

Auch bei dieser Definition wird die Ernährungsproblematik an erster Stelle genannt. Allerdings steht das Verhalten des Kindes nicht im Mittelpunkt. Des Weiteren werden emotionale Konsequenzen als Folge einer Fütterstörung in die Definition mit einbezogen. Der Begriff Definition oder die genau Festlegung darauf, was eine Fütterstörung ist, finden wir an dieser Stelle nicht. Vielmehr wird mit dem Begriff an sich eine Betonung auf die Ernährung gelegt. Es lohnt sich genau hinzuschauen, um den wesentlichen Unterschied zum nomothetischen Ansatz herauszuarbeiten. Denn in dieser Beschreibung besteht ein schweres Problem, das zu gravierenden Konsequenzen führt. Es ist nicht zwangsläufig die Fütterstörung an sich, die im Mittelpunkt steht, sondern das Problem, das diese auslöst. Aus Sicht der Autoren sind damit jedoch keine organischen Störungen gemeint; explizit werden Schluckstörungen und Aspiration als »red flag« genannt, die eine genauere Abklärung erfordern und auch zum Ausschluss der Fütterstörung herangezogen werden können (Kerzner et al., 2015). Denn wenn es sich um eine neurologische Schluckstörung handelt, ist eine Fütterstörung auszuschließen. Die Symptomatik des Kindes spielt dabei eine untergeordnete Rolle, die Ursache ist hier entscheidend. Natürlich betreten wir hier ein schwieriges Feld. Selten sind Forscher in der Lage, die Entwicklung einer solchen Störung zu beobachten, denn die beginnende Störung wird oft keine Aufmerksamkeit auf sich ziehen. Erst wenn die Probleme gravierender werden, die Störung sich zu verfestigen beginnt, wird zunächst der Kinderarzt und häufig erst Wochen später ein Spezialist auf diesem Feld kontaktiert. Dieser wird dann anhand der Beschreibung der Eltern den Verlauf rekonstruieren. Aus der Analyse dieser Beschreibungen lassen sich unterschiedliche Gruppen von Fütterstörungen zusammenclustern, die mit der Ursache des Problems verbunden sind. Das Problem wird als Folge eines Traumas, einer Beziehungsstörung, einer angeborenen Appetitlosigkeit oder einer sensorischen Überempfindlichkeit konstruiert (Chatoor, 2009). Da in allen Gruppen Nahrungsverweigerung anzutreffen ist, wird auf die feinen Unterschiede hingewiesen. Ein Kind im interaktiven Konflikt wird eher mit Wut, ein traumarisiertes Kind eher mit Angst und ein sensorisch empfindliches Kind eher mit Ekel auf den Löffel reagieren. Alle drei Kinder werden den Löffel nicht nehmen, die emotionalen Konsequenzen der Löffelpräsentation sind in allen drei Fällen sehr unterschiedlich. Um diese Beobachtungen systematisch zu erfassen, wurden Instrumente entwickelt, bei der weniger das Verhalten mit Bezug auf den Löffel, sondern das Beziehungsverhalten mit den Eltern im Mittelpunkt steht (Chatoor et al., 1997; Chatoor et al., 2001). Dieses kommt nicht von ungefähr, denn die Beziehung zwischen Eltern und Kind spielt auch im idiografischen Ansatz eine entscheidende Rolle in der Pathogenese der Fütterstörung:

> »We concur with Davies et al. (2006), that feeding difficulties must be conceptualized as a relationship disorder between the feeder and the child and that the caregivers' feeding styles must therefore be incorporated into the management of these problems« (Kerzner et al., 2015, S. 345).

Die Eltern sind damit ein wichtiges Element in der Therapie. So lange die Beziehungsstörung nicht erfolgreich behandelt wurde, wird sich das Essverhalten des Kindes nicht normalisieren. Damit ist die Beziehung zwischen Eltern und Kind der wesentliche Gegenstand der Betrachtung und auch der Therapie. Die Symptome des Kindes sind nur Ausdruck einer tiefer liegenden Störung und die Lösung besteht in der Auflösung dieser Störung (Lieberman & van Horn, 2015).

Diese Sichtweise und das Forschungsvorgehen werden von nomothetischen Forschern strikt als unseriös abgelehnt. Folglich findet man bei Autoren nomothetischer Ausrichtung seltenst Zitate oder Verweise auf Ergebnisse idiografisch orientierter Forscher (Lukens & Silvermann, 2014), wohingegen idografisch orientierte Forscher sich durchaus mit der nomothetischen Literatur beschäftigen und daran abarbeiten:

> »Current diagnostic approaches fail to capture the relational und multisystemic processes whereby young children are fed. Classification systems tend

to define feeding problems as existing solely within the child as an individual. The child's context (e.g. emotional, developmental, social, medical and nutritional) is at most implied but left undefined or, if defined, contextual factors tend to be ruled out as exclusionary criteria. Such reductionistic approaches overlook the fact that disturbances in feeding for the most part grow from impairment of the child's physical and psychosocial development secondary to characteristics of the parent and/or family system« (Davies et al., 2006, S. 409f.).

Hier kommen wir langsam der Antwort näher, warum wir drei Klassifikationssysteme haben, die äußerst unterschiedlich klassifizieren. Wir kommen auch der Antwort näher, warum bestimmte Forschungsergebnisse keinen Einzug in Reviews finden, andere hingegen breiten Raum einnehmen. Die Forschungs- und Therapietradition scheint auch bei der frühkindlichen Fütterstörung mehr Raum einzunehmen, als es dem Gegenstand guttut.

4.5 Was ist eine Fütterstörung?

Es kann erschöpfend sein, sich mit den Klassifikationen oder den Perspektiven unterschiedlicher Forschungstraditionen auseinanderzusetzen. Dabei ergeben sich viele Fragen und unter Umständen weniger Antworten, als uns als Leser lieb ist. Gerade praktisch orientierte Pädiater, Therapeuten und vor allem Eltern haben für die Diskussion der Forschungsgruppen wenig Verständnis. Sie möchten eindeutige Antworten auf die Fragen, die sich durch das Verhalten ihres Kindes stellen. Vor allem möchten sie, dass ihm geholfen wird, schnell und effizient. Jedoch ist das im Fall der Fütterstörung nicht so leicht. Der Patient ist zu klein, um Fragebögen auszufüllen, mit vollem Bewusstsein an Tests teilzunehmen oder die Motive und Gründe für sein Verhalten zu beschreiben. Damit bleibt uns nur die Annäherung durch Beobachtung und die Analyse des Verhaltens – ohne Gewähr, dass das, was wir sehen, auch mit dem Erleben des Kindes übereinstimmt oder dass unsere Analyse zwingen korrekt sein muss. Doch bringt das Beharren auf der wissenschaftlichen Tradition dem Kind eine effiziente Behandlung nicht unbedingt näher.

Wenn die Unterschiede zwischen den Sichtweisen so groß und eine allgemeinverbindliche Definition damit in weite Ferne gerückt ist, sollte unser Blick mehr auf das Verbindende als auf das Spaltende gerichtet werden.

Nehmen wir die Suche nach den Gemeinsamkeiten auf. Beide Traditionen halten am Begriff Fütterstörung fest und der Begriff Avoidant/Restrictive Food Intake Disorder wird aus beiden Sichtweisen heraus abgelehnt (Chatoor, 2012; Williams et al., 2015), wobei die Gründe unterschiedlich sind. Aus nomothetischer Sicht werden zu viele Kinder mit Störung der Nahrungsaufnahme durch die Kriterien im DSM-5 ausgeschlossen (Williams et al., 2015). Aus idiografischer Sicht ist die Beschränkung auf das Aufnahmeverhalten zu reduktionistisch und vernachlässigt die Eltern-Kind-Beziehung im Fütterprozess (Chatoor, 2009). In beiden Denktraditionen liegt ein Schwerpunkt auf der Nahrungsaufnahme, die durch eine Störung im Fütterprozess aufrechterhalten wird. Die Konsequenz wird in beiden Traditionen mit Gedeihstörungen aufgrund der reduzierten Nahrungszufuhr beschrieben. Hier treffen wir auf ein altes Problem aus der Einleitung zu diesem Kapitel, in dem die fehlende Einheitlichkeit bei der Erfassung des Begriffes »Gedeihstörung« diskutiert wurde. Dennoch sollte die Einigkeit als solche festgehalten werden, auch wenn die Target-Variable Gedeihstörung nicht eindeutig definiert ist. Ebenfalls besteht Einigkeit darin, dass den Eltern eine wichtige Rolle im Störungsprozess zukommt (Sharp et al., 2017; Piazza et al., 2003; Chatoor et al., 1997; Kerzner et al., 2015). Doch könnten die therapeutischen Konsequenzen, die die beiden Traditionen aus diesem Ergebnis ziehen, kaum unterschiedlicher sein. Während die nomothetische Therapierichtung die Eltern und das Kind beim Füttern voneinander trennt und den Löffel in die Hände geschulten Personals gibt, liegt der Behandlungsansatz in idiografischer Tradition darin, die Beziehungsqualität zwischen Eltern und Kind zu verbessern. Die Methoden der Wahl sind unterschiedliche Formen der Eltern-Kind-Therapie, in der interaktive Konflikte gelöst und das Verständnis für die Lebenswelt des Kindes erhöht werden sollen (Lieberman & van Horn, 2015; Meyer et al., 1993, McDonough, 1995; Kerzner et al., 2015; Wilken et al., 2018). Es ist wohl kaum verwunderlich, dass diese Unterschiede im Vorgehen als Ausdruck gegensätzlicher Auffassungen von Fütterstörungen zu Konflikten zwischen den Forschungsgruppen geführt haben und eine Annäherung schier unmöglich machen. Eine Annäherung würde bedeuten, das eigene Vorgehen vollständig infrage zu stellen und die eigene Praxis radikal zu verändern. Es ist jedoch zu fragen, ob eine solche Annäherung überhaupt erforderlich ist, denn die Sichtweise auf das Verhalten des Kindes muss nicht aus diesen beiden Perspektiven oder Forschungstraditionen beleuchtet werden. Wirft man einen Blick in die Literatur der Sprachtherapie zum Thema Fütterstörung, so trifft man auf erstaunlich einfache und pragmatische Konzepte, die unter Umständen sehr nah an der Realität sind. Eine solche Sichtweise wurde von Wolff und Kollegen formuliert:

> »A feeding behavior does not become a ›feeding problem‹ until it does not meet the expected performance for that infant. For a ›normal‹ baby without any medical diagnosis or complications, we expect that the infant will take the required amount efficiently, without colour change or other physiologic compromise, and will gain weight. So, for example, if the infant takes less than is optimal; does not gain weight; has apnea or cyanosis; coughs, chokes, or gags frequently; or takes excessively long to feed, typical expectations are not met and a feeding problem exists« (Wolf et al., 1992, S. 165).

Statt den Blick ausschließlich auf das Essverhalten zu richten, setzten die Autoren dieses in den Kontext des zu erwartenden Verhaltens. Damit lösen sie ein wissenschaftliches Dilemma sehr geschickt auf. Natürlich zeigen Kinder mit Schluckstörungen ein vermeidendes Essverhalten. Dieser Definition zufolge ist Nahrungsverweigerung des Kindes ein zu erwartendes, ja sogar sinnvolles und wünschenswertes Verhalten. Denn so schützt das Kind sich selbst vor Aspiration. Folglich handelt es sich nicht um ein Fütter-, sondern um ein Schluckproblem. Auch die Studie von Reilly et al. (1996) würde dieser Definition nach einen deutlich geringeren Prozentsatz an Fällen mit Fütterstörungen erbringen. Aufgrund der Entwicklungsbeeinträchtigung ist zu erwarten, dass Kleinkinder mit Zerebralparese lange Zeit zum Füttern brauchen und nicht selbstständig zum Löffel greifen. Ihre motorische Beeinträchtigung verhindert sowohl ein schnelles Füttern als auch ein Greifen zum Löffel. Auch bizarres Essverhalten bei Kindern mit Autismus ist dieser Definition folgend erwartungsgemäß, denn das Gesamtverhalten des Kindes mit Autismus ist tiefgreifend gestört (Emond et al., 2000; Ahearn et al., 2001). Daher macht das Essverhalten an dieser Stelle keine Ausnahme. Ist das Essverhalten nicht durch eine Störung der Neurologie, eine andere psychische Störung oder eine Beeinträchtigung einer körperlichen Funktion bedingt und dennoch stark und persistierend abweichend von dem zu erwartenden Essverhalten, so ist von einer Fütterstörung zu sprechen.

Kommen wir an dieser Stelle noch einmal zum Konflikt zwischen nomothetischer und idiografischer Forschungstradition zurück. In dem Fall der Fütterstörung sehen wir, dass diese Traditionen sich nicht gut miteinander vertragen. Allerdings ist dies erstens nicht immer so und zweitens wissenschaftlich nicht geboten. Viele Forschungsergebnisse lassen sich nur durch eine Kombination beider Strategien ermitteln, zum Beispiel bei der Anwendung strukturierter Fragebögen in Therapiestudien oder der mikroanalytischen Auswertung von Säuglingsvideos. In manchen Fällen wie etwa beim Still-face-Paradigma ist die Situation stark nomothetisch aufgebaut, die Analyse hingegen eher idiografisch. Folglich sehen Asendorpf und Neyer (2012) keinen Widerspruch zwischen nomothetischer und idiografischer Forschung, sondern eher die Notwendigkeit beide Forschungswege miteinander zu kreuzen. Und tatsächlich gibt es Ansätze, in denen dies gelungen ist. Levy und Kollegen veröffentlichten 2009 einen Artikel zur Analyse von Screening-Kriterien zur Früherkennung von Fütterstörungen. Die Basis für ihren Artikel waren die im Jahr 2009 publizierten Wolfson-Kriterien für Fütterstörungen (Levy et al., 2009). Diese wurden aus der Analyse von Kindern mit Fütterstörung gewonnen und lauteten wie folgt:

1. persistierende Nahrungsverweigerung über eine Dauer von mehr als einem Monat
2. Abwesenheit einer offensichtlichen Erkrankung, die zur Nahrungsverweigerung führt oder fehlende Wirksamkeit einer körperlichen Fehlfunktion
3. Beginn bei Diagnose unter einem Alter von zwei Jahren und Alter bei der Vorstellung unter sechs Jahre
4. Eines der folgenden Symptome tritt dauerhaft auf:
5. gestörtes Füttern oder
6. antizipatorisches Würgen

Wir erkennen den nomothetischen Ansatz in dieser Beschreibung. Die weitere Klassifikation der Störungen wurde anhand der idiografischen Kriterien von Chatoor (2012) und dem DC: 0–3R vorgenommen. Beide Perspektiven wurden in Kombination miteinander genutzt, um den weiteren Verlauf der Essentwicklung und die Wirksamkeit von Therapien vorherzusagen. Die beste Vorhersagekraft hatte dabei die Kombination der nomothetischen Wolfson-Kriterien mit der idiografischen Klassifikation nach Chatoor. Wir sehen: Es ist möglich die Brücke zu schlagen, wenn man es will und wenn man den Blick von der Tradition wieder auf das Kind zurücklenkt.

5 Was ist Sondendependenz?

»Wir entlassen kein Kind mit Sonde!« Dieses Mantra war auf medizinischen Fachtagungen und Kongressen über Jahrzehnte zu hören. Es ist daher nicht verwunderlich, dass die Behandlung der Sondendependenz vor 20 Jahren ein absolutes Rand- und Nischenthema in der Pädiatrie und auch in der Logopädie war. Heute ist dieses Mantra kaum noch zu hören. Vielmehr ist ein dramatischer Anstieg von Sondenernährung zu verzeichnen. Dies wurde von einer französischen Forschergruppe untersucht. Im Jahr 1990 wurden in der pädiatrisch-gastroenterologischen Abteilung der Universitätsklinikum Lille fünf Kinder mit Sonde betreut. Im Jahr 2000 waren es 412. Hauptsächlich betroffen waren Säuglinge, die über 50 Prozent der Kinder mit Sonde ausmachten. Nur wenige dieser Kinder werden für wenige Tage mit einer Sonde versorgt, zum Beispiel zur Überbrückung einer Krise bei akuter Infektion, um eine Unterversorgung zu vermeiden.

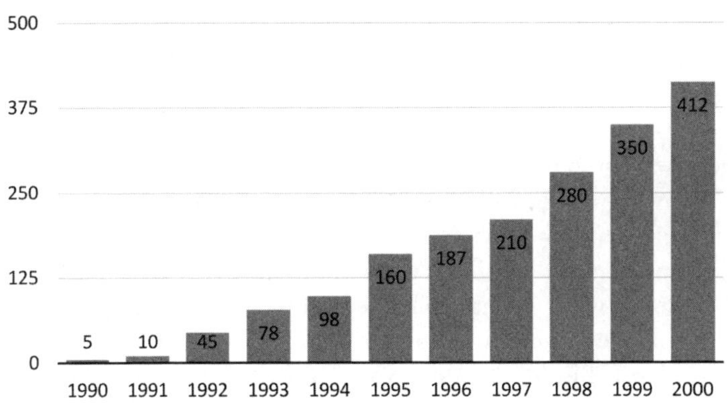

Abb. 1: Anstieg der Sondenernährung zwischen 1990 und 2000 (nach Daveluy et al., 2005)

Vielmehr zeigen die Kinder oft eine so starke Nahrungsaversion, dass die Sonde über Jahre liegt (Wilken et al., 2017). Auf dieses Thema werden wir im weiteren Verlauf noch ausführlich zu sprechen kommen. Wie aber kommt es zu dieser Zunahme? Dazu nehmen wir ein weiteres Mantra aus der Geschichte der wissenschaftlichen Tagungen auf. Natürlich verärgert mich die Aussage: »Wir entlassen kein Kind mit Sonde!«, denn mir begegneten ja bereits täglich Familien in der Betreuung, deren Kind eine Sonde hatte. Daher folgte meine Rückfrage: »Was ist denn mit den Kindern, die ich täglich betreue?« Die Antwort lautete häufig: »Wir entlassen kein Kind mit Sonde, außer dies ist absolut nicht vermeidbar!« Eine durchaus salomonische Antwort. Allerdings stellte ich mir die Frage, was sich hinter dieser Gruppe der Kinder, bei denen es nicht anders gehen sollte, verbirgt. Dazu ist es wieder sinnvoll, sich mit den Studien zum Thema der Sondenindikationen zu beschäftigen, denn diese zeigen, wo die unterschiedlichen Aussagen ihren Ursprung genommen haben: in der Verschiebung der Indikationen. Dafür analysieren wir exemplarisch vier Stichproben, zwei aus den 90er Jahren des letzten Jahrhunderts und zwei aus den Jahren 2008 und 2009 (Coughlin et al., 1991; Behrens et al., 1997; Avitsland et al., 2006; Srinivasan et al., 2009).

Betrachtet man ersten beiden Studien aus den 1990er Jahren, so fällt auf, dass die mit Abstand häufigste Indikation eine Dysphagie aufgrund einer neurologischen Störung war. Hauptsächlich wurden Kinder, die eine Schluckstörung hatten, mit Sonden versorgt. Die Annahme war, dass diese Kinder nicht oral zu ernähren sind und eine Sonde daher die einzige Möglichkeit ist, die Kinder oral zu ernähren. Mittlerweile hat sich auch dies relativiert, dennoch waren dies die Kinder, bei denen eine Sonde als absolut unumgänglich erachtet wurde. Betrachten wir die Studien von Avitsland und Kollegen (2006) und Srinivasan und Kollegen (2009), so fällt auf, dass Kinder mit Herzfehlern deutlich häufiger über eine Sonde ernährt wurden. Hinter der Gruppe der anderen Indikationen verbirgt sich eine Vielzahl von Fehlbildungen wie Ösophagusatresie, Kehlkopffehlbildungen, Zwerchfellhernien, Stoffwechselstörungen usw. Sowohl bei Herzfehlern als auch bei den Fehlbildungen der Speiseröhre oder des Magens handelt es sich um passagere Störungen. Diese werden chirurgisch korrigiert oder medikamentös eingestellt mit der Folge, dass eine orale Ernährung wieder möglich sein sollte. Auch wenn bei Kindern mit angeborenen Herzfehlern vermehrt Fütter- und Essprobleme berichtet werden (Maurer er et al., 2011), sollte man erwarten, dass diese anders behandelt werden als über eine PEG-Versorgung. Selbiges gilt für die Dystrophie, die in den 1990er Jahren als zweithäufigste Indikation angegeben wurde. Wenn nach Abschluss der enteralen Ernährungstherapie keine Dystrophie mehr vorliegt, besteht keine Indikation zur enteralen Ernährung mehr. Man sollte daher davon ausgehen, dass orale Ernährung angestrebt wird, wenn die Indikation zur künstlichen Ernährung nicht mehr gegeben ist.

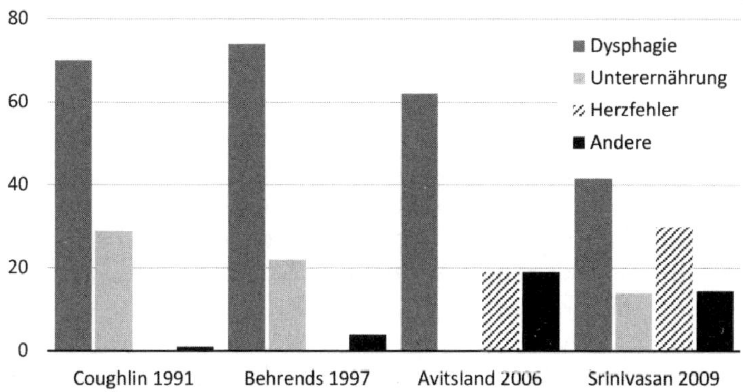

Abb. 2: Indikationen zur PEG-Versorgung (in Anlehung an Gottrand & Sullivan, 2010)

Der Anteil von Kindern, bei denen wir davon ausgehen können, dass eine orale Ernährung möglich ist, ist deutlich höher als der Anteil der Kinder, bei denen tatsächlich eine Umstellung von enteraler auf orale Ernährung stattfindet. Die Pediatric Society of New Zealand (PSNZ, 2013) schätzt den Anteil von Kindern, die sondenversorgt sind und mit Sicherheit oral ernährt werden könnten, auf 22 Prozent (n = 126). Pedersen et al. (2004) kommen auf noch dramatischere Zahlen, wenn sie 49 Prozent als unmittelbar oral ernährbar einschätzen. Scheinbar wird ein wesentlicher Anteil von Kindern länger über eine Sonde ernährt als medizinisch dringend indiziert, was uns direkt zum nächsten Kapitel überleitet, in dem dieses Problem etwas näher erläutert wird. Warum werden immer mehr Kinder dauerhaft per Sonde ernährt, vor allem wenn diese oral ernährbar wären?

5.1 Die Sonde: Segen oder Fluch?

Der erste Ansatzpunkt der Kritik geht von dem bereits angesprochenen schwer zu lösenden Paradox aus: Ist die Ernährung per Sonde eine medizinische Behandlung oder Auslöser einer psychischen Störung? Kinder werden aufgrund einer kritischen Ernährungssituation per Sonde ernährt. Wir haben bereits gesehen, welche Grunderkrankungen besonders häufig zu einer Sondenernährung führen. Gottrand und Sullivan (2010) beschreiben vier Gruppen von Indikatoren für eine Sondenernährung:

1. eingeschränkte oder fehlende Fähigkeit, Nahrung aufzunehmen
2. Die Ernährung des Kindes ist oral nicht ausreichend.
3. Nahrung die oral aufgenommen wird, wird nicht ausreichend verwertet.
4. Stoffwechselstörung und Unterstützung bei Erkrankung

Es gibt daher klare Regeln für den Beginn einer Sondenernährung und diese Behandlung ist sinnvoll. Ein Frühgeborenes, das in der 25. Gestationswoche zur Welt kommt, verfügt zu diesem Zeitpunkt zwar über gewisse Schluckfähigkeiten, jedoch sind diese nicht ausreichend für eine vollständig orale Ernährung. Die Versorgung per Sonde ist eine logische und unumgängliche Konsequenz, um das Überleben des Kindes zu sichern. Würden wir hier eine vollständig orale Ernährung anstreben, so würden wir das Kind in den meisten Fällen einem erheblichen Risiko aussetzen. In der 25. Gestationswoche von einer Fütterstörung zu sprechen ist daher nicht sinnvoll, auch wenn die Kriterien von Gray und Kollegen erfüllt werden (Dovey et al., 2017). Es steht außer Frage, die Sonde ist ein Lebensretter. Ohne eine Sonde würden viele Frühgeborene, Kinder mit Herzfehlern oder Ösophagusatresie nicht überleben. Die Frage ist an dieser Stelle einfach zu beantworten: In dieser Situation ist die Sonde für diese Kinder eine lebensrettende Intervention und damit ein Segen.

Der erste Abschnitt hingegen weist jedoch in eine andere Richtung. Wann endet der segenhafte Charakter der Sondenernährung? Jede medizinische Behandlung stützt sich auf eine Indikation, welche diese rechtfertigt. Ist die Nahrungskrise überwunden, weil das Kind ausreichend an Gewicht zu genommen hat, die Herzfunktion stabilisiert ist, der Darm in der Lage die Nahrung wieder zu resorbieren, der Schluckakt nachgereift, dann ist keine Indikation für eine künstliche Ernährung mehr gegeben. Eine orale Ernährung ist der künstlichen Ernährung vorzuziehen (Dovey et al., 2017). An welchem Punkt ist dieser Zustand erreicht? Wo endet die medizinische Erkrankung und beginnt die Störung des Essverhaltens? Im Falle des Frühgeborenen in der 30. Schwangerschaftswoche oder wenn das Kind seinen errechneten Geburtstermin erreicht? Ist es abhängig davon, wie sich das Kind neurologisch oder motorisch entwickelt? Wie wichtig ist die Lungenfunktion des Kindes? Die Frage ist nicht so einfach zu beantworten, auch wenn die Kriterien von Gottrand und Sullivan (2010) einen ersten Anhaltspunkt geben.

Es ließe sich an dieser Stelle argumentieren, dass es nicht so schlimm ist, wenn die künstliche Ernährung weitergeführt wird, auch wenn eine orale Ernährung möglich wäre. Die Ernährung per Sonde wird als effektive und recht risikoarme Intervention betrachtet. Dies deckt sich nicht mit den Ergebnissen verschiedener Studien. So verglichen Craig und Scambler (2006) den Ernährungsstatus von Kindern vor und nach einer Sondenversorgung und fanden erstaunlicherweise kaum Unterschiede. Vor der Versorgung mit einer Sonde wurden 53 Prozent der Kinder weniger als 33 Prozent der empfohlenen Kalorien zugeführt, nach der Sondenversorgung waren es 47 Prozent der Kinder. Bei den sechs Prozent, deren Versorgung sich verbesserte, war diese weiterhin suboptimal, zwischen 33 und 99 Prozent. Folglich kommt es auch im Rahmen der Sondenernährung zu Nahrungsdefiziten (Skelton et al., 2006). Damit wäre die Effizienz sichtbar infrage gestellt. Betrachten wir das Motiv, mithilfe von Sondenernährung Wachstum und Gedeihen des Kindes sicherzustellen. Eine neue Studie zeigt, dass 29 Prozent der Kinder trotz einer dauerhaften Ernährung per Sonde unterhalb der dritten Perzentile für den BMI liegen (Wilken et al., 2017). Das bedeutet, dass bei gut einem Drittel der Behandlungen trotz Sondenernährung eine Gedeihstörung vorlieg – alarmierende Daten, denn die Behandlung der Gedeihstörung ist eine der häufigsten Indikationen für eine Sondenernährung.

Wie sieht es mit dem Risiko aus? Lassen wir die Nahrungsverweigerung erst einmal außen vor und schauen auf die rein körperlichen Risiken, so ist auffällig, dass diese gar nicht so selten sind. Sowohl in einzelnen Studien als auch in groß angelegten Reviews sind Komplikationen eher die Regel als die Ausnahme. So kommt es etwa bei einem bis drei Prozent der Fälle postoperativ zu schweren Komplikationen wie Bauchfellentzündung oder Blutvergiftung (Baker et al., 2015). Auch im weiteren Verlauf treten sehr belastende Komplikationen auf (z. B. Mathus-Vliegen et al., 2001 vs. Avitsland et al., 2006). Langfristig zeigen sich bei über 50 Prozent der Kinder

Komplikationen, die sie über Jahre begleiten können (Wilken et al., 2017). Insofern ist es nicht angemessen, von einer unkomplizierten Behandlung zu sprechen (Sleigh & Brocklehurst, 2004).

Die künstliche Ernährung teilt das Schicksal jeder medizinischen Behandlung, sie hat zwei Seiten. Antibiotika, Impfungen oder Hüftgelenkoperationen sind ein Segen für die Menschheit geworden, da sie Leben retten oder zumindest Leid mindern – allerdings nur dann, wenn sie notwendig sind. In der Tiermittelindustrie haben Antibiotika nichts verloren, Impfungen, die nicht wirksam sind, führen dazu, dass Menschen zu Impfgegnern werden und Hüftoperationen, die unnötig sind, führen zu Unmut gegen die Chirurgie. Wenn eine künstliche Ernährung fortgeführt wird und erwartungsgemäß Komplikationen auftreten, können wir einen ähnlichen Effekt beobachten. Die Frage ist, ob zu lange an der künstlichen Ernährung festgehalten wird oder ob sich das Problem nicht von selbst löst.

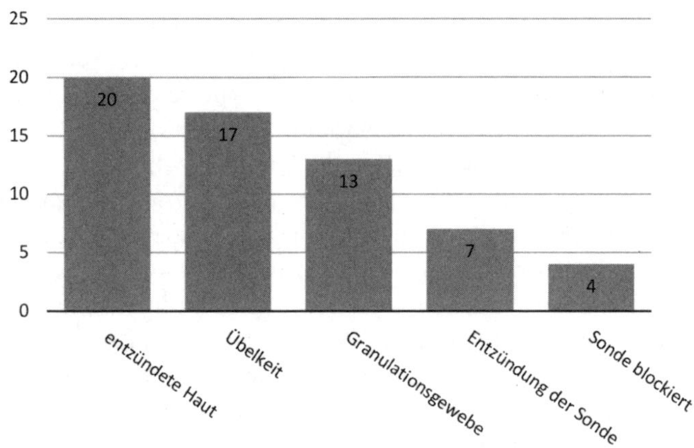

Abb. 3: Komplikationen bei Sondenversorgung (n = 101) (Wilken et al., 2018)

5.2 Die Sonde: Löst sich das Problem nicht von selbst?

Wenn Sie ein Antibiotikum bekommen, so wird Ihr Arzt mit Ihnen besprechen, wie oft und wie lange Sie es nehmen müssen, und bei Beschwerden wird er sie auffordern, ihn zu konsultieren. Wenn Sie einen Gips bekommen, weil sie sich den Daumen gebrochen haben, wird Ihr Arzt Ihnen mitteilen, wie lange Sie diesen tragen müssen und wann Sie wiederkommen sollen, um ihn entfernen zu lassen. Wenn Ihr Kind eine Sonde bekommt, wird Ihnen nicht mitgeteilt, wie lange diese liegen wird. Es stellt sich die Frage, warum.

Beginnen wir noch einmal mit dem scheinbar Offensichtlichen: Über die künstliche Ernährung per Sonde wird die Nahrungszufuhr sichergestellt. Damit muss das Kind nicht Essen, Trinken oder die Aufnahme verweigern. Damit ist zu erwarten, dass ein Kind Nahrung oral zu sich nimmt, denn Hunger, Durst oder Appetit treten bei der Sondenernährung nicht auf. Die künstliche Ernährung ist oft hochkalorisch und folglich sehr sättigend – wie wir gesehen haben, oft mehr als sättigend, sodass es zu Übelkeit oder zum Erbrechen kommt (Wilken et al., 2017). Dies erklärt auch zu einem gewissen Anteil, warum Kinder mit einer Sonde nicht essen: Es fehlt die Motivation aus den täglichen Schwankungen unseres Blutzuckers oder unserer Magenfüllung, die wir als Hunger bezeichnen (Kindermann et al., 2009). Es entsteht ein sich selbst verstärkender Kreislauf: Weil das Kind nicht isst, wird die Nahrung künstlich zugeführt. Weil die Nahrung künstlich zugeführt wird, isst das Kind nicht.

Dies hat langfristige Konsequenzen, denn das Essverhalten entwickelt sich nicht weiter. Unter Umständen werden Zeitpunkte verpasst, an denen die Sonde gezogen werden könnte und das Kind einfach beginnen würde seine Nahrung zu sich zu nehmen. Dies haben Khalil und Kollegen (2017) in einer Längsschnittstudie untersucht. Sie verfolgten Frühgeborene mit einer nasogastrischen- oder PEG-Sonde über einen Zeitraum von sechs Monaten nach. Dabei zeigte sich, dass 71 Prozent der Kinder mit nasogastrischer Sonde und nur 19 Prozent der Kinder mit PEG-Sonde nach sechs Monaten vollständig oral ernährt wurden. Der Anteil von oral aufgenommener Nahrung war dabei durchaus unterschiedlich. Jedoch nahm nur ein kleiner Teil der Kinder mehr als 75 Prozent der Nahrung oral auf. In der Mehrzahl der Fälle lag der Anteil der oral aufgenommenen Nahrung bei unter 25 Prozent. So blieb die künstliche Ernährung bei diesen Kindern erhalten, weil immer noch nicht ausreichend Nahrung aufgenommen wurde. Aus klinischer Erfahrung wissen wir, dass mit zunehmender Dauer der Sondenernährung der Anteil der gegessenen Nahrung sinkt und die Mehrzahl der Kinder irgendwann die Nahrungsaufnahme vollständig einstellt (Wilken et al., 2017). Dies zeigt sich auch in zwei weiteren Längsschnittstudien zum Thema der Sondendependenz. Daveluy (2005) und Avitsland (2006) untersuchten Kinder mit Sondendependenz über mehrere Jahre.

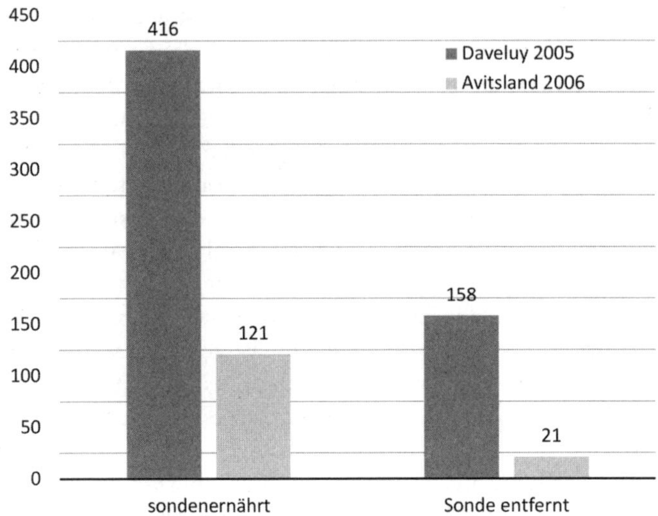

Abb. 4: Sondenentwöhnung ohne Behandlung (nach Daveluy et al., 2005; Avitsland et al., 2006)

Es zeigte sich, dass nur ein geringer Anteil der Kinder ohne eine Therapie den Weg zurück zur oralen Ernährung fand. Die meisten Kinder verharrten im Zustand der Sondendependenz. Betrachten wir die Studien zur Therapie des Essverhaltens und der Behandlung der Sondendependenz, so zeigen gerade europäische Studien eine hohe Wirksamkeit, um die 90 Prozent (Wilken et al., 2013; Trabi et al., 2010; Kindermann et al., 2009). Wenn also nicht interveniert wird, bleibt die Sondenernährung bestehen; wenn man die Nahrungszufuhr per Sonde jedoch reduziert und das Kind und die Eltern beim Übergang zum Essen therapeutisch begleitet, so können etwa 90 Prozent in wenigen Wochen oder Tagen wieder volle Oralität erreichen. Wir sehen, dass sich das Problem mit hoher Wahrscheinlichkeit nicht von selbst löst. Es bedarf einer gezielten Therapie der Sondendependenz.

5.3 Sind Sondendependenz und Fütterstörung nicht das Gleiche?

Nahrungsverweigerung ist eines der Kernsymptome der Fütterstörung. Folglich wurde die Sondendependenz im DSM-5 der Fütterstörung zugeordnet. In einem 2017 veröffentlichten Review wurde von Sharp und Kollegen (2017) die Abhängigkeit von einer Sonde als Kriterium für eine schwere Fütterstörung herangezogen. Dieser Argumentation zufolge würde bei jedem Kind, das eine Sonde hat, auch eine schwere Fütterstörung vorliegen, ohne dass das Essverhalten zu untersuchen wäre, um sicherzustellen, dass Symptome wie Nahrungsverweigerung in der Realität auftreten. In diesem Review zeigt sich jedoch, dass die dort zusammengefassten Therapieverfahren in ihrer Wirksamkeit äußerst unterschiedlich waren: Die Therapieerfolge lagen bei 40 (Cornwell et al., 2010) bis 90 Prozent der Fälle (Trabi et al., 2010). Die Unterschiede in der Wirksamkeit der Therapieverfahren ließ sich durch mehrere Faktoren erklären; einer dieser Faktoren unterschied sehr deutlich erfolgreichere von weniger erfolgreichen Therapieverfahren: Wenn die Nahrungsgabe über die Sonde reduziert wurde, stieg der Therapieerfolg deutlich an (Wilken et al., 2013; Trabi et al., 2010; Kindermann et al., 2009). Hierin unterscheidet sich die Therapie frühkindlicher Fütterstörung sehr deutlich von der Therapie der Sondendependenz.

Ein anderes Thema ist die Grunderkrankung des Kindes. Fütterstörung ohne medizinische Grunderkrankung ist häufig (Chatoor et al., 1997, Chatoor, 2012). Sondendependenz ohne medizinische Grunderkrankung ist selten (Wilken et al., 2017). Somit ergibt sich bei der Sondendependenz ein komplexes Wechselspiel zwischen medizinsicher Erkrankung und Essverhalten bzw. dessen Störung (Byars et al., 2003). Dunitz-Scheer und Kollegen (2009) beschrieben Sondendependenz als eine nicht beabsichtigte Nebenwirkung der intensivmedizinischen Behandlung. Damit geht die medizinische Behandlung notwendigerweise einer Sondendependenz, nicht aber in jedem Fall der Fütterstörung voraus. Im Rahmen des nomothetischen Ansatzes wird häufig von komplexen Fütterstörungen gesprochen, wenn eine Sondendependenz vorliegt (Goday et al., 2019). Diese Formulierung ist problematisch, denn sie impliziert, dass andere Fütterstörungen nicht komplex, sondern einfach sind, was jedoch nicht der klinischen Praxis entspricht. Vielmehr ist die Behandlung sowohl der Fütterstörung als auch der Sondendependenz komplex, langwierig und fordert den Therapeuten oft genug mehr als heraus (Wilken et al., 2008b).

Wenn wir der Symptomatik des Kindes Bedeutung beimessen und davon ausgehen, dass Sondendependenz sich nicht wesentlich von der Fütterstörung unterscheidet, so sollten wir keine wesentlichen Unterschiede in der Symptomatik finden. Wie Abbildung 5 zeigt, sind die Unterschiede jedoch gravierend. Die Unterschiede im Auftreten der Nahrungsverweigerung sind nicht besonders auffällig. Während jedoch Kinder mit Sondendependenz doppelt so häufig erbrachen, zeigten Kinder mit Fütterstörung doppelt so häufig ein bizarres Essverhalten. Wir sehen also, dass beide Gruppen sich von einer gesunden Kontrollgruppe unterschieden und eine ausgeprägte Symptomatik zeigten. Diese ausgeprägte Symptomatik war jedoch in beiden Gruppen so verschieden, dass es sinnvoll ist, in beiden Fällen von einer Störung der Nahrungsaufnahme zu sprechen, diese Störungen jedoch als unterschiedlich zu betrachten. Wir würden ja auch die soziale Phobie nicht mit einer posttraumatischen Belastungsstörung gleichsetzen, auch wenn Angst bei beiden Störungen eine große Rolle spielt.

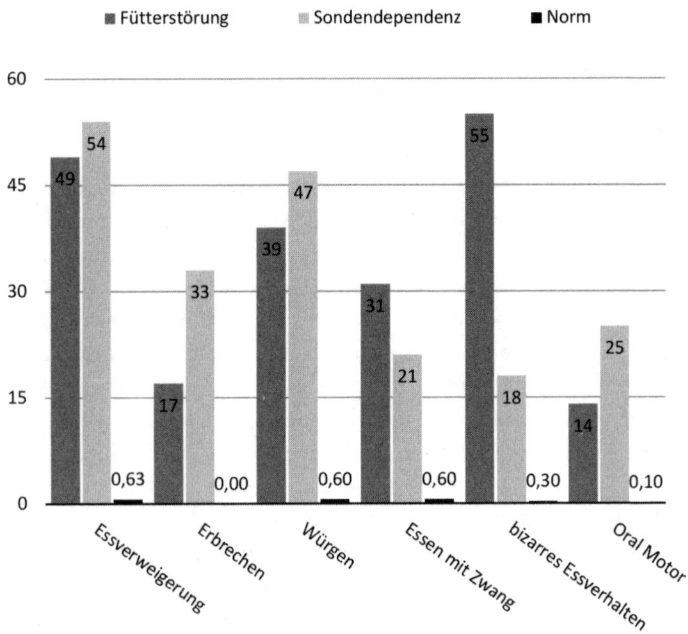

Abb. 5: Symptome von Nahrungsaversion bei Fütterstörung, Sondendependenz und gesundem Essverhalten

Wir haben uns in den drei vorausgehenden Abschnitten der Sondendependenz angenähert. Sie findet ihren Ursprung oft in einer medizinischen Grunddiagnose. Während die Kinder jedoch von dieser Grunddiagnose genesen, bleibt die Sonde bestehen. Wenn wir zu lange warten und die

Sondendependenz nicht behandeln, bleibt die Störung zum Teil über Jahre hinweg bestehen, ohne dass sich das Essverhalten verbessert. Dabei ist es wichtig, dass die Behandlung gezielt auf die Sondendependenz ausgerichtet ist, denn sie unterscheidet sich signifikant von der Fütterstörung. Es ist daher an der Zeit, sich mit der Frage zu beschäftigen, was wir genau unter einer Sondendependenz verstehen, um die definitorische Unschärfe zu beseitigen.

5.4 Sondendependenz definiert

Wie definieren wir den Komplex Sondendependenz? Eine einfache Definition für ein komplexes Thema zu finden, ist ein vermessenes Unterfangen. Statt nach dem kleinsten gemeinsamen Nenner zu suchen, sollten wir uns auch bei der Sondendependenz damit beschäftigen, was Teil des Komplexes ist, um diesen von anderen Störungen, zum Beispiel der Schluckstörung, der Stoffwechselstörung oder anderen medizinisch indizierten Fällen von Sondenernährung abzugrenzen. Dazu werden vier Kriterien für Sondendependenz vorgestellt, die sich, anhand von Studienergebnissen – sofern diese vorhanden sind – abgesichert werden sollten. Diese Kriterien aufzustellen ist kein akademisches Unterfangen, denn sie sind zur Grundlage des in unserer Praxis verwandten Assessment-Protokolls geworden, mit dem wir Sondendependenz erfassen und von medizinisch indizierter Sondenernährung abgrenzen. Dabei haben wir sowohl positive Kriterien als auch Ausschlusskriterien entwickelt, die zum einen die Abgrenzung erleichtern sollen; zum anderen haben diese Kriterien ein weiteres Ziel: Sie sollen uns dem Kind näher bringen, uns verstehen helfen, welche Bereiche seiner Entwicklung aktuell am meisten Aufmerksamkeit und Unterstützung brauchen, und bei der Fragestellung handelsleitend sein, wie wir dem Kind und seinen Eltern als Therapeut begegnen.

5.4.1 Vollständige oder weitgehende Abhängigkeit von der Sondenernährung

Wenn eine Sonde gelegt wird, so werden Nahrung, Flüssigkeit und Medikamente per Sonde gegeben. Dies kann als eine sehr kurzfristige Maßnahme angelegt sein, so etwa im Fall einer akuten Magen-Darm-Erkrankung oder wenn aufgrund der Grunderkrankung regelmäßig Medikamente oder Glukose zugeführt werden müssen. Im ersten Fall ist die Sondenernährung nur passager, in der Regel für wenige Tage der aktuellen Krise. Das Kind ist krank und kann nicht essen. Wir haben eine eindeutige Indikation. Oft normalisiert sich das Essverhalten, nachdem die Infektion überwunden ist, und das Kind beginnt nach der Genesung wieder ganz normal zu essen. Selbiges gilt im Rahmen von Operationen, zum Beispiel bei herzchirurgischen Eingriffen. Das Kind wird kurzzeitig per Sonde ernährt und zeigt nach der Genesung ein normales Essverhalten. Etwas anders gelagert, aber mit ähnlicher Konsequenz, ist der Fall bei der dauerhaften Gabe von schlecht schmeckender Medizin oder bei der nächtlichen Gabe zum Beispiel von Glukose bei einer Stoffwechselstörung. Tagsüber wird gegessen und getrunken, oft mit Appetit und Lust, die Medikamente jedoch werden nicht gerne oder gar nicht genommen. Wer nimmt schon gerne bittere und ekelige Medizin zu sich? Nachts muss eventuell Glukose gegeben werden, um den Blutzuckerspiegel stabil zu halten. Hier wird Nahrung gegeben. Doch wer kann es dem Kind verdenken, wenn es nachts lieber schläft, als alle paar Stunden aufzuwachen, um Glukose zu sich zu nehmen? In diesen Fällen wird dauerhaft Nahrung über die Sonde zugeführt, jedoch nur zur Unterstützung, sodass wir hier nicht von einer Sondendependenz sprechen würden. Vielmehr sollte von einer Sondendependenz erst gesprochen werden, wenn eine Ernährung per Sonde seit mindestens drei Monaten vorliegt und der Hauptanteil an Nahrung, Flüssigkeit und Medikamenten dauerhaft darüber zugeführt wird.

Dies entspricht unserer klinischen Erfahrung und auch den Studienergebnissen bei Kindern mit Sondendependenz. Über 50 Prozent von ihnen nehmen keinerlei Nahrung oder Flüssigkeit zu sich (Wilken et al., 2017). Anders als in der Studie von Khalil et al. (2017) finden sich keine Kinder, die 75 % oder mehr der Nahrung oral aufnehmen. Die Nahrungsaufnahme in oraler Form ist bei ihnen mehr oder weniger vollständig zum Erliegen gekommen.

Die Nahrungssonde wird nicht zur Ergänzung von Kalorien oder zur Gabe von Medikamenten, die schlecht schmecken, verwandt. Sie ist alleinige Quelle der Nahrung oder Flüssigkeit. Wenn dieses Muster über mehrere Monate Bestand hat, bleibt es ohne gezielte Therapie über Jahre erhalten. Dabei ist es nicht entscheidend, ob das Kind bei der Legung der Sonde die orale Nahrungsaufnahme medizinisch nicht bewältigen konnte, weil es zum Beispiel zu früh geboren wurde, weil es aufgrund eines chirurgischen Eingriffes lange intubiert war oder weil eine Stoffwechselkrise vorlag. Wenn das Kind aus dieser Indikation herauswächst und immer noch künstlich ernährt wird, sprechen wir von einer Sondendependenz (Wilken et al., 2015).

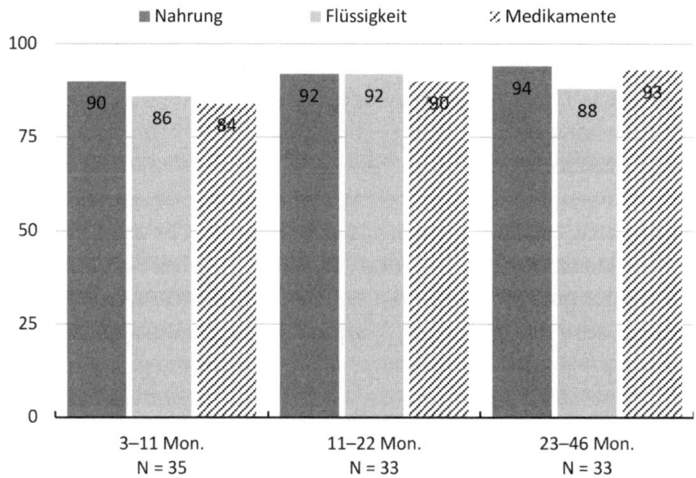

Abb. 6: Anteil enteraler Zufuhr bei Sondendependenz in Prozent

5.4.2 Fehlende medizinische Indikation für eine Sondenernährung

Bei der Frage der medizinischen Indikation handelt es sich um den wohl schwierigsten Bereich bei der Betrachtung des Themas Sondendependenz. Eines der medizinischen Kriterien zur Fortführung der Sondenernährung ist die nicht adäquate orale Ernährung. Wenn das erste Kriterium erfüllt ist, ist damit automatisch auch dieses Kriterium erfüllt. Denn das Kind isst nicht ausreichend, weil es seine Nahrung über die Sonde zugeführt bekommt. Wichtiger als die Frage, ob eine medizinische Grunderkrankung vorliegt, ist zu klären, ob eine Grunderkrankung vorliegt, die eine künstliche Ernährung unabdingbar macht. Leider berichten die meisten Studien nur über die Grunderkrankungen, die zu einer Sondenernährung geführt haben. Dieses Vorgehen ist in gewisser Weise irreführend, da die meisten Indikationen nicht zwingend sind. Ein angeborener Herzfehler zum Beispiel geht mit einer starken Belastung des Herzens einher, dem Säugling fehlt in der Folge die Kraft, um an der Flasche zu saugen. In dieser Zeit ist er nicht in der Lage, sich oral zu ernähren. Wenn der Herzfehler jedoch korrigiert und die Herzfunktion in der Folge stabil ist, kann der Säugling sehr wohl an der Brust oder aus der Flasche trinken. Eine Umstellung auf orale Ernährung ist möglich. Erfolgt sie nicht und bleibt die Sonde auf Dauer erhalten, liegt zwar immer noch ein angeborener Herzfehler vor und dennoch ist keine Indikation für eine Sondenernährung gegeben, sodass wir von einer Sondendependenz ausgehen müssen. Eingangs war die medizinische Indikation bereits Thema, mit dem Ergebnis, dass die Mehrzahl der berichteten Erkrankungen keine Dauersondenernährung erforderlich macht (Wilken et al., 2017). Es gibt Grunderkrankungen, in denen eine dauerhafte Sondenernährung unbedingt notwendig ist, zum Beispiel Glykogenose, appallisches Syndrom, Mukoviszidose, neurodegenerative Erkrankungen. In allen anderen Fällen ist die Ausprägung der Erkrankung entscheidend dafür, ob eine Entwöhnung von der Sonde möglich ist und somit von einer Sondendependenz zu sprechen ist oder nicht. Für die Ausschlussdiagnostik ist es hilfreich, in Funktionsbereichen zu denken und diese in den Mittelpunkt zu stellen:

1. Es besteht ein Nachweis oder ein hohes Risiko für Aspiration von Nahrung oder Flüssigkeit.
2. Eine selbstregulierte Nahrungsaufnahme ist durch eine zugrunde liegende Erkrankung gestört.
3. Es besteht kein Toleranzbereich von mindestens zwei Tagen für eine nutritive Unterversorgung.
4. Der medizinische Allgemeinzustand ist instabil, sodass die Belastung durch die Sondenentwöhnung zu einer klinischen Störung führen würde.
5. Eine Bedürfniswahrnehmung ist tiefgreifend gestört.

Diese Kriterien bildeten den Mittelpunkt einer Studie bei 104 sondendependenten Kindern, mit dem Ergebnis, dass bei der Mehrzahl der Kinder keine so schwerwiegenden Funktionsstörungen vorlagen, die eine Weiterführung der Sondenernährung unabdingbar machen würden. Vielmehr konnte die Mehrzahl dieser Kinder (83 von 85) erfolgreich entwöhnt werden. Die ausgeschlossenen Kinder wurden in speziellen Zentren angebunden und die Grunderkrankung dort behandelt. Betrachten wir die geringe Zahl der Fälle, die in dieser Studie ausgeschlossen wurden, dann ist es erstaunlich, dass die Studie der Pediatric Society of New Zealand zu einem so geringen Prozentsatz von Fällen kam, die unmittelbar entwöhnt werden konnten.

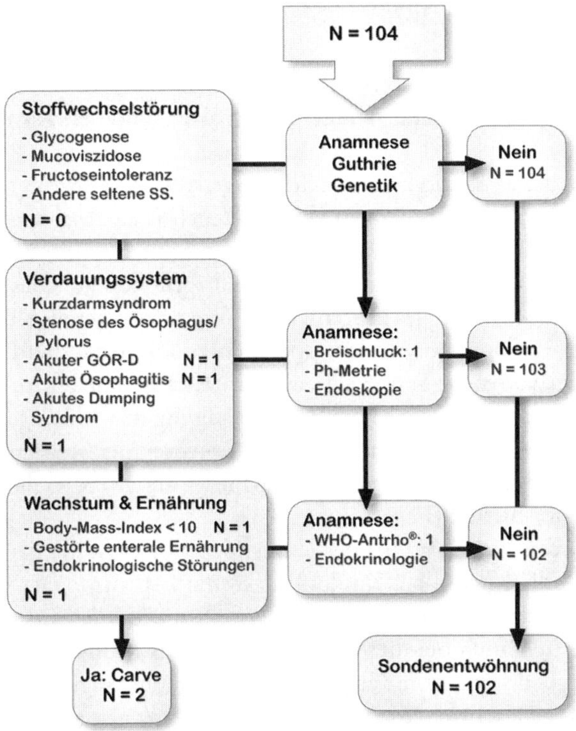

Abb. 7: Schema zum Ausschluss von Sondendependenz

Allerdings ist diese systematische Unterschätzung eher dem Design einer allgemeinen Befragung der pädiatrischen Zentren als dem medizinischen Status der Kinder geschuldet. Wenn nur ein geringer Prozentsatz von künstlich ernährten Kindern bei der Anfrage für die Behandlung einer Sondendependenz von der Therapie ausgeschlossen werden musste, dann sollte uns dies erneut alarmieren, denn der daraus abzuleitende Schluss ist:

Zu viele Kinder werden zu lange per Sonde ernährt, auch wenn ihr körperlicher Status eine orale Ernährung zulassen würde. Die körperliche Belastbarkeit des Kindes ist nicht nur zentral für die Klassifikation, sondern auch für die Therapieplanung, zum Beispiel bei Allergien (Welche Nahrungsmittel sollten nicht gegeben werden?) und bei Nierengrunderkrankungen (Wie viel Flüssigkeit muss mindestens gegeben werden?). Daher sollte der Analyse der körperlichen Stabilität große Aufmerksamkeit geschenkt werden (Wilken et al., 2015).

5.4.3 Vorliegen einer ausgeprägten Störung des Essverhaltens

Wir haben dieses Thema bereits mehrfach gestreift. Die Störung des Essverhaltens bei Sondendependenz ist eher die Regel als die Ausnahme (Wilken et al., 2017). In Übereinstimmung mit allen klinischen Studien und Berichten sowie im Konsens mit allen Arbeitsgruppen auf diesem Gebiet halten wir die Störung des Essverhaltens für eine notwendige Bedingung, um von einer Sondendependenz sprechen zu können. Allerdings reicht es nicht aus, von einer Sonde auf ein gestörtes Essverhalten zu schließen; es bedarf der genauen Erhebung der Ausprägung der Störung des Essverhaltens. Leider finden sich nur bei einem Bruchteil der Studien Daten zur Ausprägung der Symptomatik (Silvermann et al., 2013, Wilken, 2012b; Wilken et al., 2013; 2017).

Das Kardinalsymptom bei der Sondendependenz ist die Nahrungsverweigerung, die sowohl bei Kindern im ersten Lebensmonat als auch bei nahezu vierjährigen Kindern das häufigste Symptom ist. Erbrechen und Würgen treten auch bei dieser Untersuchung als häufige und besonders schwerwiegende Symptome auf, denn wir reden über tägliches Erbrechen. Wer jemals eine schwere Magen-Darm-Erkrankung mit regelmäßigem Erbrechen hatte, wird wissen, wie stark sich dieses Symptom auf den eigenen Appetit und die Lust auf Nahrung auswirkt. Aus Angst, wieder Erbrechen zu müssen, wollen wir nichts essen. Die Übelkeit schnürt uns den Magen zu. Entgegen vieler Erwartungen und anderslautender Studienergebnisse wächst sich dieses Erbrechen nicht aus. Es tritt zwar im Altersbereich zwischen 23 und 46 Monaten etwas seltener auf, jedoch immer noch nahezu täglich. Wir können daher das Erbrechen als eines der Kernsymptome der Sondendependenz und damit als ein weiteres Unterscheidungskriterium zur Fütterstörung festhalten.

Tab. 3: Symptome von Sondendependenz (Wilken et al., 2018): Mittelwerte des täglichen Auftretens (Werte in Klammern: Standardabweichung)

	3–11 Mon., N = 35	11–22 Mon., N = 33	23–46 Mon., N = 33
Nahrungsverweigerung	2,9 (2,4)	1,9 (1,4)	2,3 (1,5)
Erbrechen	1,3 (1,3)	1,7 (2,0)	0,8 (1,1)
Würgen	1,7 (1,7)	2,2 (3,1)	2,2 (2,7)
Essen mit Zwang	1,7 (2,7)	0,7 (1,4)	0,4 (1,1)
ungewöhnliches Essverhalten	0,9 (2,1)	0,3 (0,9)	0,2 (0,4)
Saug-, Kau-, Schluckstörung	1,2 (2,1)	1,1 (2,0)	1,1 (1,9)
Symptome pro Tag gesamt	9,7 (6,8)	7,9 (5,8)	6,7 (4,5)

Wenn ein Kind durch die Sonde gesättigt ist, zeigt es keinen natürlichen Hungerimpuls und daher auch kein Interesse an der Nahrungsaufnahme. Was unter Umständen wie Nahrungsverweigerung aussieht, kann schlicht und ergreifend Sättigung sein. Es bedarf daher mehr als nur des Verweigerns der Nahrung, damit von einer Störung des Essverhaltens gesprochen werden kann. Nicht nur die Sonde oder die Nahrungsverweigerung indiziert eine Sondendependenz, sondern ein stabiles Muster des gestörtem Essverhaltens, wie sie im DC: 0–3R beschrieben wird (Zero to Three, 2005). In einer eigenen Studie wurde daher das Ess- und Spielverhalten von Kindern mit Sonde untersucht und eine Klassifikation nach DC: 0–3R vorgenommen (Wilken, 2012). In der Studie zeigte sich, dass diese persistierenden Muster bei der Mehrzahl der Kinder vorliegt. Am häufigsten wurden die Diagnosen »posttraumatische Fütterstörung« und »Fütterstörung assoziiert mit einer medizinischen Erkrankung« vergeben. Die frühkindliche Regulationsstörung, die Störungen der Wechselseitigkeit und die infantile Anorexie sind im Unterschied zur frühkindlichen Fütterstörung eher die Ausnahme. In drei Fällen zeigten die Kinder zwar massive Nahrungsverweigerung und -Aversion, wurden aber dennoch nicht mit einer Fütterstörung diagnostiziert. In diesen Fällen waren die Kriterien für eine generalisierte posttraumatische Belastungsstörung erfüllt. In einem Fall wurde eine Fütterstörung ausgeschlossen, da eine neurogene Schluckstörung vorlag. Wir sehen daher, dass wir es in der Regel mit schweren

Störungen der Nahrungsaufnahme zu tun haben. Es wird ebenfalls deutlich, dass die medizinische Grundsituation eine wichtige Rolle bei der Störungsgenese sowie für das Management in der Therapie spielen wird. Zuletzt sehen wir, dass es sich um ein dauerhaftes Verhaltensmuster handelt. Die Symptomatik tritt nicht gelegentlich oder in unterschiedlicher Form auf. Vielmehr werden immer gleiche oder sehr ähnliche Verhaltensmuster beim Füttern aktiv, zu deren Erklärung wir im nächsten Kapitel kommen werden.

Tab. 4: Psychische Störungen bei Sondendependenz

DC: 0–3 Klassifikation bei Kindern mit Sondendependenz (n = 24)	
Achse 1: Psychische Störung im frühen Kindesalter	n (%)
posttraumatische Belastungsstörung	3 (12,4)
frühkindliche Fütterstörung	20 (83,3)
Fütterstörung der Statusregulation	–
Fütterstörung mit Störung der Eltern-Kind-Wechselseitigkeit	2 (8,5)
infantile Anorexie	–
sensorische Nahrungsaversion	3 (12,4)
Fütterstörung im Zusammenhang mit einer medizinischen Erkrankung	5 (20,9)
posttraumatische Fütterstörung	10 (41,7)
keine Klassifikation möglich	1 (4,3)

n: absolute Zahlen; in Klammern: prozentualer Anteil an der gesamten Population

Für das Assessment des Essverhaltens ist es sinnvoll, auch die Ausprägung der Symptomatik zu erfassen. Dies kann über einen Fragebogen erfolgen. Parallel sollten Verhaltensmuster erfasst und nach Möglichkeit klassifiziert werden. Auch bei der Sondendependenz ist eine Kombination des nomothetischen mit dem idiografischen Ansatz sinnvoll. So ergibt sich ein Bild von der Häufigkeit des Störungsgeschehens sowie von dessen Ausprägung in der Esssituation (Wilken, 2019). Wenn Symptome zu erwarten sind, ist die reine Feststellung der Symptomatik nicht mehr ausreichend. Ein differenziertes Vorgehen, in dessen Rahmen Vorläufer von Verhaltensweisen, zum Beispiel das Angebot des Löffels oder das Überstrecken beim

Setzen in den Hochstuhl, erhoben wird, ist vonnöten, um zu verstehen, was das Kind antreibt, und um die Esssituation zu verändern. Dazu wäre die direkte Beobachtung oder die Videoaufnahme die Methode der Wahl. Da das Verhalten sich deutlich von dem von Kindern mit Fütterstörung unterscheidet, ist es sinnvoll, ein auf Sondendependenz ausgerichtetes Videoauswertungsverfahren zu verwenden. Ein solches wurde in den letzten drei Jahren in unserer klinischen Praxis entwickelt (Wilken et al., 2013). Es erfasst fünf Dimensionen der Essensdynamik, die den gesamten Entwicklungsbereich des Essverhaltens abdecken, um so ein differenziertes Profil des Essverhaltens zu erstellen und um den Bereich zu definieren, der am meisten beeinträchtigt ist und somit am meisten therapeutische Aufmerksamkeit erfordert.

Tab. 5: Readiness for Wean Assessment (entwickelt von Wilken et al., noch nicht publiziert)

	Entwicklungsbereich	Items
1	Schluckfunktion und Mundmotorik	8
2	Fütter-/Essverhalten und Nahrungsaufnahme	11
3	nährende Eltern-Kind-Beziehung	8
4	elterlicher und kindlicher Stress	11
5	Symptome für körperliche Erkrankung	6
gesamt		44

5.4.4 Für eine orale Ernährung ausreichende orale Motorik und Schluckfunktion

Nahrung kann nur dann oral aufgenommen werden, wenn der Mund geöffnet, die Nahrung intraoral transportiert und dann geschluckt werden kann. Während die Mundöffnung der bewussten Kontrolle unterliegt, ist ab dem Moment, in dem die Nahrung im Mund ist, keine kognitive Kontrolle mehr vorhanden. Diese kann sogar schädlich sein, wenn eine Schluckangst vorliegt, denn dann verbleibt die Nahrung im Mund und wird nicht geschluckt (McNally, 1994). Die Kontrolle über den Schluckakt ist unserem unbewussten autonomen Nervensystem überlassen, unter wesentlicher Beteiligung des Vagusnervs, auf den wir im Rahmen der Polyvagal-Theorie

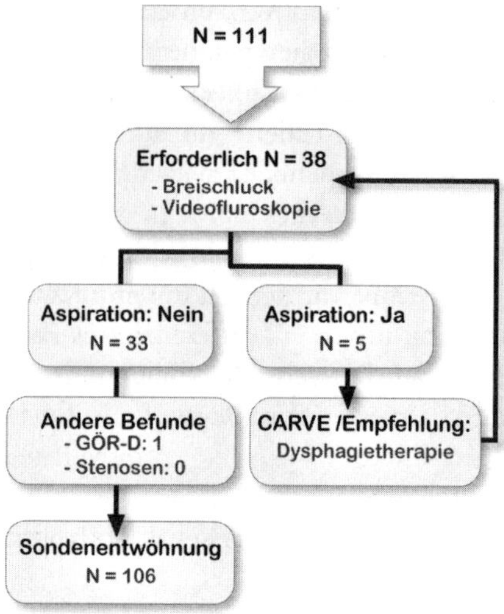

Abb. 8: Ausschluss nach Dysphagiediagnostik

in der Störungsgenese und der Therapie ausführlich zu sprechen kommen werden.

Die Schluckfunktion ist kein Gegenstand des postnatalen Lernens, sondern der Fötalentwicklung. Der Schluckakt ist bei normaler neurologischer Entwicklung zum Zeitpunkt der Geburt voll ausgreift. Jedoch können neurologische Schädigungen, zum Beispiel bei Geburtstraumen und Asphyxien zu einer Schädigung der Nervenbahnen führen, sodass der Schluckakt nicht mehr gesichert und koordiniert ausgelöst werden kann. Nahrung wird in diesem Fall nicht mehr sicher geschluckt und kann so in die Lunge gelangen. Eine orale Ernährung ist in diesem Fall nicht indiziert und kann zu schweren und chronischen Lungenproblemen führen. Insofern ist ein hohes Aspirationsrisiko eine Indikation zur Fortführung der Sondenernährung (Rosenbek et al., 1996). Als Methode, das Aspirationsrisiko einzuschätzen, bietet sich die videofluroskopische oder videoendoskopische Untersuchung an (Schwemmle et al., 2018). Wie wir aus der bereits erwähnten Studie zur Sondenindikation gesehen haben, wurde deutlich häufiger ein hohes Aspirationsrisiko vermutet, als es sich letztlich bestätigte (nur in 1,8 % der Fälle).

Oft sind die Ergebnisse der Schluckuntersuchungen nicht eindeutig, wenn das Kind etwa kleine Menge sicher schlucken kann, jedoch bei regelmäßiger und größerer oraler Aufnahme erschöpft und es in der Folge zu Penetrationen kommt. Wenn das Kind unter Druck gerät, weil zu schnell oder zu intrusiv gefüttert wird, kommt es zu einer stressbedingten Hemmung der Schluckfunktion (Porges, 2010). In diesem Graubereich wurde lange ein NPO[1]-Management verordnet. Allerdings lernt das Kind nur zu schlucken, wenn es schluckt. Eine Ausreifung des Schluckaktes ist nur bei

1 NPO: nothing per oral.

effektiver Therapie des Schluckaktes zu erwarten (Wilken et al., 2008a). Daher bedarf es einer zeitnahen und effektiven Therapie, denn das NPO-Management hat sich bei Grenzfällen der Schluckfunktion nicht als zielführend erwiesen. Grundsätzlich ist in diesen Fällen eine langsame und kontinuierliche Anbahnung der oralen Zufuhr einer massiven Reduktion der Nahrung und einem schnellen Übergang vorzuziehen.

Die oralmotorischen Fähigkeiten sind von der Schluckfähigkeit getrennt zu betrachten, denn diese entwickeln sich postnatal. Wenn Kinder über lange Zeiträume künstlich ernährt wurden, haben sie oft nur eingeschränkte oder gar keine Erfahrungen mit der Aufnahme oraler Kost. So verfügen vierjährige Kinder nicht über die Fähigkeiten zu Kauen oder feste Kost zu organisieren. »No use no function!« gilt in diesem Falle und dies bedarf der genauen und langfristigen Beobachtung. Denn wenn das Kind keine Motivation zur Entwicklung hat, da es künstlich ernährt wird, wird es auch keine oralmotorischen Fähigkeiten entwickeln. Therapien der oralen Funktion bei vollständiger Nahrungsverweigerung sind oft frustran für Eltern, Kinder und Therapeuten. Denn dadurch kann erneut ein Teufelskreis aus Mangel an Appetit und dem daraus resultierenden Desinteresse an der Entwicklung oraler Fähigkeiten entstehen. Keine orale Entwicklung bedeutet Fortführen der Sondenernährung. Die Frage ist: Kann die Mundmotorik nachreifen? Es gibt mundmotorische Störungen, die eine orale Aufnahme tiefgreifend stören können. Wenn der Kiefer blockiert ist oder der Kiefer oder die Zungenmuskulatur hypoton ist, ist es schwierig die Nahrung oral zu transportieren und den Schluckakt einzuleiten. Die Nahrungsaufnahme wird anstrengend und das Kind zeigt weniger Interesse an der oralen Nahrungsaufnahme. Wenn die Nahrung nicht auf diese Dysfunktion eingestellt werden oder die Verabreichung, zum Beispiel durch eine spezielle Flasche, nicht angepasst werden kann, kann eine Nahrungssonde indiziert sein. Bei unreifer oder fehlender Erfahrung zeigt sich ein anderes Phänomen und in diesem Fall ist gerade die Nahrungsverweigerung ein guter Indikator für die Mundmotorik. Wenn ein Kind seine Mundmuskulatur gut genug kontrollieren kann, um den Mund zu schließen, wenn sich der Löffel nähert, ist dies ein Indikator für eine gute mundmotorische Kontrolle. Wenn das Kind nicht über diese Kontrolle verfügt und der Mund geöffnet bleibt, auch wenn sich der Kopf wegdreht, spricht dies für fehlende Koordination. Wir sollten daher aus der Nahrungsverweigerung nicht den Fehlschluss der Unfähigkeit ziehen. Unfähigkeit und Unwillen stehen an den diametralen Polen der Fähigkeit. An dieser Stelle ist das Konzept der »expected performance« erneut handlungsleitend. Welche oralmotorischen Fähigkeiten liegen vor und sind bei gegebenem Entwicklungsverlauf des Kindes in Zukunft zu erwarten (Wolf & Glass, 1992)? Es gilt genau hinzuschauen und krankheitsspezifisch das Risiko für eine Dysphagie der oralen oder pharyngealen Phase sinnvoll abschätzen (Morris & Klein, 1995).

5.4.5 Wahrnehmung von Sonde und Nahrungsverweigerung als Teil des Selbst

Machen wir ein Gedankenexperiment: Stellen wir uns ein zweijähriges Kind mit einer nasogastrischen Sonde vor. Dieses Kind erkennt sich zum ersten Mal im Spiegel. Es erblickt ein Kind mit einer Nahrungssonde im Gesicht. Woher soll dieses Kind wissen, dass diese Sonde nicht Teil seines Körpers ist? Stellen wir uns jetzt vor, dass wir die Sonde entfernen: Woher soll das Kind wissen, dass wir nicht einen Teil seines Körpers entfernt haben? Ein anderes Beispiel zur Selbstintegration der Sonde in das Körperschema: Gerade ältere Kinder verspüren trotz der Sondenernährung durchaus Hunger; wenn die Mahlzeit auf sich warten lässt, holen sie typischerweise ihre Sonde hervor, um über diese gefüttert zu werden, so wie ihre Geschwisterkinder zum Kühlschrank gehen um sich einen Joghurt herauszuholen.

Das Selbst wurde bereits als »unabhängiges Zentrum, das Erfahrungen und Motivationen initiiert, organisiert und integriert«, definiert (Lichtenberg et al., 2017, S. 93). Zu diesen Erfahrungen gehört der Umgang mit den eigenen Hungermotiven, der eigenen Annährung an Objekte oder Personen oder deren Vermeidung. Wenn Nahrung persistierend und über einen langen Zeitraum abgelehnt wird, so ist dies keine einfache Reaktion auf die Umweltgegebenheiten mehr. Vielmehr ist die Nahrungsverweigerung und die Sondendependenz zu einer zweiten Natur des Kindes geworden. Das »Nicht-Essen« folgt einem bestimmten Ablauf. So wird Nahrung am Tisch bei jeder Mahlzeit weggeworfen. Es wird bei jeder oder den meisten Mahlzeiten ein wiederkehrendes Muster abgerufen, das sich in Teilnahmslosigkeit, Zerspielen der Nahrung oder der Einforderung der Sondenmahlzeit ausdrücken kann. Machen wir uns klar, dass eine Familie nicht aufhört Nahrung zu sich zu nehmen und Familienmahlzeiten zu gestalten. Sie hören nicht auf ihrem Kind Nahrung anzubieten, auch wenn es diese persistierend verweigert (Wilken et al., 2017). Das Muster der Verweigerung wird dann mehrmals täglich aktiviert und so gefestigt. Es ist daher mehr als nur ein psychisches Konstrukt von einer Integration der Verweigerung in das Selbstsystem auszugehen; es erklärt, warum das Aussetzen der Sondenkost oft nicht ausreichend ist, um das Kind an die Oralität zurückzuführen. Das nächste Kapitel wird sich der Entwicklung eines Selbst, das auf Verweigerung ausgerichtet ist, widmen.

Daher sollte auch bei kurzfristiger Sondenernährung oder im Falle einer rein supplementären Sondenernährung nicht von einer Sondendependenz gesprochen werden. Wenn schlecht schmeckende Medizin über die Sonde gegeben wird, kann dies das Essverhalten stabilisieren. Wenn in der Nacht ein gewisser Teil der Nahrung über die Sonde gegeben wird, zum Beispiel bei einem Kurzdarmsyndrom oder einer Stoffwechselerkrankung, so stabilisiert dies die körperlichen Funktionen. Ist über den Tag hinweg ein adaptives Essverhalten zu beobachten, besteht keine Sondendependenz. Die Sonde erzeugt kein Störgefühl, hat keine Störwirkung und ist daher auch nicht Teil einer psychischen Störung.

Definition: Sondendependenz

Wir definieren Sondendependenz als Störung des Essverhaltens, die aufgrund persistierender Nahrungsverweigerung und Störung des Selbstempfindens bei ausreichender körperlicher und oralmotorischer Funktion zu einer dauerhaften künstlichen Ernährung führt.

5.4.5 Fazit: Wissen wir jetzt, was Sondendependenz ist?

Das Erfassen eines neuen Störungsbildes beginnt in der Regel mit vielen Definitionen aus verschiedenen Richtungen, die mit der Zeit zu einem größeren Ganzen zusammengeführt werden. Der hier vorgestellt Ansatz ist eine solche Zusammenfassung von verschiedenen Beschreibungen, Definitionen und Abgrenzungen. Es handelt sich zunächst um einen Vorschlag, der klinisch wie auch wissenschaftlich überprüft und anhand von Studien validiert werden soll. Die hier präsentierten Daten sind ein erster Ansatz dazu, jedoch noch weit entfernt von einer vollständigen und integrierten Erfassung des Themas. Die Daten zeigen auch, dass die bisher gängige

Praxis, von der allgemeinen Anwesenheit einer Nahrungssonde auf das spezifische Problem und dessen Rahmensetzung zu schließen, nicht ausreichend ist (Sharp et al., 2017; Dovey et al., 2017). Die hier genannten Kriterien umreißen, welche Teile zum Komplex der Sondendependenz gehören. Sie lassen erahnen, wie komplex das Störungsgeschehen ist, mit einer starken Wechselwirkung zwischen körperlicher Stabilität, oralmotorischer Funktion und psychischem Erleben und Verhalten. Dieses Zusammenwirken hat gravierende Konsequenzen für die therapeutische Begleitung.

Das erfordert von jedem Therapeuten, der sich dem Thema annähert, eine Ausweitung der therapeutischen Komfortzone. Die körperlichen Erkrankungen des Kindes haben Auswirkungen auf das Essverhalten und dieses wiederum hat Auswirkungen auf die körperliche Erkrankung oder Krankheitsgenese. Es ist möglich, diese Kriterien im Rahmen einer Diagnostik getrennt zu betrachten, in der Begegnung mit dem Kind und dem therapeutischen Geschehen ist dies nicht mehr möglich, sodass von jedem Therapeuten oder Arzt ein umfassendes Wissen in allen Bereichen der Entwicklung deren Störung gefordert ist. Die Aufteilung der therapeutischen Begleitung nach Kriterien ist ebenso wenig sinnvoll wie die im Vergleich relativ simple Reparatur eines Autos durch jeweils spezifischen Schraubenzieher, Teilewechsler und Schraubenlöser. Es bedarf eines integrierten Vorgehens, das sich nicht an der Grundprofession des Therapeuten, sondern am Bedürfnis des Kindes orientiert. Denn die mundmotorischen Probleme treten nicht nur in der Logopädie, die Nahrungsverweigerung nicht nur in der psychologischen Therapie und die Atemschwierigkeit nicht nur beim Arzt auf. Es verwundert daher kaum, dass stationäre Therapieverfahren mit großen interdisziplinären Teams oft eine deutlich geringere Wirksamkeit haben (Cornwell et al., 2010; Silverman et al., 2013) als Therapien, die mit kleinen, aber hochspezialisierten Teams arbeiten (Wilken et al., 2013; 2015). Kinder und Eltern interessieren sich nicht für die Größe unserer Teams, unsere professionelle Enge oder für bunte und lustige Werbung im Internet. Eltern sind händeringend und verzweifelt auf der Suche nach kompetenter und individueller Begleitung aus der Sondendependenz heraus. Nur wer bereit ist, die Grenzen der Professionen zu überschreiten, wird das sondendependente Kind sinnvoll begleiten können.

Diese Begleitung ist immer dringender in größerem Umfang erforderlich, denn das Steigen der Zahl der Kinder mit Sondendependenz ist nach wie vor dramatisch und nicht im Jahr 2000 stehengeblieben. Machen wir dazu folgende rein quantitative Rechnung anhand der neuseeländischen Studie zur Sondendependenz. Neuseeland verfügt über etwa 4.468.000 Einwohner, davon sind 872.820 unter 15 Jahren. In besagter Studie wurden 596 zum Zeitpunkt der Erhebung per Sonde ernährt, das entspricht 0,0066 Prozent der unter 15-Jährigen. Die Pädiater gaben an, dass 130 Kinder oder 22 Prozent der Stichprobe unmittelbar oral ernährbar sind. Gehen wir davon aus, dass das neuseeländische mit dem deutschen medizinischen System vergleichbar ist, kommen wir zu folgenden Ergebnissen: Etwa 7.200 Kinder sind aktuell in Deutschland per Sonde ernährt, von denen 1.558 unmittelbar entwöhnt werden können. Damit hätten wir eine Schätzung zur Sondendependenz in Deutschland. Allerdings handelt es sich um eine sehr konservative Schätzung und die Wahrscheinlichkeit, dass deutlich mehr Kinder von der Sonde entwöhnt werden könnten, ist hoch. Bleiben wir jedoch bei dieser Zahl, so sollte uns diese bereits alarmieren. Denn wenn 1.588 Kinder unmittelbar von der Sonde entwöhnt werden könnten, wird eine medizinische Behandlung bei diesen Kindern fortgeführt, für die keine medizinische Indikation besteht. Wir können davon ausgehen, dass diese Kinder täglich die Nahrung verweigern, erbrechen oder würgen (Wilken et al., 2017). Ohne therapeutische Begleitung bleiben diese Störungen unter Umständen über Jahre erhalten, sodass wir davon ausgehen können, dass die Zahl der sondendependenten Kinder weiter steigt. Zum Glück lässt sich Sondendependenz gut und sicher behandeln (Wilken et al., 2013; 2015). Dazu wird der letzte Abschnitt dieses Buches detailliert Auskunft geben.

Es braucht eine flächendeckende Begleitung von Familien mit sondendependenten Kindern, denn die Konzentration auf wenige Zentren in Deutschland mit weiten Anreisewegen und wochenlangen Klinikaufenthalten ist wenig sinnvoll. Im Rahmen unserer klinischen Arbeit haben wir ein Hausbesuchsprogramm entwickelt. Die Kinder werden in zweiwöchigen Abständen zuhause für 90 Minuten besucht. In diesem Rahmen werden die Eltern beraten, die Esssituation wird verändert und die Nahrung angepasst. In der Regel können die Kinder mit einer intensiven Begleitung von drei bis fünf Tagen innerhalb weniger Wochen auf eine Entwöhnung vorbereitet werden. Eine solche Therapie kann flächendeckend organisiert werden. Die Therapeuten müssten nur darin geschult werden, wie sie das Kind dabei begleiten können, sich aus der Sondendependenz heraus zu entwickeln. Wenn man weiß, wie sich Fütterstörung und Sondendependenz entwickeln, ist der Weg hinaus recht einfach zu finden. Daher wird das nächste Kapitel sich der Entwicklung in die Störung widmen. Denn der Weg hinein ist oft der schnellste Weg hinaus.

III Die Entwicklungsdynamik der Nahrungsaversion

6 Wie verliert sich die Oralität?

> »Das Verständnis für die Kindheit ist nicht zu verwechseln mit der Zuneigung zum Kind, es entspricht vielmehr der bewussten Wahrnehmung der kindlichen Besonderheiten, jener Besonderheiten, die das Kind vom Erwachsenen, selbst dem jungen Erwachsenen, kategorial unterscheidet.«
>
> *Philippe Ariès (2000, S. 209)*

Was ist eine Fütterstörung oder Sondendependenz? Dieser Frage sind wir in den letzten Kapiteln in einer hohen Intensität nachgegangen. Ein großer Bogen hat sich gespannt, um zwei Begrifflichkeit und deren Wirkungen zu klären. Warum diese intensive Auseinandersetzung? Wenn wir verstehen wollen, müssen wir zunächst klären, worüber wir sprechen. Aber verstehen wir damit, was wir sehen? In den letzten Jahren hat es eine Vielzahl von Studien gegeben, in denen die komplexen Fütterstörungen im Mittelpunkt standen, mit Reviews zum Thema Nahrungsverweigerung (Williams et al., 2010), Gedeihstörung, (Rudolf & Logan, 2005) und einer kaum zu überblickenden Zahl von Einzelstudien zu Symptomatik, Grunderkrankungen sowie Wechselwirkungen zwischen medizinischer Grunderkrankung und Essverhalten (Sharp et al., 2017). Hat dieser Evidenzzuwachs auch zu einem damit verbundenen Erkenntniszuwachs geführt? Stellen wir das Zitat von Philippe Ariès in den Mittelpunkt. Das Besondere der Kindheit liegt in der Dynamik, die sich durch die Entwicklung entfaltet. Wir sollten daraus schließen, dass das Kind nur aus seiner Entwicklungsdynamik heraus verstanden werden kann. Die Analyse der Symptome, die Risiken durch eine Grunderkrankung, wie die Frühgeburtlichkeit eines Kindes, stellt ein Risiko fest. Sie erklärt dieses Risiko jedoch nicht (Wilken, 2008). Wie kommt es zur Störung des Essverhaltens? Die alleinige Feststellung, dass eine Störung auf das Zusammenwirken unterschiedlicher Faktoren zurückzuführen ist, hat nur geringen Erklärungswert. Der Konsens darüber, dass Fütterstörungen vielfältig sind, sollte direkt zu der Frage führen, was zu dem Komplex dieser Störungen gehört. Warum wir uns mit diesem Komplex beschäftigen sollten, wurde bereits in einem Überblicksartikel wie folgt formuliert:

> »Eine Störung, die in der frühen Kindheit auftritt, muss notwendigerweise in den entwicklungspsychologischen Kontext eingeordnet werden. Es muss

> gefragt werden: Woraus hat sich die Störung entwickelt? Und wohin hat sie sich entwickelt? Dann ist ein Verständnis für das Störungsbild möglich, was die Therapie sehr erleichtert« (Wilken et al., 2008b, S. 190).

Wenn wir verstehen wollen, was sich hinter einer Fütterstörung oder Sondendependenz verbirgt, so gilt es dem Entwicklungsweg hin zur Nahrungsverweigerung und fort von der adaptiven Bedürfnisregulation zur folgen. Im Gegensatz zu den Thesen von Goday et al. (2019) ist die Betrachtung der Symptomatik des Kindes oft irreführend. Betrachten wir das Abwenden des Kopfes bei der Nahrungsverweigerung. Die Entwicklungswege, die zur Abwendung des Kopfes geführt haben, können sehr unterschiedlich sein. So können etwa die Unfähigkeit Nahrung zu Schlucken (Arvedson, 2006), Nahrungsallergien oder interaktive Konflikte (Chatoor, 2012) ursächlich gewesen sein. Um das Kind wieder auf einen gesunden Entwicklungspfad zu führen, sind äußerst unterschiedliche Interventionen erforderlich (Schlucktherapie vs. hypoallergene Ernährung vs. Eltern-Kind-Therapie). Nur wenn wir den Entwicklungshintergrund hinter der Störung mit in die Betrachtung einbeziehen, ergibt sich ein sinnvolles therapeutisches Vorgehen. Daher wird der Fokus in diesem Abschnitt vom Entwicklungsergebnis der Fütterstörung und Sondendependenz auf den Entwicklungsprozess gelegt. Dieser Prozess soll so weit wie möglich anhand von klinischen Theorien und empirischen Forschungsergebnissen abgesichert werden. Um die Forschungsergebnisse in einen Sinnzusammenhang zu stellen, bedarf es zunächst eines Forschungsrahmens – diesen bietet uns die Entwicklungspsychopathologie (Sroufe & Rutter, 1984).

6.1 Entwicklungspsychopathologie

Psychische Störungen im Allgemeinen wurden weitgehend aus dem Blickwinkel verschiedener Forschungstraditionen, Zeitgeister und Therapieschulen definiert (Kriz, 2005). Wir haben am Begriff der Fütterstörung bereits ausführlich dargestellt, wie sich Erkenntnistheorie und Vorstellung über Störungsmodelle mischen und damit nicht unbedingt den Erkenntnisgewinn erhöhen. Versteckte Annahmensysteme können zu einem Hemmnis beim Verständnis von Fütterstörungen oder psychischen Störungen im Allgemeinen werden (Lazare, 1973; Benecke et al., 2013). Eines der bekanntesten Annahmensysteme ist das klassisch medizinische Modell, in dem psychische den körperlichen Erkrankungen gleichgesetzt werden. Ursachen in diesem Modell einer Störung sind endogene Faktoren, in der Regel eine Funktionsstörung, die dann zur Störung führt. Im Gegensatz zum medizinischen Modell definiert Sroufe (1997) psychische Störungen nicht als etwas, was eine Person hat, sondern als etwas, was eine Person entwickelt. Sroufe gilt als Vorreiter einer neuen Sichtweise auf psychische Störungen, die als Entwicklungspsychopathologie bezeichnet und deren Forschungsmaxime wie folgt definiert wurde:

> »[d]ie Untersuchung vom Ursprung und Verlauf individueller Muster fehlangepassten Verhaltens, welcher Art auch immer die Umformung in die Verhaltensmanifestation sein mag, und ganz gleich, wie komplex das psychologische Entwicklungsmuster ist« (Sroufe & Rutter, 1984, zit. n. Chichetti, 1999, S. 15).

Mit der Fokussierung auf den Entwicklungsprozess, der Betonung des individuellen Musters und der Einbeziehung aller Faktoren, die zu dieser Umformung geführt haben, ist der Forschungsansatz breit gefasst. Intuitiv ist dieser Ansatz einleuchtend und leicht nachzuvollziehen und dennoch ist der Anspruch dieser Forschungsrichtung komplex, denn eine einfache Kausalkette von Ursache und Wirkung wird in dieser Tradition als unwahrscheinlich definiert. Wie bereits festgestellt sind Fütterstörungen und Sondendependenz komplex, sodass diese Forschungsrichtung hier als besonders fruchtbar betrachtet werden kann (Burklow et al., 1988; Sharp et al., 2017; Chatoor, 2012; Wilken et al., 2017). Die Forschung steht damit vor dem Problem, diesen Komplex zu erfassen. Wo beginnt man jedoch einen Komplex zu erfassen und so zu zerlegen, dass der Prozess, der zum Komplex führt, sinnvoll aufgeschlüsselt werden kann? Auch hierfür hat Sroufe ein Modell vorgelegt: das Entwicklungspfad-Modell (Sroufe, 1997). Dieses Modell unterscheidet zunächst nicht zwischen normaler und abweichender Entwicklung, denn laut seiner Annahme verlaufen sie nach denselben Prinzipien. Die Entwicklung an sich unterscheidet sich jedoch hinsichtlich bestimmter Merkmale:

1. *Störung ist Abweichung im Zeitverlauf:* Psychopathologien werden als Entwicklungsabweichung betrachtet. Um Störungen zu definieren, ist es daher notwendig, die normale Entwicklung in diesem Bereich zu kennen und zu verstehen. Nur wenn wir über das Wissen eines normalen Essverhaltens verfügen, können wir definieren, inwiefern

das Verhalten eines Kindes von dieser Norm abweicht. Die Abweichung im Zeitverlauf hat noch einen zweiten wesentlichen Aspekt. Störungen entstehen nicht über Nacht, sondern als Folge wiederholter Fehlanpassungen in einem oder mehreren Bereichen der Entwicklung. Diskrete Fehlanpassungen erhöhen jeweils das Risiko für eine Störung. Probleme beim Füttern, die bei 25 Prozent aller Eltern-Kind-Paare auftreten, erhöhen das Risiko für die Entwicklung einer Fütterstörungen (Kerzner, 2015). Da sich eine Fütterstörung nur bei fünf Prozent dieser Eltern-Kind-Paare manifestiert, können wir bereits sehen, dass sich bei 20 Prozent aus der Risikokonstellation keine Störung manifestiert hat. Der Entwicklungspfad hat sich in der Mehrzahl der Fälle wieder in eine normative Entwicklung bewegt.

2. *Verschiedene Entwicklungswege können zum selben Entwicklungsergebnis führen:* Das Prinzip der Äquifinalität entspricht unserer alltäglichen Beobachtung, denn Kinder unterschiedlicher Herkunft, in verschiedenen Ländern, die unter unterschiedlichen Voraussetzungen geboren werden, entwickeln Fähigkeiten und Fertigkeiten in einem sehr ähnlichen Zeitfenster. Dies gilt auch für die Entwicklung von Psychopathologie. Betrachten wir noch einmal die Stichprobe aus der Studie zur Sondendependenz (Wilken et al., 2018), so finden wir äußerst unterschiedliche Startpunkte im Sinne verschiedener medizinischer Risikokonstellationen. Die Verhaltensmuster jedoch sind äußerst stabil und homogen. Hier zeigt sich, dass alle Kinder trotz der unterschiedlichen Startbedingungen dasselbe Ziel erreichen.
3. *Unterschiedliche Entwicklungsergebnisse desselben Entwicklungspfades:* Umgekehrt können vergleichbare Startbedingungen zu unterschiedlichen Entwicklungsverläufen und damit auch zu unterschiedlichen Ergebnissen führen. Dies wird als das Prinzip der Mulitfinalität bezeichnet. Betrachten wir Risikogruppen, wie etwa Frühgeborene, so finden wir hier ein deutlich erhöhtes Risiko für Fütterstörung und Sondendependenz (Wilken & Bartmann, 2014; Khalil et al., 2017). Dennoch zeigt die Mehrzahl der Frühgeborenen trotz erhöhtem Risiko für eine Störung ein unauffälliges Essverhalten.
4. *Veränderung ist zu verschiedenen Zeitpunkten möglich:* Trotz der frühen Entwicklungsabweichungen ist eine Rückkehr zu einem adaptiven Entwicklungspfad möglich. So können Veränderungen im Kontext oder Veränderungen in den Entwicklungsanforderungen zu einer Anpassung führen. Wir können hier wieder das Beispiel der

Fütterprobleme anführen, die zum Beispiel auftreten, wenn ein Kind zahnt, oder bei einer Nahrungsmittelunverträglichkeit. Die passagere Störung des Zahnens hat in der Regel keinen dauerhaften Einfluss auf das Essverhalten. Die Verweigerung der Nahrung bei Unverträglichkeit kann durch eine Nahrungsmittelumstellung beendet werden. Auch niedrigschwellige Frühintervention hat einen signifikanten Einfluss auf das Essverhalten (Meyer et al., 1994), sodass Fehlanpassungen frühzeitig erkannt und eine Rückkehr zu einem normalen Entwicklungsverlauf ermöglicht werden.

5. *Veränderung wird durch frühere Anpassungen begrenzt:* Diese Annahme schränkt die vorausgegangene Annahme deutlich ein. Je länger ein maladaptiver Entwicklungspfad beschritten wird, desto geringer ist die Wahrscheinlichkeit einer Rückkehr zu einer normalen Anpassung. Durch maladaptive Entwicklungspfade entstehen negative Entwicklungserfahrungen, welche die Rückkehr zu einem normalen Entwicklungspfad erschweren. So leiden etwa 71 Prozent der Kinder, die mit einem Jahr mit einer Fütterstörung diagnostiziert werden auch im Alter von drei Jahren noch an derselben Störung (Dahl & Sundelin, 1992). Deutlich wird dies auch, wenn wir die Studien zur Wirksamkeit von Sondenernährung betrachten, in denen Kinder häufig seit Jahren künstlich ernährt werden (Wilken et al., 2017; Wilken et al., 2013, Williams et al., 2010). Trotz intensivtherapeutischer Maßnahmen ist die Wirksamkeit vieler Therapieverfahren eher gering, zum Teil mit Erfolgsraten unterhalb von 50 Prozent (Benoit et al., 1999; Cornwell et al., 2010, Sharp et al., 2017). Wir sehen, dass die Geschichte der Anpassung und der Fehlanpassungen nicht nur von historischer, sondern auch von großer klinischer Relevanz ist.

Diese fünf Grundannahmen lassen sich anhand der Fütterstörung und der Sondendependenz mit Leben füllen. Wir können hierin einen Hinweis sehen, dass die hier aufgestellten Postulate im Zusammenhang mit der Betrachtung von Fütterstörung Sinn ergeben. Und dennoch liegt damit zunächst nur ein sehr grobes Raster mit grundsätzlichen Betrachtungen vor, ohne dass wir den Prozess als solchen verstehen. Denn verschiedene Fragen bleiben unbeantwortet:

1. Warum kommt es zu Fütterstörung und Sondendependenz? »Weil der Entwicklungsprozess zu einer solchen Störung geführt hat!« Dies wäre eine tautologische Erklärung ohne heuristischen Wert.

Wenn wir von einem Pfad ausgehen, so sollten wir annehmen, dass der normative Pfad der leichter zu beschreitende ist. Die Fehlanpassung muss daher an einem bestimmten Punkt die leichtere und adaptivere Lösung gewesen sein. Wie können wir uns vorstellen, dass Nahrungsverweigerung die bessere, adaptivere und leichtere Lösung gewesen ist?

2. Welche Entwicklungsprozesse laufen ab, die auf einen maladaptiven Pfad führen? Auch wenn diese normativ sind, führen sie nicht auf einen normalen Pfad. Wie können wir uns Prozesse vorstellen, die einen maladaptiven Pfad begünstigen? Um den Komplex der Fütterstörung und der Sondendependenz zu verstehen, scheint es günstig, die Frage nach der Entwicklungsdynamik aufzunehmen. Die Dynamik sollte erklärten, wie es von den Auslösern einer Störung zur Manifestation einer Störung kommt. Auch wenn wir dabei den individuellen Pfad nicht aufklären können, ist es sinnvoll, zumindest ein grobes Raster an auslösenden Faktoren zu erstellen und diese Risikofaktoren zuzuordnen.
3. Im weiteren Verlauf ist zu klären, wie eine Fütterstörung aufrechterhalten wird. Ein pathologisches Modell sollte die Zwischenschritte, die zur Störungsverfestigung führen, erklären können. Denn die Ursachen oder Auslöser sind nach Jahren der Sondendependenz nicht mehr präsent und unter Umständen gar nicht mehr bedeutsam. Dennoch bleibt die Störung bestehen. Ein Modell der Störungsgenese sollte auch diese Prozesse abbilden können.

6.2 Auslöser: Wie die Oralität verloren geht

Die Hypothese, dass das Bedürfnis nach Nahrung ohne Grund verloren geht, ist nicht haltbar, da mit dem Leben nicht vereinbar. Die Nahrungsverweigerung entsteht vor einem Erfahrungshintergrund oder, anders formuliert, sie entwickelt sich. Wie jede Geschichte hat auch die verlorene Oralität einen Anfang. Irgendwann ist die Entwicklung in eine Bahn geraten, die mit einer normalen oralen Ernährung nicht vereinbar ist. Als Startpunkt einer solchen Geschichte wird häufig der Beginn einer künstlichen Ernährung oder die Erstvorstellung aufgrund von Nahrungsverweigerung gewählt (Wilken et al., 2013; Silvermann et al., 2013, Sharp et al., 2017). Dieser Zeitpunkt ist zwar gut zu dokumentieren, aber dennoch wissenschaftlich problematisch. Wenn Nahrungsverweigerung die häufigste Indikation zur Sondenernährung ist und Eltern aufgrund von Nahrungsverweigerung beim Therapeuten vorstellig werden, liegt der Störungsbeginn vor der künstlichen Ernährung oder dem Aufsuchen eines Therapeuten, wie wir anhand des folgenden Beispiels sehen können.

> Jonas ist heute 14 Monate alt und wird per PEG-Sonde ernährt. Er ist vollkommen gesund, wie durch intensive medizinische Untersuchungen herausgefunden wurde. Bei Geburt war Jonas etwa 2,5 Kilogramm schwer. Er hat Schwierigkeiten, sich an die Umwelt anzupassen, was sich darin zeigt, dass er manchmal Atemaussetzer hat. Auch mit dem Trinken an der Brust tut er sich schwer. Er kann nicht stark genug saugen, um sein Gewicht zu halten, und nimmt ab. Jonas ist zu diesem Zeitpunkt drei Wochen alt und immer noch mit seiner Mutter im Krankenhaus. Die Ärzte und die Hebamme schlagen Alarm. Es werden jetzt verschiedene Flaschen und Sauger ausprobiert. Die Nahrung wird auf ein vierfaches der bisherigen Kalorienmenge erhöht. Jeden Tag werden ein bis zwei verschiedene Formularnahrungen angeboten. Für Jonas ist das zu viel, er stellt das Trinken vollständig ein. Jetzt weint er beim Anblick der Flasche. Das Weinen schlägt um in ein Schreien und Jonas überstreckt sind. Nach mehreren Tagen einer hochproblematischen Füttersituation wird jeder Versuch eingestellt, Jonas Nahrung über die Flasche oder durch Stillen zuzuführen. Er wird ausschließlich über eine nasogastrische Sonde gefüttert. Da auf absehbare Zeit keine Verbesserung zu erwarten ist, erfolgt bereits nach zwei Monaten die Anlage eines künstlichen Mageneingangs zur Ernährung.

Was hat dazu geführt, dass Jonas nicht trinken möchte? Die wohl erste Erklärung zur Entstehung von Nahrungsaversion lässt sich einem bekannten Experiment der Psychologie entnehmen, nach dem der Garcia-Effekt benannt wurde. In dem von Garcia (1955) durchgeführten Experiment wurde Ratten mit dem Süßstoff Saccharin angereichertes Wasser angeboten, das diese bereitwillig tranken. Noch während des Trinkens wurden die Ratten radioaktiver Röntgenstrahlung ausgesetzt, die Übelkeit und Erbrechen verursachte. Nachdem die Ratten diese Erfahrung von Übelkeit und Erbrechen gemacht hatten, verweigerten sie die erneut angebotene Saccharinlösung. Das Experiment war zum damaligen Zeitpunkt revolutionär, stellt es doch die Annahme infrage, dass Reiz und Reaktion beliebig konditionierbar seien. Verschiedene Reiz-Reaktions-Kombinationen waren leichter erlernbar als andere, und zwar bereits mit nur einer Exposition. Der Begriff »one-trial learning« war geboren. Studien an Ratten sind natürlich nicht eins zu eins auf das Verhalten von Menschen übertragbar. Chemotherapie hat einen ähnlichen Effekt wie die Bestrahlung von Ratten, sie erzeugt Übelkeit und Erbrechen. Etwa 25 Prozent der Patienten entwickeln im Laufe der Chemotherapie eine antizipatorische Übelkeit oder Erbrechen (Morrow et al., 1998). Das heißt, dass Übelkeit und das Erbrechen auch nach Abschluss der Chemotherapie erhalten blieben. Genau diese Patienten zeigten häufiger auch eine Geschmacksaversion und in der Folge Gewichtsabnahme. Allerdings erleben Säuglinge selten Übelkeit, wie sie von Garcia beschrieben wurde (Avitsland et al., 2006; Williams et al., 2010; Sharp et al., 2017). Jonas zeigt sein Verhalten unmittelbar postnatal, ohne jemals Geschmackserfahrungen jenseits der Muttermilch gemacht zu haben. Wie wir im vorangegangenen Kapitel bereits gesehen haben, ist ein komplexes Wechselspiel mehrerer Faktoren als ursächlich für die Störung der Nahrungsaufnahme zu betrachten. Die Liste der Risikofaktoren ist lang und äußerst divergent, die Störungsgenese unterschiedlich. Es spielen sensorische, motorische, psychologische und gustatorische Faktoren eine Rolle (Wilken et al., 2018; Chatoor et al., 1997; Piazza et al., 2003; Williams et al., 2010; Sanchez et al., 2015). Zwar ist es zunächst einleuchtend, die einzelnen Risikofaktoren wie aversive Erfahrungen, fehlendes Hungergefühl oder Schluckstörungen in den Vordergrund zu stellen; diese haben jedoch nur einen geringen Erklärungswert, wenn wir sie isoliert betrachten. Bedeutsamer sind die Entwicklungsmechanismen, die eine gestörte Entwicklungsdynamik nach sich ziehen.

6.2.1 Fehlender Entwicklungsimpuls

Damit ein Kind einen Entwicklungspfad einschlägt, braucht es einen Impuls, der zu neuen Schritten in der Entwicklung motiviert. Ohne das Bedürfnis nach Nähe gibt es kein Annäherungsverhalten, insofern gibt das Bedürfnis des Kindes den Impuls. Wie wir gesehen haben, sind diese Bedürfnisse zwar diskret zu trennen, jedoch wirken sie im Wechselspiel zusammen. Grundvoraussetzung ist, dass ein Bedürfnis wahrgenommen und auch beantwortet wird. Denn das nicht beantwortete Bedürfnis wird in der Folge nicht mehr geäußert. Nehmen wir das Bedürfnis nach Nahrung direkt nach der Geburt des Säuglings: Der epigenetisch und in der Schwangerschaft vorbereitete Akt des Saugens wird durch das Nahrungsbedürfnis des Säuglings vorbereitet und beim Anlegen an die Brust ausgelöst. Bei der Mutter kommt es zur Milchbildung und durch die erhöhte Oxytocin-Konzentration während der Geburt kommt es zum Milcheinschuss. Man kann hier von einem koevolutionären Entwicklungsprozess mit sichtbaren Entwicklungsimpulsen sprechen. Wird der Impuls jedoch gehemmt, zum Beispiel aufgrund einer Frühgeburt, wird die Oxytocin-Ausschüttung nicht ausgelöst oder durch das Saugen des Neugeborenen weiter stimuliert. Der Säugling kann aufgrund seiner Unreife nicht Saugen und der angelegte Entwicklungspfad wird verlassen. Wird der Entwicklungsprozess später ausgelöst, so ist dies mit mehr Aufwand verbunden und bleibt störanfälliger. Dem fehlenden Entwicklungsimpuls lassen sich beispielhaft folgende Konstellationen und Indikationen zuordnen.

Initiale Sondenversorgung

Aufgrund von Unreife oder medizinischen Grunderkrankungen wird eine Versorgung mit nasogastrischer Sonde vorgenommen. Damit ist eine sichere Versorgung mit Nahrung, Flüssigkeit und Medikamenten möglich. Die Bedürfnisse des Kindes werden fremdreguliert, eine eigenständige Regulation ist nicht erforderlich. Dadurch wird der Prozess der Bedürfnisregulation unterdrückt. Nahrungsaufnahme wird vom Bedürfnis und der Bedürfnisbefriedigung entkoppelt. Die Aufnahme wird somit in gewisser Weise ihrem Sinn beraubt und sinnloses Verhalten wird mit größerer Wahrscheinlichkeit unterdrückt. Wird die Zufuhr von Sondennahrung bei fortgesetzt Nahrungsverweigerung erhöht, kommt es zu einer Verringerung der Appetenz und parallel zu einer beginnenden Aversion, denn das Kind entfernt sich immer weiter von seinem normalen Entwicklungspfad, bis der Impuls zur oralen Nahrungsaufnahme nicht mehr ausgelöst wird.

Unreife

Die Unreife des Frühgeborenen ist ein bekanntes Entwicklungshemmnis. Die Geburt findet hier zu einem Zeitpunkt statt, zu dem die Kontrolle der Atmung, der Temperaturregulation und der Nahrungsaufnahme nur begrenzt oder gar nicht angelegt ist. Dadurch kann die Selbstregulation nicht etabliert werden. Das Netzwerk der körperlichen und geistigen Entwicklung wird außer Kraft gesetzt. So stößt das unreife Neugeborene bei dem

Versuch es selbstbestimmt Trinken zu lassen an seine Grenzen. Es fehlt die Kraft um sich selbst zu sättigen und so wird das Trinkverhalten nach und nach gehemmt. Stillversuche sind zwar erfolgreich, jedoch nicht ausreichend, um eine vollständige orale Ernährung zu gewährleisten. Auch wenn der Impuls zur Entwicklung ausgelöst wird, führt er nicht zum Abschluss der Entwicklung, sondern im Großen und Ganzen zu Probehandlungen. Es wird ein wenig genuckelt. Mit zunehmender Reifung kann der Entwicklungsimpuls ausgelöst werden. Da die Nahrungsaufnahme künstlich gewährleistet wird, fehlt das Bedürfnis nach Nahrung. Die Unreife des Frühgeborenen, aber auch Anpassungsprobleme eines Reifgeborenen können daher zu einer Störung der Gesamtentwicklung führen, vor allem dann, wenn der Säugling keine Zeit zur Nachreifung hat.

Verpasste Zeitfenster

Hier schließt sich die nächste Störung des Entwicklungsimpulses an. Bestimmte Aufgaben müssen in bestimmten Zeitfenstern, den »windows of opportunity«, gelöst werden. Werden sie erst später gelöst, so kann das die Entwicklung beeinträchtigen. Werden sie zu früh aktiviert, überfordert dies das Kind und die Entwicklung wird nicht optimal abgeschlossen. So kommt es etwa bei der zu frühen Einführung von Brei häufiger zum Würgen und das Kind entwickelt eine Hypersensitivität. Wird festere Kost zu spät eingeführt, so hat das Kind nicht mehr die strukturell-funktionelle Grundlage, um diese Konsistenz zu bewältigen. Die Angst vor oder die Abneigung gegenüber neuer Kost ist häufig eine Folge der zu frühen oder zu späten Einführung von Beikost. Findet diese vor dem sechsten oder nach dem zwölften Lebensmonat statt, steigt das Risiko für eine Abneigung von nicht bekannter Kost stark an (Birch et al., 1998; Galloway et al., 2003). Somit stellt sowohl der fehlende als auch der verpasste Entwicklungsimpuls ein Entwicklungsrisiko dar.

Depression

Depression geht mit einem Abflachen des Affektes und einer reduzierten Wahrnehmung positiver Affekte einher. Um jedoch affektgeleitet Interaktionen mit dem Säugling zu gestalten, sind genau diese positiven Affekte seitens der Eltern zentral. Der Säugling versucht seine Eltern positiv zu erreichen, was ihm jedoch nicht geling: Positive Affekt treten nicht oder nur reduziert auf. Der Säugling hat somit keine oder nur beschränkte Möglichkeiten, positive Interaktionskreisläufe mit seinen Eltern aufzubauen, da es an emotionaler Verfügbarkeit fehlt. Die Interaktionssuche des Säuglings wird dadurch gehemmt. Er zieht sich zurück (Tronick et al., 1989), auch aus der Füttersituation. Der Säugling zieht sich auch in sich zurück und erwartet kein positives Feedback mehr. Er isoliert sich, was sich negativ auf die Bedürfniswahrnehmung und weiterhin auf die Nahrungsaufnahme auswirkt. Das Kind wird eher an Gewicht ab- als zunehmen, bis es zur Gedeihstörung und damit häufig auch zur Sondenversorgung kommt. Die Entwicklung ist zu diesem Zeitpunkt zum Stillstand gekommen.

Neurologische Entwicklungsstörung

Im Allgemeinen sind Entwicklungsstörungen ein Entwicklungshemmnis. Neurologische Schädigungen, Transmitterinbalance oder Störungen unbekannter Genese haben einen abweichenden Entwicklungspfad zur Folge, der dazu führt, dass Entwicklungsimpulse nicht zu dem Zeitpunkt ausgelöst werden, zu dem sie bei normaler neurologischer Entwicklung zu erwarten wären. Der Saugimpuls wird nicht so stark ausgeprägt, da das Wachstum beeinträchtigt ist. Der Griff zum Becher wird nicht ausgelöst, weil eine zerebrale Parese den Bewegungsimpuls nicht in die Richtung lenken lässt, in der der Becher steht (Reilly & Skuse, 1992). Die Initiative zur Entwicklung des Essverhaltens ist durch motorische oder kognitive Störungen signifikant beeinträchtigt. Die Initiative zu neuen Erfahrungen und zur Exploration ist gehemmt. Insofern bleiben die Entwicklungsschritte, die zu einem normalen Essverhalten führen würden, aus. Das Kind bleibt auf einer Stufe der Essentwicklung stehen, die ihm keine altersadäquate und bedürfnisbefriedigende Ernährung erlaubt. Es kommt zur Supplementierung per Sonde (Sullivan et al., 2000). Dies führt zu einer Verschlechterung der Bedürfniswahrnehmung und das Kind gibt das Essen unter Umständen vollständig auf.

Fehlender Entwicklungsimpuls auf der Verhaltensebene

Versuchen wir zu sehen, wann ein fehlender Entwicklungsimpuls vorliegt, so sind der Mangel an Motivation, der flache Affekt und das fehlende Verständnis für die Entwicklungsaufgabe typische Symptome. Das Kind scheint zu sagen: »Was wollt ihr von mir? Warum bietet ihr mir immer wieder dieses oder jenes an? Ich kann damit nichts anfangen!« Die Abwehr ist nicht primäres Symptom, sondern eher Desinteresse und Lustlosigkeit. Es wirkt, als würde das Kind nicht verstehen, was von ihm gefordert wird. Die Initiative geht von den Eltern aus, wird vom Kind jedoch nicht aufgenommen. »Mein Kind würde, wenn ich es nicht zwinge, am voll gedeckten Tisch verhungern!« Folglich ist die Entwicklung des Essverhaltens verlangsamt und bleibt auf einem unreifen Niveau stehen. Die Bedürfnisregulation ist außer Kraft gesetzt. Es wirkt, als würde das Kind keine Notwendigkeit sehen, sich zu entwickeln. Dies ist zu oft eine Fehlinterpretation, die darauf beruht, dass das Kind nicht weiß, wie oder wohin es sich entwickeln soll. Ohne Impuls fehlt eine Vorstellung von der Richtung, die das Kind einschlagen soll; es ist eher verloren als im Widerstand. Symbolisch gesprochen wirkt das Essverhalten wie bei einem mehrere Tonnen schweren Schiff, das durch Rudern vorangetrieben werden soll. Das Nicht-Vorankommen ist bezeichnend für den fehlenden Entwicklungsimpuls.

6.2.2 Entwicklungswiderstand

Ein Entwicklungswiderstand tritt immer dann auf, wenn das Kind zwar den Impuls zur Entwicklung hat, dabei aber physiologisch, psychologisch oder motorisch gehemmt wird. Der Impuls ist sichtbar, jedoch kann das Kind diesen aufgrund einer Störung nicht in Handlung übersetzen. Betrachten wir dazu das Thema der Entwicklungsaufgaben, die vom Kind zu lösen sind. Jede dieser Aufgaben kommt einer Hürde gleich, die zu überwinden ist, damit sich das Verhalten reorganisieren kann. Im Normalfall lösen wir die Aufgabe und die Entwicklung verläuft positiv weiter. Fehlen bestimmte Fähigkeiten, wird die Lösung der Aufgabe durch diesen Widerstand gestört. Die Entwicklung gerät ins Stocken. Die körperlichen oder psychischen Rückmeldungen werden fehlerhaft. Die Entwicklungsaufgabe wird zum Entwicklungswiderstand, da diese nicht bewältigt werden kann, zum Beispiel aufgrund von Erschöpfung, mangelnder Reife, Schmerz oder Überforderung. In der Folge steigt das Risiko für einen abweichenden Entwicklungspfad deutlich.

Dysphagie

Im Falle einer Dysphagie ist häufig zu beobachten, dass Kinder essen möchten, jedoch mit der Nahrungsaufnahme überfordert sind. Sie imitieren die Nahrungsaufnahme und zeigen Appetit, jedoch ist die Aufnahme durch die Störung des Schluckaktes anstrengend. Es kommt häufig zu Erschöpfungszuständen. Dadurch wird die Mahlzeit beendet, bevor eine adäquate Nahrungsmenge aufgenommen wurde. Auch wenn die Nahrungsaufnahme sicher und das Kind nicht aspirationsgefährdet ist, wird daher häufig Sondenernährung eingesetzt, um eine ausreichende Ernährung sicherzustellen. In der Folge reduziert das Kind seine Aufnahme, bis sie schließlich vollständig eingestellt wird. Als Konsequenz reift der Schluckakt weniger aus und sowohl der Entwicklungswiderstand, sprich die Schluckstörung, als auch die Sondendependenz werden aufrechterhalten.

Erschöpfung

Gerade bei Säuglingen mit Herzfehlern oder pulmonalen Problemen stellt sich eine Störung des Essverhaltens aufgrund von Erschöpfung ein. Die Sauerstoffsättigung sinkt, die Herzrate steigt, was einer Atemnot ähnelt oder gleichkommt. Häufig beginnen die Säuglinge die ersten Züge gut zu trinken, nach wenigen Saugakten stellen sie die Trinkaktivität vollständig ein. Sie brauchen eine Pause, um wieder zu Atem zu kommen. Die reduzierte Herzleistung steht als Widerstand zwischen dem empfundenen Bedürfnis nach Oralität, Nahrung und der Fähigkeit diese aufzunehmen. Die dauerhafte Überforderung führt zu einer immer weiter eskalierenden Stressbelastung des Kindes. Füttern wird mit gleichzeitiger Atemnot und Erschöpfung assoziiert.

Interaktive Fehlregulierung

Das Bedürfnis von Eltern und Kind ist gegenläufig. Die Eltern wollen füttern, das Kind möchte nicht essen. Dadurch kommt es zu häufigen Fehlabstimmungen, die zu negativen Affekten und zum pathologischen Spiegeln dieser Affekte führen. Die interaktive Fehlregulierung der Bedürfnisse von Eltern und Kind führen zu dauerhaften Kommunikationsstörungen. Ich möchte nicht, was du möchtest, du möchtest nicht, was ich möchte. Wenn das Bedürfnis geäußert wird, so stößt es auf den Widerstand des Bedürfnisses des koregulierenden Partners. Es wird unter Umständen ein Kompromiss gebildet, der adaptiv sein kann, was einer Korrektur der Fehlregulation entspricht. Es kann jedoch auch auf einem maladaptiven Niveau reguliert werden.

Entwicklungswiderstand auf der Verhaltensebene

Auf der Verhaltensebene wird durch ein Gefühl von »Möchten, aber nicht Können« ein Entwicklungswiderstand sichtbar. Häufig zeigen die Kinder eine deutliche Ambivalenz dem Essen gegenüber. Sie nehmen es in die Hand, um es dann möglichst schnell wieder fortzuwerfen. Sie suchen nach der Brust, saugen aber nur kurz und lassen sie dann sofort wieder los. Es ist ein häufiges Hin und Her, ein ambivalentes Verhalten mit deutlicher Unruhe und einem Wechsel zwischen Vermeidung und Annäherung. Die Signale sind dementsprechend verwirrend für Eltern oder Pflegepersonen. Es ist schwer, auf Signale zu reagieren, da sich diese fortwährend widersprechen. Durch die Ambivalenz spiegeln die Kinder ihren inneren Zustand eines Widerstandes, den sie nicht fassen oder begreifen können: Warum möchte ich zur Flasche greifen, wenn ich doch damit Schmerz verbinde? Warum sauge ich an der Brust, wenn mir dabei die Puste wegbleibt? Symbolisch gesprochen wirkt der Widerstand in der Entwicklung, wie ein Sturm auf hoher See, der das Schiff auf die Felsen zutreibt; läuft das Schiff auf ein Riff, so wird der Rumpf gespalten und das Schiff sinkt. Es kommt zum Konflikt zwischen Annäherung und Verweigerung, der sich in der Verhaltensambivalenz ausdrückt.

6.2.3 Traumatischer Zusammenbruch

Wir haben uns mit Entwicklungswiderständen und dem fehlenden Entwicklungsimpuls auseinandergesetzt und deren Einfluss auf die Entwicklung analysiert. Während beim fehlenden Entwicklungsimpuls die Entwicklung nicht vorangeht und beim Entwicklungswiderstand ins Stocken gerät, bricht sie bei einem psychologischen Trauma in sich zusammen. Es handelt sich um »[e]in vitales Diskrepanzerlebnis zwischen bedrohlichen Situationsfaktoren und den individuellen Bewältigungsmöglichkeiten, das mit Gefühlen von Hilflosigkeit und schutzloser Preisgabe einhergeht und so eine dauerhafte Erschütterung von Selbst- und Weltverständnis bewirkt« (Fischer & Riedesser, 2003, S. 82).

Traumatische Erfahrungen lassen sich als extreme Belastungen, für die das Kind keine geeigneten Bewältigungsstrategien besitzt, beschreiben. Während Entwicklungsaufgaben auf die bisherigen Bewältigungsstrategien und Fähigkeiten aufbauen, sind Traumata überlastend. Das Kind ist mit dem Reiz, der Situation oder der Anforderung überfordert. Die Erfahrungen lassen sich nicht sensorisch, emotional oder kognitiv integrieren und blockieren so die Entwicklung des Kindes (van der Kolk, 2005).

Diese Traumarisierungen haben zwei Wirkungen. Sie führen einerseits zur Vermeidung von Erfahrungen, die als potenziell überlastend, bedrohlich und damit retraumatisierend eingeschätzt werden. Dies wird als Aversion bezeichnet – ein Begriff, der häufig im Zusammenhang mit Sondendependenz verwendet wird. Aversion ist ein Schutzverhalten gegen als bedrohlich erlebte Erfahrungen (Bentzen, 2016). Wir werden im nächsten Kapitel ausführlich zu den neurologischen Grundlagen dieses Verhaltensmusters kommen (Porges, 2010).

Die zweite Folge ist eine Entwicklungsregression. Kinder und auch Erwachsene fallen in unreifere Verhaltensweisen zurück, und zwar häufig nicht nur in dem Bereich, in dem das Trauma erlebt wird, sondern generalisiert in verschiedenen Verhaltensbereichen. Während Erwachsene für Momente der Atemnot, des Erbrechens, Fehlkommunikation oder Schmerz im Laufe ihres Lebens Bewältigungsstrategien entwickelt haben, stehen diese dem Säugling nicht zur Verfügung. Die Übelkeit oder der Schmerz trifft es unvorbereitet. Er ist diesen Erfahrungen schutzlos ausgeliefert und damit schockiert von dem gerade Erlebten. Wenn wir nun den traumatischen Prozess verfolgen, lässt sich häufig Folgendes beobachten:

- *Schockphase:* Unmittelbar nach einem traumatischen Ereignis, wie etwa einer massiven Atemnot, einer schmerzhaften Prozedur oder einem massiven Erbrechen, stellt der Säugling das Trinkverhalten vollständig ein. Es kommt zu einem starken Anstieg des Stresshormonlevels.
- *Einwirkphase:* Der Säugling versucht das Erlebnis zu verarbeiten und zu integrieren. Der mit dem traumatischen Ereignis einhergehende Stresshormonlevel sinkt wieder ab. In dieser Phase kommt es zur Verhaltensregression. Der Säugling trinkt deutlich weniger oder verweigert die Nahrungsaufnahme weiterhin vollständig.
- *Erholungsphase:* Der Säugling erholt sich von dem Erlebten, Ereignisse werden vergessen und neuen Erfahrungen wird Platz gemacht. Oft ist zu diesem Zeitpunkt eine Sonde gelegt worden oder die Nahrung per Sonde wurde deutlich erhöht. Der Säugling wird erstmalig oder wieder künstlich ernährt.

So kann der Säugling kein selbstreguliertes Trinkverhalten etablieren und der traumatische Zusammenbruch bleibt erhalten. Es findet keine Entwicklung des Essverhaltens mehr statt und das Risiko für eine langfristige Ernährung per Sonde steigt (Faugli et al., 2009).

Schmerz bzw. unangenehme Empfindungen

Der Oralbereich ist ein menschlicher Intimbereich. Schmerzen in Intimbereichen wie etwa der Scham oder dem Mund führen im one-trial learning ebenfalls zu einer unmittelbaren Schutzreaktion. Dabei unterscheidet der

Säugling nicht zwischen Schmerzen, die durch die Nahrungsaufnahme ausgelöst werden, von Schmerzen, die allgemein mit dem Oralbereich assoziiert werden. Intubation oder Absaugen wirken sich ähnlich traumatisch aus wie Schmerzen aufgrund eines gastroösophagealen Refluxes. Ein Problem stellt in diesem Zusammenhang die Versorgung mit einer nasogastrischen Sonde dar. Diese erfordert einen regelmäßigen Wechsel. Hinzu kommen die Fälle, in denen sich das Kind die Sonde selbst zieht. Jeder dieser Wechsel ist als potenziell traumautogen einzustufen. Dabei sollte man im Falle einer Versorgung mittels PEG-Sonde nicht vergessen, dass diese in der Regel einer längeren Phase der nasogastrischen Sondenversorgung vorausgeht. Insgesamt ist nach aversiven Oralerfahrungen eine massive Häufung von Aversionen dokumentiert, die beim Säugling zu einer sichtbaren Skepsis gegenüber oder Furcht vor der Nahrungsaufnahme führt.

Übelkeit

Bereits in den letzten 50 Jahren des vergangenen Jahrhunderts wurde untersucht, wie sich Übelkeit auf das Essverhalten auswirkt. Dazu wurden Ratten während der Aufnahme von Glukoselösung radioaktiv verstrahlt. Das einmalige Verstrahlen reichte aus, um bei den Ratten eine massive Nahrungsaversion zu erzeugen (Garcia et al., 1955). Dieses aus heutiger Sicht ethisch fragwürdige Experiment erbrachte den Nachweis, dass es nicht häufige Wiederholungen brauchte, um eine massive Aversion zu entwickeln. Es bedarf ausschließlich einer extrem bedrohlichen Erfahrung. Übelkeit und Ekel haben die evolutionäre Bedeutung, uns vor verdorbenen oder giftigen Speisen zu schützen. Der Effekt setzt unmittelbar ein, da das enterische Nervensystem bei Überlastung oder Vergiftung sofort Alarm schlägt. Leider ist Übelkeit eine der häufigsten Komplikationen von Sondenernährung. Daher ist es nicht verwunderlich, dass auch Kinder, die bei der Versorgung mit einer Sonde noch keine Aversion zeigen, diese mit zunehmender Sondendauer entwickeln. Die häufige Übelkeit führt zur zunehmenden Aversion, bis keine Nahrungsaufnahme mehr vom Kind initiiert wird.

Aspiration

Verschlucken ist ein äußerst unangenehmes Erlebnis und dauerhaftes Verschlucken steigert die Angst vor dem nächsten Verschluckereignis. Nahrungsverweigerung bei Schluckstörung kann als Schutz vor Aspiration erst einmal adaptiv sein. Jedoch stellt sich bei Ausreifung des Schluckaktes nicht automatisch eine Besserung des Essverhaltens ein. Der Schutz, der ursprünglich sinnvoll ist, da Aspiration mit Atemnot einhergehen kann, wird aufrechterhalten. Wer jemals unter Wasser war und nicht wieder an die Oberfläche gekommen ist, weiß, welche Panik ein solches Ereignis auslöst. Die ausbleibende Versorgung mit Sauerstoff wird als extrem bedrohlich erlebt. Daher sind nicht nur Aspirationen, sondern auch Atemaussetzer beim Trinken oder künstliche Beatmung häufige Ausgangspunkte für eine tiefgreifende Aversion.

Nasogastrische Sondenversorgung

Auch die Versorgung mit einer nasogastrischen Sonde wurde mehrfach als oral aversive Erfahrung beschrieben (Chatoor et al., 2001). Hier ergibt sich ein medizinethisches Problem. Wenn Nahrungsaversion eine Indikation zur künstlichen Ernährung ist und diese per nasogastrischer Sonde erfolgt, kann die künstliche Ernährung mittels dieser Sonde die Aversion verstärken. Bei häufigen Wechseln der Sonde kann sie zu einem traumatischen Ereignis führen. Die Sondenversorgung ist unangenehm und häufig wehren sich die Kinder gegen das Legen der Sonde. Es kommt zu Schrei- und Panikattacken. Eltern berichten, dass es eine Qual ist die Sonde zu legen, weil sie das Gefühl haben ihrem Kind Gewalt anzutun.

> Ich selbst habe den Selbstversuch der künstlichen Ernährung mehrfach unternommen, um ein Gefühl für das Erleben des Säuglings zu bekommen. Dazu habe ich mir eine nasogastrische Sonde legen lassen. Meinen letzten Versuch unternahm ich während einer Tagung: Im Rahmen eines Workshops wurde drei Probanden von einer Ärztin eine nasogastrische Sonde gelegt. Das Gefühl ist befremdlich. Etwas dringt durch die Nase ein. Selbst mit einem Gleitgel ist es relativ fest. Die Sonde geht weiter den Rachen entlang und es muss konsequent geschluckt werden, obwohl ein inneres Widerstreben dagegen vorliegt. Denn es ist keine Nahrung da, die geschluckt werden muss. Die Sonde liegt an der richtigen Stelle. Es ist ein komisches Gefühl. Es fühlt sich an, als hätte man eine Gräte im Hals. Man muss häufiger würgen. Die Zufuhr der enteralen Nahrung wird ebenfalls erlebt. Aufgrund der Raumtemperatur fühlt man die relativ kühle Flüssigkeit durch die Sonde fließen. Der Schluckakt wird ausgelöst, greift aber ins Leere. Die kalte Nahrung erreicht den Magen und breitet sich aus. Auch bei kleinen Mengen von etwa 20 Milli-

litern ist der Prozess durchgängig spürbar und es bleibt ein seltsames Gefühl zurück. An diesem Tag halte ich einen Vortag mit nasogastrischer Sonde. Im Anschluss an den Vortrag werde ich fortwährend gefragt, wann ich die Sonde denn entfernen möchte. Mein erster Gedanke ist: »Sofort!« Aber die Kinder, mit denen ich arbeite, haben über Wochen, teilweise über Jahre eine nasogastrische Sonde, also sollte ich doch mindestens 24 Stunden damit aushalten. Nach wenigen Stunden reicht es mir und ich ziehe die Sonde. Ich denke: Über Monate würde ich die Sonde nicht ertragen.

Tab. 6: Entwicklungsdynamik, Risikokonstellation und Symptome von Fütterstörungen

Entwicklungsmechanismus	erwartete Auswirkung	Risikofaktoren	Symptome von Füttertörungen
fehlender Entwicklungsimpuls	Ausbleiben der Entwicklung	Frühgeburt Sondenernährung Depression Entwicklungsstörung verpasste Zeitfenster	kein Interesse an der Nahrungsaufnahme Verzögerung beim Übergang zwischen den Konsistenzen
Entwicklungswiderstand	Abweichen der Entwicklung	Stoffwechselstörungen schwere Infektionen Unreife – Dysphagie GÖR-K BPD unsichere Bindung	Nahrungsverweigerung Ablehnung neuer Konsistenzen
traumatischer Zusammenbruch	Zusammenbruch oder Regression in der Entwicklung	Absaugen Intubation Erbrechen Verschlucken dauerhafter Entwicklungswiderstand Misshandlung	posttraumatische Fütterstörung Entwicklungsregression Flucht-oder-Kampf-Reaktion Aversion

Traumatischer Zusammenbruch auf der Verhaltensebene

Betrachten wir nun den traumatischen Zusammenbruch auf der Verhaltensebene. Das Kind zeigt deutlich, dass es mit Nahrung nicht in Berührung kommen möchte. Es dreht den Kopf weg, wirft sich nach hinten, weint unter Umständen. Es ist nicht möglich das Kind zu füttern. Es kämpft gegen die orale Aufnahme. Auch unter der Bedingung, dass es hungrig ist, zeigt es keine Offenheit der Nahrungsaufnahme gegenüber, kein Interesse, keine Initiative. Das Bedürfnis wird vollständig ausgeblendet. Die Vermeidung dominiert die Ess- und Füttersituation. Das Kind ist klar und deutlich in seiner Ablehnung. Diesem Flucht-oder-Kampf-Verhalten werden wir uns unter dem Aspekt der Polyvagal-Theorie später annähern (Porges, 2010; van der Kolk, 2016).

6.2.4 Erklären die Auslöser Nahrungsaversion?

Betrachten wir die Auslöser der Nahrungsaversion, so erscheint es uns logisch, dass aversive Erfahrungen auf verschiedensten Ebenen die Entwicklung des Essverhaltens stören und dieses auf einen abweichenden Entwicklungspfad bringen bzw. die Entwicklung entgleisen lassen. Weil Kinder aversive Erfahrung gemacht haben, reagieren Sie aversiv auf orale Erfahrungen. Allerdings besteht hier die Gefahr einer tautologischen Sichtweise, die einem vertieften Verständnis im Weg stehen kann. Das Kind verhält sich aversiv, weil es aversive Erfahrungen gemacht hat. Wenn wir also aversives Verhalten sehen, muss das Kind aversive Erfahrung gemacht haben. In dieser Argumentationslinie wird oft vergessen, dass die Auslöser oft in der Vergangenheit liegen, das aversive Verhalten sich im Hier und Jetzt manifestiert. Es geht also nicht nur darum, wie es zur Abweichung vom Entwicklungspfad kommt, sondern auch darum, wie die Abweichung vom Entwicklungspfad aufrechterhalten wird. So meint Gaensbauer, »dass sogenannte traumatische Ereignisse als solche eine sehr viel geringe Rolle bei der Bildung pathologischer seelischer Strukturen spielen als die Störungsmuster, die aus täglich wiederholten Erfahrungen entstehen, welche von Natur aus weniger Dramatik, aber dafür hartnäckiger sind« (Gaensbauer, 1982, S. 59, zit. n. Dornes, 2001, S. 29).

Dies scheint erst einmal kontraintuitiv. Wenn wir die Aussage treffen, dass ehemals Frühgeborene, Kinder mit angeborenen Herzfehlern, zerebraler Parese oder Ösophagusatresie ein nachgewiesen erhöhtes Risiko für frühkindliche Fütterstörung haben und häufig sondendependent werden, sollten wir dies doch als Nachweis sehen können, dass die vergangenen Ereignisse, die Unreife oder Malfunktionen als Ursache ausreichend sind. Die allgemeine Psychopathologie hat uns aber gelehrt, dass es nicht sinnvoll ist, bei der Verursachungslehre stehen zu bleiben. Nehmen wir als Beispiel die

Borderline-Persönlichkeitsstörung, die sehr häufig eine missbrauchende Beziehung in der frühen Kindheit als Ursache hat. Wir können auf diesen Missbrauch, der oft nicht erinnert werden kann, Bezug nehmen und er wird uns dennoch nicht erklären, warum sich die Patienten so verhalten, wie sie sich verhalten. Wenn wir uns jedoch mit der fehlenden Mentalisierungsfähigkeit, der desorganisierten Bindung und der Dissoziation in Bezug auf körperliche Empfindungen auseinandersetzen, können wir genau dies verstehen. Denn der Missbrauch ist Teil täglicher Kränkungen, Verletzungen, Vernachlässigungen und anderer verstörenden Verhaltensweisen der Eltern, die sich später in einer fehlenden Mentalisierung, desorganisierten Bindungen und einer gestörten Impulskontrolle widerspiegeln. Es ist eine komplexe und frühe Störung, die eine komplexe und frühe Betrachtung notwendig macht (Fonagy et al., 2004).

Bei der Sondendependenz handelt es sich ebenfalls um eine frühe und komplexe Störung der Oralität, die das Essverhalten nachhaltig stört. Zum Glück können wir bei dieser Störung sehr früh intervenieren und treffen dabei auf eine andere Konstellation als bei der Borderline-Persönlichkeitsstörung. Bei der Sondendependenz weist uns die frühe Symptomatik darauf hin, dass das Kind unsere Hilfe braucht. So ist es möglich früh zu intervenieren, bevor es zu tiefgreifenden Störungen in der Persönlichkeitsentwicklung kommt. In Kliniken, Praxen und Ambulanzen kann weltweit beobachtet werden, wie sich in Reaktion auf auslösende Bedingungen das Interesse am Saugen oder Essen binnen weniger Tage oder Studen verliert und Nahrungsaversion sich mehr und mehr verfestigt. Leider können zwischen den ersten initialen Erfahrungen, die das Kind vom Entwicklungspfad führen, und der Behandlung einer Fütterstörung Monate vergehen. Diese Dauer ist für den Säugling lang und meine persönliche Meinung dazu ist, dass sie viel zu lang ist. Dennoch ist sie im Vergleich zur Erwachsenpathologie relativ kurz. Somit kann deutlich besser nachgezeichnet werden, was wann und wo passiert ist. Allerdings muss man dazu wissen, wonach mach suchen bzw. forschen muss. Hier klafft eine große Lücke, denn bei allen Studien, die bisher zum Thema vorgelegt wurden, steht in der Regel eine mögliche Verursachung im Fokus. Wenn wir jedoch davon ausgehen, dass Fütterstörungen und Sondendependenz komplex sind, dann sollte es kaum eine einzelne Variable sein, die eine solche Störung erklären kann. Daher stellt sich die Frage, was zum Komplex dieser vielschichtigen Störung gehört. Die Auslöser sind ein wichtiger Teil der Erklärung, sie bilden aber nur den Anfang der Störung und nicht die gesamte Entwicklung ab.

Was sind die Wirkungen auf den Säugling und das Kleinkind und wie tragen diese Auswirkungen zur Nahrungsaversion bei? Um diese Frage zu beantworten, müssen weitere Faktoren analysiert werden, die in den nächsten Kapiteln folgen.

7 Das Nervensystem schlägt zurück!

Menschliches Verhalten ist neuronale Aktivität und Hemmung in Aktion (Schore, 1994; Grawe, 2004). Jeder Gedanke, jede Handlung, jedes Gefühl ist neuronale Aktivität (Damasio, 2004). Jedes Konstrukt, das unserer Erfahrung entspringt und sich in Begrifflichkeiten wie Lernen, Übertragung, Oralität oder Sondendependenz niederschlägt, ist eine Leistung von Millionen kleiner Nervenzellen, deren Interaktion zu Schaffung einer neuronalen Ordnung führt. Das Nervensystem ist nicht nur ein System in unserem Körper, das unsere Bewegung steuert. Es ist die Säule, auf der unsere Seele ruht. Diese Säule unserer Seele ist Gegenstand intensiver Forschung geworden – mit bahnbrechenden und erstaunlichen Ergebnissen, die uns einen tieferen Einblick in die normale wie auch die abweichende Entwicklung von Säuglingen, Kleinkindern und Erwachsenen gewährt haben (Porges, 2010; Damasio, 2007; Schore, 2019). Alan Schore zog folgendes Fazit aus der Analyse neurowissenschaftlicher Forschung: »It is now becoming apparent that the idea that psychology (psychotherapy) changes the mind and that biology (pharmacology) changes the brain and the body is outmoded« (Schore, 2012, S. 10).

Ein Ansatz oder eine Theorie zum Entwicklungsverständnis kommt heute kaum noch ohne den Rückgriff auf neurowissenschaftliche Ergebnisse aus – und das sollte nach Möglichkeit auch nicht angestrebt werden. Eine Theorie, deren Grundannahmen sich nicht mit bedeutsamen Forschungsergebnissen in Einklang bringen lassen oder gar im Widerspruch zu ihnen stehen, ist wissenschaftlich nicht haltbar.

Die Einbeziehung neurowissenschaftlicher Erkenntnisse und daraus abgeleiteter Theorien sollten notwendiger Bestandteil eines holistischen Verständnisses von Fütterstörungen und Sondendependenz sein. Leider haben aktuelle Forschungsergebnisse in diesem Gebiet noch keinen Eingang gefunden. Erst, wenn das Kind aufgrund einer neurologischen Störung, zum

Beispiel einer Zerebralparese einen gestörten Schluckakt aufweist, rückt das Nervensystem in den Vordergrund (Arvedson, 2006). Jedoch können die Neurowissenschaften mehr leisten als die Erklärung eines gestörten Schluckakts. Vielmehr können sie erklären, wie sich der Schluckakt jeder beliebigen Person unter bestimmten Bedingungen stören lässt.

> In Workshops führen wir eine Übung durch, die auf der später zu besprechenden Polyvagal-Theorie beruht. Im Rahmen dieser Übung wird ein Übungsteilnehmer auf den anderen zugehen, mit einem freundlichen, wütenden oder traurigen Gesichtsausdruck. Eine dritte Person wird beiden Teilnehmer, wenn diese in einer Kommunikationsdistanz sind, auffordern zu schlucken. Die Ergebnisse dieser kleinen Übung sind für die Teilnehmer oft erstaunlich. Sie können bei dem wütenden Gesichtsausdruck nicht schlucken. Der Schluckakt ist gehemmt. Der theoretische Hintergrund dieser Übung und auch die Wirkung wird den Teilnehmer vor der Übung erklärt. Dennoch gelingt es ihnen nicht, bei einer wütenden Person zu schlucken, auch wenn es sich nur um eine einfache Übung handelt.

Um zu verstehen, warum sich der Schluckakt psychologisch hemmen lässt, ist ein Verständnis des Zusammenspiels zwischen Amygdala und dem Vagusnerv erforderlich, was später zum Thema wird (Porges, 1997). Auch wenn es gute Gründe gibt, die Neurowissenschaften als wissenschaftlichen Erfahrungsschatz zu nutzen, stellt sich die Frage, ob es unbedingt notwendig ist. Hat Schore mit seinem oben angeführten Zitat wirklich recht? Um zu verdeutlichen, dass dieses der Fall ist, soll ein Beispiel von sichtbar nicht haltbarem Störungsverständnis analysiert und dieses widerlegt werden. Piazza und Kollegen veröffentlichten im Jahr 2003 eine Studie, in der sie das kindliche Verhalten in der Esssituation und die Verhaltensantwort der Eltern untersuchten. Die Kinder zeigten die typischen Verhaltensweisen während der Nahrungsaufnahme: Sie weinten zum Beispiel, drehten den Kopf weg und schlugen nach dem Löffel. Die Eltern reagierten darauf, indem sie die Mahlzeit unterbrachen, bis das Kind sich wieder beruhigte, begleitet von beruhigendem Bindungsverhalten und gesteigerter Aufmerksamkeit für das Kind. Die Eltern ermutigten es, indem sie zum Beispiel sagten »Du wirst dieses Essen mögen, es ist gut für dich!« Zum Teil spielten sie Spiele, imitierten beispielsweise ein auf das Kind zufliegendes Flugzeug, oder sie wechselten einfach zu einer Nahrung, die das Kind bevorzugen könnte. Piazzas Schlussfolgerung war, dass diese Verhaltensweisen der Eltern die Störung aufrechterhalten. Das kindliche Verhalten sollte als unangemessen betrachtet werden und die Verhaltensstrategie des Kindes durch Nichtbeachtung bestraft werden. Tatsächlich traten weniger unerwünschte Verhaltensweisen unter der Bedingung der Nichtbeachtung des Kindes auf, was als Verbesserung der Esssituation gewertet wurde. Die Frage ist, ob dies tatsächlich der Fall ist. Unter neurowissenschaftlicher Perspektive sind die Ergebnisse alarmierend.

Die vorgeschlagene Methode zur Unterbindung der Nahrungsverweigerung entspricht dem, was in der Entwicklungspsychologie seit den 1970er Jahren als Still-face-Experiment bekannt ist – ein Experiment, in dem Mütter für wenige Sekunden den Kontakt zu ihren Säuglingen abbrechen. Daraufhin kann folgendes Verhaltensmuster beobachtet werden:

> »[T]he infant's confusion and fearfulness at the break in connection is accompanied by the cognition that ›this is threatening‹. This stress response is then followed by sad facial expression, gaze aversion, withdrawal, self-comforting behavior, loss of postural control, and ultimately bodily collapse« (Schore, 2012, S. 80).

Hierbei handelt es sich um eine Abschaltreaktion, die bereits bei einer Dauer von wenigen Sekunden des Kontaktabbruchs mit einer massiven Aktivierung des Stresssystems (HPA-Achse) und gerade, wenn der Abbruch über längere Zeit anhält, mit einem Risiko für die gesunde Entwicklung des Gehirns einhergeht (Bazhenova et al., 2007; Schore, 1994). Tröstendes Verhalten der Eltern reduziert die Ausschüttung von Stresshormonen, führt zu einer vermehrten Hirnaktivität beim Kind und ermöglicht diesem, die orale Nahrungsaufnahme zu bewältigen (Sun et al., 2005; Ray et al., 2017; Noriuchi et al., 2008; Porges, 1997; Wilken et al., 2018). Kontaktabbruch hat den gegenteiligen Effekt (Hesse & Main, 2006; Suter et al., 2007). Hätten Piazza und ihre Kollegen sich mit neurowissenschaftlichen Ergebnissen auseinandergesetzt, hätten sie hoffentlich das elterliche Verhalten unterstützt und es nicht als störungsgenerierend klassifiziert.

Der Hinweis darauf, was passiert, wenn man wichtige Forschungsergebnisse zur Reflexion der eigenen Annahmen außer Acht lässt, erklärt nicht, inwieweit das Nervensystem an der Entstehung von Fütterstörungen und Sondendependenz beteiligt ist. Wir können dies jedoch anhand der Entwicklung unseres Nervensystems recht gut nachvollziehen und mithilfe relevanter Forschungsergebnisse absichern.

7.1 Unser Nervensystem entsteht

Pränatal ist unser Nervensystem bereits durch eine Phase der Übung für den Ernstfall, die Geburt, vorbereitet worden. Nachgeburtlich beginnt eine intensive Phase des Lernens und Reifens. Das Gewicht des Gehirns des Neugeborenen wird bis Ende des zwölften Lebensmonats von 400 auf 1.000 Gramm mehr als verdoppelt. Es entstehen über 40.000 neue Synapsen. Die Bildung dieser Synapsen ist abhängig von den Erfahrungen, die der Säugling im Verlauf des ersten Lebensjahres macht. Dabei führen Erfahrungen, die besonders bedeutsam sind und/oder sich häufig wiederholen, zur Bildung von neuronalen Mustern, die wir im Verlauf der Entwicklung in Fähigkeiten, Verhaltensmuster oder auch Reaktionsmuster wiedererkennen werden. So entstehen motorische Muster, wie zum Beispiel das Greifen nach dem Löffel, sensorische Muster, wie Geschmackspräferenzen oder Bindungsmuster, wie sie sich in der Beziehungsgestaltung beim Füttern zeigen. Neuronale, emotionale, motorische und kognitive Entwicklung sind eins und nicht voneinander zu separieren. Die natürliche Frühgeburt des Neugeborenen impliziert, dass eine Vielzahl von Fähigkeiten bei der Geburt noch nicht vorhanden ist. Eine der Fähigkeiten, die bei Geburt angelegt sind, ist die zur Nahrungsaufnahme. Bereits Neugeborene können bei Geburt ihrem Bedarf entsprechend Nahrung einfordern, sprich ihr Bedürfnis über das Saugen an der Brust kommunizieren. Dafür ist relativ wenig Aktivität des zentralen Nervensystems erforderlich, vielmehr ist es eine Aktivität, die von Geburt an bis ins hohe Alter stark von unserem autonomen Nervensystem beeinflusst wird.

7.2 Das vegetative Nervensystem

Die physiologischen Dimensionen unserer körperlichen Zustände werden 24 Stunden pro Tag, sieben Tage pro Woche, 365 Tage pro Jahr überwacht und in unseren sensorischen Karten abgebildet: Die Herzrate, Sauerstoffsättigung, Temperatur, Haltung, Flüssigkeits- und Nährstoffversorgung, der Status von Hormonen oder das Eindringen von körperfremden Substanzen werden abgebildet, ohne dass wir uns dieser Tatsache bewusst werden (Damasio, 2004). Was in der intensivmedizinischen Überwachung eines Patienten mit viel technischem Aufwand gemessen und bewertet wird, läuft im Normalfall völlig automatisch ab. Das autonome oder – in diesem Zusammenhang der passendere Begriff – das vegetative Nervensystem stellt sicher, dass in unserem Inneren ein stabiles Milieu vorherrscht. Damasio spricht in diesem Zusammenhang von einem neuronalen Funktionssystem (dem Proto-Selbst), dessen Aufgabe er wie folgt beschreibt:

> »Das System des inneren Milieus und der Viszera hat die Aufgabe, Veränderungen in der chemischen Umwelt der Zellen überall im Körper zu registrieren. Der Begriff introzeptiv beschreibt recht zutreffend die Art der betreffenden Empfindungen. Ein Aspekt dieser Signale kommt ganz ohne Nervenfasern und -bahnen aus. Chemische Stoffe, die in der Blutbahn vorhanden sind, werden von Neutronenkernen in einigen Regionen des Hirnstamms, des Hypothalamus und des Telecephalons registriert. Wenn die Konzentration der chemischen Stoffe im zulässigen Bereich liegt, geschieht gar nichts« (Damasio, 2004, S. 183).

Dieses System bleibt bei einem stabilen inneren Milieu inaktiv. Erst wenn das Milieu außerhalb des Toleranzbereiches liegt, werden Neuronen aktiv, die dazu beitragen sollen, das Gleichgewicht wieder herzustellen. Dies kann auf unterschiedliche Art und Weise geschehen. So kann durch die Ausschüttung von Hormonen unser Aktivitätsgrad erhöht werden. Die sympathische Aktivierung des Säuglings steigt dann bei Hunger an, der Säugling wird unruhig, beginnt zu weinen und initiiert so die Nahrungsaufnahme. Um jedoch an der Brust zu trinken, ist eine zunehmende parasympathische Aktivierung erforderlich, in der der Säugling sich ein wenig beruhigt, um den Saugakt initiieren zu können. Ein neuronaler Setpoint muss erreicht werden, um ein stabiles Niveau für die Nahrungsaufnahme zu schaffen (Nadel, 1990). Ausreichende Aktivierung des sympathischen Teils des Vagus ist nötig, damit die Aktivität der Nahrungsaufnahme initiiert und auch bei nicht ausreichender Sättigung aufrechterhalten werden kann; gleichzeitig eine ausreichende parasympathische Aktivierung, damit Entspannung und der Aufbau eines stabilen Saugmusters möglich sind. Bei vollständiger Sättigung nimmt die sympathische Aktivierung ab und das Aktivitätsniveau wieder zu. Es kehrt wieder Ruhe ein. Auch wenn das Essverhalten eine beeindruckende Entwicklung durchläuft, werden diese Prozesse der Introzeption, der sympathischen Aktivierung und der Erreichung eines Setpoints uns unser Leben lang bis ins hohe Alter begleiten, ohne dass sie uns bewusst sein werden.

Der Prozess der Nahrungsaufnahme ist damit auf einer vollständig unbewussten Ebene bestens vorbereitet und abgesichert. Wenn Sie diese Annahme infrage stellen, dann wahrscheinlich deshalb, weil Sie denken, dass Sie Ihr Essverhalten kontrollieren. Sie können sich entscheiden, was und wann sie essen. Das stimmt so weit, Sie können Ihren Impuls unterdrücken und sich bewusst gegen den Verzehr eines Schokoladenriegels zum Frühstück entscheiden. Damit haben sie einem Impuls widerstanden. Dies ist gleichbedeutend damit, dass Sie den Impuls verspürt haben, die Schokolade zu essen. Es drängt sich die Frage auf, woher dieses Verlangen, den Schokoladenriegel zu essen, stammt. Ihre Blutzuckerreserven sind am Morgen deutlich reduziert, denn selbst im Schlaf verbrauchen Sie etwa 60 Kilokalorien pro Stunde. Ihr inneres Milieu ist deutlich in Dysbalance und alles, was süßlich riecht oder an Zucker erinnert, weckt Ihr Interesse und der Impuls zur Aufnahme kommt auf. Sie stellen Ihre Balance wieder her. Betrachten wir den Prozess im Zusammenhang mit der Phase, in der Fütterstörungen und Sondendependenz am häufigsten zum ersten Mal auftreten, dem ersten Lebensjahr. Säuglinge zeigen kein einheitliches Trink- oder Essverhalten. Die Mengen der Nahrungsaufnahme können von Mahlzeit zu Mahlzeit und von Tag zu Tag schwanken. Es gibt Phasen des rapiden Wachstums, in denen Wachstumshormone in großer Menge ausgeschüttet werden. In diesen Phasen ist der Hunger größer, gefolgt von Phasen, in denen der Säugling nicht wächst, in denen die Menge kleiner wird. Es gibt Menschen, die an die Zwei-Meter-Marke heranreichen werden, andere Menschen werden anderthalb Meter nur knapp überschreiten. Der Grundbedarf dieser beiden Menschen ist in den Wachstumsphasen äußerst unterschiedlich. Menschen, die größer werden, haben einen höheren Proteinbedarf als Menschen, die kleiner sind. Diese Prozesse sind uns wiederum nicht bewusst, denn sie können durch noch so viel Geistesanstrengung nicht mehr Wachstumshormone ausschütten, um noch ein paar Zentimeter zu wachsen. Ihr autonomes Nervensystem jedoch registriert diese Phasen hoher oder geringer Wachstumsaktivität und wird sie bei hoher Aktivität dazu veranlassen, mehr zu sich zu nehmen.

Wenn diese Prozesse der autonomen Regulation des inneren Milieus so tief in unserem Nervensystem eingegraben sind, sollte es nicht relativ unanfällig gegen Störungen sein? Im Grunde ist es das. Es bedarf größerer Eingriffe, damit es zu einer nachhaltigen Störung der Nahrungsaufnahme kommt. Das innere Milieu wird durchgängig auf sensorischen Karten abgebildet, die wie ein Netzwerk zusammen abgebildet und miteinander abgeglichen werden. Die Toleranzbereiche für die dort erfassten Kontrollvariablen sind äußerst unterschiedlich. Die Füllung der Blase oder des Rektums etwa hat einen hohen Toleranzbereich. Sie müssen nicht innerhalb der nächsten Minute auf die Toilette rennen, wenn sich die Blase ein wenig gefüllt hat. Ganz anders sieht es aus, wenn sie für wenige Sekunden die Luft anhalten, Ihr Herz rast oder viel zu langsam schlägt oder sie Symptome einer Vergiftung haben. In diesen Fällen hat das innere Milieu den Toleranzbereich innerhalb von Sekunden weit überschritten. Es entsteht eine spürbare Dysbalance. Ihr vegetatives Nervensystem wird unmittelbar Gegenmaßnahmen einleiten. Nehmen wir das Beispiel der Atemdepression. Diese tritt im Normalfall zum Beispiel bei einem Schnupfen des Säuglings auf. Er bekommt keine Luft durch die Nase und während des Stillens kommt es zu Sauerstoffabfällen. Die Abnahme der Sauerstoffsättigung erhöht die sympathische Aktivierung. Der Säugling wird und bleibt beim Stillen unruhig. Das Hintergrundgefühl in diesem Moment ist eine gesteigerte Aktivität bei zunehmendem Unbehagen. Vergleichen wir dies mit der normalen Stillsituation, so ist diese gekennzeichnet durch ein anderes Profil, nämlich die Abnahme sympathischer Aktivierung, die Zunahme parasympathischer Aktivierung und die Zunahme des Behagens. Auch dieses basale Muster von Behagen und Unbehagen wird im vegetativen Nervensystem oder, um es präzise auszudrücken, im enterischen Nervensystem abgebildet (Gershorn, 2001). Das Verlassen unseres Toleranzrahmens in einem oder mehreren Bereichen wird begleitet von Unbehagen. Wird der Toleranzbereich in einem solchen Maße überschritten, dass ein gefährliches Niveau entsteht, schlägt das autonome Nervensystem Alarm. Wir werden uns später intensiver mit diesem Prozess beschäftigen. Für den hier erläuterten Zusammenhang ist zunächst wichtig zu verstehen, dass es sich bei der Regulation des inneren Milieus im Wesentlichen um lebenserhaltende Maßnahmen handelt.

Wir haben Atemdepression bereits als einen auslösenden Faktor für Fütterstörungen und Sondendependenz besprochen. Schauen wir jetzt auf die Wirkungen im Rahmen der autonomen Regulation. Da unser Toleranzbereich für Atemdepression nur wenige Sekunden umfasst, können dauerhafte Sättigungsabfälle oder niedrige Sauerstoffsättigungen nicht toleriert werden. Bei chronischen Lungenerkrankungen, Frühgeburt und angeborenen Herzfehlern sind diese Abfälle häufig und nehmen bei Trinkversuchen zu (Garg et al., 1988; Mathew & Bhatia, 1989). Der Toleranzbereich wird deutlich überschritten und da dieser Zustand als potenziell lebensbedrohlich registriert wird, kommt es zu einer Alarmreaktion, die zur Bildung neuronaler Schaltkreise führt: Es kommt zur Vermeidung von Nahrungsaufnahme als präventive Maßnahme zur Verhinderung von Atemnot. Neuronale Muster wie diese auf der Ebene der unbewussten Verarbeitung sind äußerst persistierend und unterliegen nicht der bewussten Kontrolle (Pole, 2007). Das bedeutet nicht, dass unsere autonomen Funktionen, sobald bewusste Kontrolle vorliegt, an Bedeutung verlieren (van der Kolk, 2016). Vielmehr zeigen Forschungen zum enterischen Nervensystem, dass sie als unser zweites Gehirn fungieren:

> »Hier stellt sich eine vernünftige Frage: Warum sollte es uns interessieren, dass wir ein Gehirn an einer Stelle haben, wo man am wenigsten damit rechnen würde? Die Antwort lautet natürlich: Das zweite Gehirn sollte uns aus den gleichen Gründen interessieren wie das erste. Descartes sagte: ›Ich denke, also bin ich‹, aber dieser Äußerung konnte er nur tun, weil sein Darm es ihm erlaubte« (Gershon, 2001, S. 17).

Tab. 7: Störungen der Nahrungsaufnahme und neuronale Aktivierung

Symptome	Aktivierung
Tachykardie	parasympathische Gegenregulierung
Bradykardie	sympathische Aktivierung
Überfütterung	parasympathische Aktivierung
Atemdepression	sympathische Aktivierung
Übelkeit	Serotoninausschüttung im enteralen Nervensystem sympathische Aktivierung
Unverträglichkeit, Allergie, Vergiftung	Serotoninausschüttung im enteralen Nervensystem sympathische Aktivierung

Die Störung des Essverhaltens bleibt daher auch dann noch aufrechterhalten, wenn sich der adaptive Wert der Schutzfunktion durch das Nervensystem verloren hat.

Wenden wir uns einem anderen Thema zu, das auf derselben regulatorischen Ebene verarbeitet wird: Erbrechen, Übelkeit oder allgemein der Rückfluss von Nahrung. Der Garcia-Effekt (Garcia et al., 1955), der so nachdrücklich die Möglichkeit des one-trial learnings darstellte, kann als Nachweis der hier aufgestellten These gelten. Denn eine einmalige massive Übelkeit, ein einmaliger massiver Reflux reicht aus, um das Essverhalten nachhaltig zu stören. Übelkeit und Erbrechen sind Symptome, die bei Nahrungsintoleranz auftreten (Wilken et al., 2018). Nahrungsintoleranz lässt sich auf der Ebene des vegetativen Nervensystems in Vergiftung übersetzen. Auch für Vergiftung gibt es nur ein sehr kleines Toleranzfenster. Eine dauerhafte Aufnahme von giftigen Materialien kann unsere inneren Organe, unser Nervensystem und damit unser Überleben gefährden. Dabei ist es von untergeordneter Bedeutung, ob der aufgenommene Stoff wirklich giftig ist oder ob er zunächst nur den Toleranzbereich überschreitet. Unverträglichkeiten von bestimmten Proteinen, zum Beispiel Kuhmilchintoleranz, gehen mit massivem Erbrechen, Hautreizungen und Durchfall einher (Ravelli et al., 2001). Die Nahrung wird möglichst schnell wieder ausgeschieden, ohne verdaut zu werden. Der Prozess, der hinter dieser Übelkeit liegt, ist im Wesentlichen nicht im Magen oder im Gehirn zu suchen, sondern im enterischen Nervensystem. Erbrechen und Durchfall sind Abwehrreaktionen des Darms, um giftige Stoffe möglichst schnell auszuscheiden oder diese zu verdünnen (Spiller, 2002). Der Mechanismus, der dieser schnellen Ausscheidung zugrunde liegt, wird durch gastrointestinale endokrine Zellverbände gesteuert, die in unmittelbarer Nachbarschaft zu Zellen des enterischen Nervensystems verlaufen. Durch eine massive Ausschüttung von Serotonin in das enterische Nervensystem wird das Erbrechen ausgelöst. Basierend auf diesen Erkenntnissen hat sich eine medikamentöse Behandlung von Übelkeit bei Krebspatienten als äußerst wirkungsvoll erwiesen, wenn auch die Nebenwirkungen zu gravierend sind, um sie in der Behandlung von Kindern einzusetzen. Wir sehen: Was sich im Verhalten ausdrückt, zum Beispiel als Erbrechen, muss nicht zwangsläufig ein »Kopfproblem« sein, sondern kann eine bereits sehr früh entwickelte Selbstschutzmaßnahme gegen vermeintliche Vergiftung sein (Zangen et al., 2003).

Betrachten wir nun die gängige Praxis, bei Störungen des Wachstums oder Gedeihens hochkalorische Nahrungsprodukte einzusetzen, im Zusammenhang mit den oben dargestellten Ergebnissen. Bei Frühgeborenen wird die Nahrung häufig mit Proteinen angereichert, um das Hirnwachstum zu unterstützen (Su, 2014). Bei ihnen ist die Prävalenz von Fütterstörung und Sondendependenz besonders groß (Wilken, 2008; Wilken & Bartmann, 2014; Sharp et al., 2017). Wir kommen nicht umhin, eine mögliche Verbindung zwischen dem Auftreten von Fütterproblemen bei Frühgeborenen und dieser Ernährungspraxis in Betracht zu ziehen, denn es wird direkt in das innere Milieu eingegriffen. Die Nahrung wird mit

Zusätzen angereichert, die in der natürlichen Nahrung (der Muttermilch) nicht vorkommen. Es ist nicht auszuschließen, dass der Sollwert des Individuums damit überschritten wird. Auch hier ist zu vermuten, dass dies eine aversive Reaktion hervorrufen kann, deren Ursache in einer Übelkeit bei Zufuhr der Nahrung liegt. Was Übelkeit erzeugt, wird vermieden; diesen evolutionär sinnvollen Mechanismus kann man schwerlich durchbrechen. Die Ergebnisse dieser Praxis sind ebenfalls eher ernüchternd. In meiner Doktorarbeit aus dem Jahr 2008 zitierte ich folgende Stellungnahme von Pohlandt und Mihatsch:

> »Bei Frühgeborenen scheint die psychomotorische Entwicklung langfristig eingeschränkt zu bleiben, wenn in der Neugeborenenzeit der Kopfumfang unter die 10. Perzentile für das postmenstruelle Alter fällt. [...] Leider gibt es keine einzige randomisierte Interventionsstudie an Frühgeborenen, die den Einfluss der Ernährung auf die psychomotorische Entwicklung untersucht hat« (Pohlandt & Mihatsch, 2001, S. 38).

Über 15 Jahre später ist dieser Nachweise trotz einer Vielzahl von Studien, die versucht haben, diesen Zusammenhang zu finden, nach wie vor nicht erbracht (Young et al., 2016). MRT-Studien, die den Effekt anderer Interventionen zur Entwicklungsförderung, zum Beispiel der Pflege nach dem NIDCAP®-Programm, eindeutig belegen (Als et al., 2005), sind für die Nahrungsanreicherung nicht in Sicht.

Betrachten wir erneut die Fallstudie von Piazza und Kollegen (2003) und werfen einen Blick auf die Grunderkrankungen der dort berichteten Fälle. Die Autoren berichten bei jedem der 15 Fälle entweder eine Nahrungsmittelallergie, eine gastroösophageale Refluxerkrankung, Durchfall oder Verstopfung – Symptome, die auf eine Störung im enterischen Nervensystem hinweisen. Wir können daraus schließen, dass das Verhalten dieser Kinder – das Wegdrehen des Kopfes, das Wegschlagen des Löffels und auch negative Äußerungen – nicht auf einem einfach Stimulus-Reiz-Konditionierungsverhalten beruhen, das durch psychotechnische Maßnahmen gegenkonditioniert werden könnte. Vielmehr handelt es sich um Symptome, die auf ein auf Notfall eingestelltes vegetatives Nervensystem hinweisen – und dieses lernt nur bei sehr intensiver Stimulation oder sehr langsam. Doch wenn sich dort stabile Verbindungen aufgebaut haben, ist es sehr schwer, diese wieder zu lösen, denn dem Überleben wird gegenüber allen anderen Bedürfnissen der Vorrang gewährt.

7.3 Das Zwischenhirn

So sehr das autonome Nervensystem das innere Milieu überwacht, ist es natürlich weder vollständig autonom noch unabhängig von dem Zusammenwirken mit den zentralen Teilen unseres Nervensystems. Das autonome Nervensystem ist über die Hirnstammkerne und das limbische System mit der rechten Hemisphäre unseres zerebralen Kortex verbunden (Schore, 2012) und befindet sich in einem kontinuierlichen Top-down und Buttom-up mit den höheren Bereichen unseres Nervensystems. Auch hier gilt: No news are good news. Wenn kein Sollwert über- oder unterschritten wird, gibt es auch keinen Grund zur Aktivierung eines dieser Bereiche. Verändert sich jedoch etwas Gravierendes in unserem inneren Milieu oder wird dieses durch ein Objekt verändert, zum Beispiel durch die Aufnahme von Nahrung oder wenn wir durch uns oder andere berührt werden, so wird diese Information zur weiteren Verarbeitung an die nächsthöher liegenden Einheiten weitergereicht. Die Information aktiviert das limbische System und erreichen damit Bewusstheit.

7.3.1 Die Amygdala

Die Amygdala ist Teil des limbischen Systems, einer funktionalen Einheit die an der Integration, affektiven Verarbeitung und Erinnerung von Erfahrungen beteiligt ist. Die emotionale Bewertung und Wiedererkennung von Situationen sowie die Erkennung von Gefahren ist die Kernkompetenz unserer Amygdala. Sie verarbeitet externe Impulse und leitet die passenden vegetativen Reaktionen dazu ein. Die Amygdala steht in dem Ruf, unser Angstzentrum zu sein (Grawe, 2004) und tatsächlich ist bei schweren Traumata in der Amygdala keine Furchtreaktion möglich (Damasio, 2004). Auch wenn wir es als reflektierte Menschen nicht gerne hören, ist die primäre Aufgabe unseres Nervensystems, uns vor Gefahren zu bewahren und unser Überleben zu sichern. Dieses Überleben ist jedoch nicht nur durch die Abwendung von Gefahren, sondern auch durch die Zuwendung zu unseren Nächsten, zu Nahrung und Flüssigkeit möglich. Daher ist die Amygdala nicht nur an Angst und Furcht, sondern an jeder Form der Erregung, also an jeder affekt- oder lustbetonten Empfindung beteiligt (Feinstein et al., 2011). Würden wir also unser Angstzentrum entfernen, so würden wir nicht nur keine Angst mehr empfinden, sondern keine Gefühlszusammenhänge mehr herstellen.

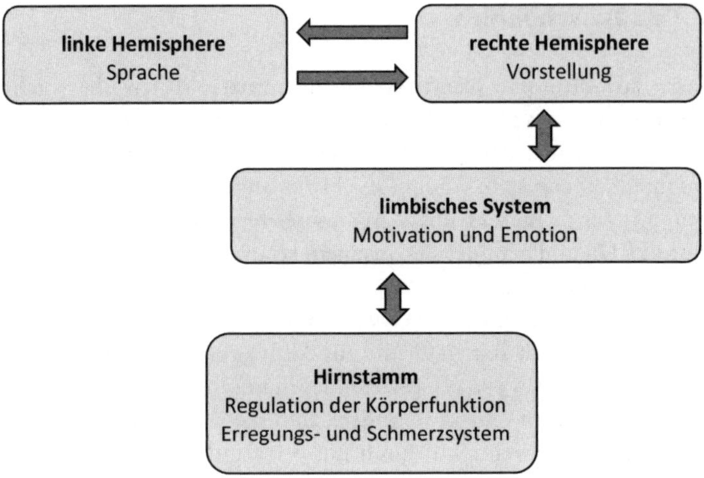

Abb. 9: Wechselspiel zwischen linker und rechter Gehirnhälfte

Wenn Erfahrungen mit autonomer Erregung einhergehen, so ist die Amygdala in der Bewertungsposition: Ist diese Erfahrung potenziell gefährlich? Ist sie angenehm? Und damit verbunden: Sollte diese Erfahrung wiederholt, gesucht oder gemieden werden? Passt die aktuelle Erfahrung zu unserer vorherrschenden Bedürfnislage?

Betrachten wir einige der Beispiele, die wir schon als mögliche pathogene Situationen im Zusammenhang mit dem autonomen Nervensystem kennengelernt haben. Atemnot oder Unverträglichkeit der Nahrung wird eine unmittelbare Aktivierung der Amygdala nach sich ziehen, denn diese Situation ist potenziell lebensbedrohlich. Die Erregung steigt und im Zusammenspiel mit dem Hypothalamus wird unmittelbar eine hormonelle Stressreaktion ausgelöst. In diesem Zusammenhang werden alle Informationen, die in dieser Situation auftreten, erfasst und als möglicherweise bedrohlich gespeichert. Da die Amygdala stark vorverarbeitete Informationen erhält, wird jede der sensorischen Karten eine »red flag« erhalten. Auch wenn diese sensorische Information nur zufällig mit dem Reiz, der den Stressstatus ausgelöst hat, auftritt, wird diese mit größter Wahrscheinlichkeit ein Furcht- oder Angsttrigger.

Nehmen wir eine konkrete Situation eines Kindes mit einer nicht voll ausgereiften Kehldeckelfunktion. Beim Trinken kommt es zu häufigen Sättigungsabfällen und Atemnot. Die Situation umfasst den Sauger im Mund (sensorisch), das Gehaltenwerden von der Mutter (kinästhetisch) und den Hautkontakt (taktil), den Geruch der Milch und der Mutter (olfaktorisch) und die Flüssigkeit im Mund (intraoral-sensorisch). Jede dieser sensorischen Karten wird nun mit mehr oder weniger großer Wahrscheinlichkeit als potenziell furchtauslösend belegt. Treten diese Erfahrungen erneut im Zusammenhang auf, so lösen diese bereits antizipatorische Furcht aus. Mit der Zeit ist es nicht mehr das Gesamtmuster, sondern bereits einzelne Empfindung führen zu dieser Furcht- oder Angstreaktion, so etwa, wenn der Säugling in die Position zum Füttern gebracht wird, Flüssigkeit in den Mund bekommt, Hautkontakt hat. Das Muster wird übergeneralisiert und die Abwehr steigt und hat weitreichende Konsequenzen. Das erste Lebensjahr ist bekanntlich der Zeitraum, in dem sich unser Gehirn im Aufbau befindet und in dem wesentliche Schaltkreise gebahnt werden, gerade in der Amygdala. Für einen gesunden Aufbau des limbischen Systems sind Erfahrungen der liebevollen Fürsorge und einer nährenden Beziehung zwingend erforderlich (Joseph, 1990). Wenn diese Erfahrungen mit Aversion belegt werden, zum Beispiel der Hautkontakt, so wird die beruhigende Beziehungswirkung auf die Amygdala gestört. Wenn Hautkontakt oder die Milch im Mund des Säuglings statt Beruhigung hervorzurufen die HPA-Achse als Stressreaktion aktiviert, steigt die sympathische Aktivierung und die parasympathische Aktivierung nimmt ab. Die neuronale Entwicklung kann beeinträchtigt werden, denn die sich gerade entwickelnde rechte Hemisphäre unseres Gehirns erhält psychotoxische statt psychotropischer Informationen (Lane et al., 1997). Diese Wirkung ist besonders gravierend, da der sympathische Teil des Vagusnervs bei Geburt weiter ausgereift ist als der parasympathische (Stifter et al., 1986). Eine verstärkte Aktivierung des sympathischen Teils als Folge von Angstzuständen behindert eine Entwicklung des Gleichgewichts zwischen Parasympathikus und Sympathikus (Nadel, 1990). Insofern bewirken Angstzustände beim Essen nicht nur eine schwer zu lösende Störung des Essverhaltens (Wilken & Bartmann, 2014; Zangen et al., 2003, McNally, 1994), sondern erhöhen auch das Risiko für schwerwiegende Entwicklungsstörungen (Schore, 1994).

7.3.2 Der Hypothalamus

Wenden wir uns einer zweiten Struktur zu, die wesentlich an der Organisation der Nahrungsaufnahme beteiligt ist, dem Hypothalamus. Dieser fand bereits kurz Erwähnung als Bindeglied zwischen der Amygdala und der

Ausschüttung von Stresshormonen in der Hypophyse. Der Hypothalamus ist im Wesentlich daran beteiligt, unsere körperliche Homöostase aufrechtzuerhalten, so etwa durch die Ausschüttung des Neuropeptid Y (NPY), das den Nucleus paraventricularis hemmt und damit unserem Appetit auf Kohlenhydrate freien Lauf lässt (Grawe, 2004). Der Hypothalamus ist auch an der Ausschüttung von Oxytocin, dem Bindungs- oder Kuschelhormon beteiligt. Er ist eine Schnittstelle, die auf Information von anderen Hirnteilen hin die erforderlichen Prozesse in Gang setzt. Im Optimalfall sind diese Hormone auf einem stabilen Niveau und lassen positive Erfahrungen zu, so etwa in folgender Abfolge: NPY wird ausgeschüttet und der Säugling weint vor Hunger. Er wird von seiner Mutter aus dem Bett genommen und gestillt, während parallel Oxytocin ausgeschüttet wird. Dann wird die Nahrungsaufnahme ruhig ablaufen, denn der Parasympathikus wird durch das Oxytocin stimuliert. Wenn aber das NPY ausgeschüttet und gleichzeitig eine antizipatorische Stressreaktion (HPA-Achse) ausgelöst wird, bewirkt dies das eskalierende Ansteigen der sympathischen Aktivierung. Eine parasympathische Aktivierung findet nicht statt und Oxytocin wird nicht ausgeschüttet. Die Erregung des Säuglings steigt statt zu sinken, was eine verstärkte Irritabilität zur Folge hat (Stevenson et al., 1990). Die Nahrungsaufnahme wird in der Folge nicht ruhig verlaufen und auch nicht dazu führen, dass der Säugling ausreichend genährt ist (Chatoor, 2012). Selbst wenn es uns gelingt, ausreichend Nahrung auf künstlichem Wege zuzuführen, ist eine gute Verwertung der Nahrung noch lange nicht sichergestellt, denn die sympathische Aktivierung ist energiekonsumierend und kann deshalb einen Gewichtszuwachs verhindern (Porges, 2010).

7.3.3 Der Inselkortex

Dem aufmerksamen Leser sei recht gegeben: Der Inselkortex ist der Großhirnrinde zuzuordnen und liegt nicht mehr im Bereich des Zwischenhirns. Er steht allerdings in enger Verbindung zum limbischen System, sodass er funktionell eng mit dieser Struktur verbunden ist und bei unserem Thema auch mehr mit diesem zusammenarbeitet als mit dem zerebralen Kortex. Der vordere Inselkortex ist ein chemorezeptiver Bereich, der eine entscheidende Rolle bei unserem Geschmacks- und Geruchsempfinden sowie bei unserem Gefühl des Ekels spielt. Bei Geschmäckern, Gerüchen oder auch beim Anblick von Dingen, die wir als ekelhaft empfinden, ist unser Inselkortex aktiv. Wird dieser Bereich durch eine als ekelerregend empfundene Sensation aktiviert, dann sind deutlicher Rückzug, Abwenden, Übelkeit und der Wunsch sich zu übergeben natürliche Reaktionen. Bekannt ist, dass es Ekelreaktionen gibt, die angeboren sind, zum Beispiel beim Anblick von verfaulten Speisen, bei Insekten auf dem Essen, dem Geruch von Erbrochenem oder Kot, weiterhin bei ekelerregenden Darstellungen.

Ekel ist ein Gefühl, das schnell entsteht, wenn die Komfortzone überschritten wird. Hier seien noch einmal die Thematik der Nahrungsintoleranz und ihre Auswirkungen auf das autonome Nervensystem in Erinnerung gerufen. Im Inselkortex bildet sich das zugehörige Gefühl. Ekel ist, was Nahrungsverweigerung betrifft, sehr persistierend und ihn zu überwinden ist eine große Herausforderung (Zangen et al., 2003).

7.4 Der zerebrale Kortex

Wenden wir uns dem letzten und wohl bekanntesten Teil unseres Nervensystems, dem Kortex, zu, so werden wir eine Überraschung erleben. Der orbitale Kortex ist bekannt dafür, dass er orales Verhalten unterdrückt (Butter et al., 1969; Schore, 1994). Mit zunehmender Reifung des Kortex wird die Tendenz, alles in den Mund zu nehmen, gehemmt. Während Säuglinge Objekte genussvoll oral explorieren, ist dies bei Kleinkindern ab dem 18. Lebensmonat seltener zu beobachten (Rozin & Fallow, 1987). Ein interessantes Zitat von Rozin und Fallon findet sich bei Schore: »In general, it seems that in the first year of life, children will put almost everything that fits into their mouths and that much of what they learn in the first year of life is what not to eat […]« (ebd., S. 34, zit. n. Schore, 1994, S. 228).

Dieses Zitat verdeutlicht bereits die Richtung, in die die Entwicklung der Oralität geht. Sie liefert wichtige Informationen für den Aufbau des Kortex, zum Beispiel, wie ein Objekt sich anfühlt, schmeckt, welche Konsistenz es hat. Der Mund ist ein Tastorgan. Wesentliche kognitive Objektschemata werden zunächst oral gebildet. Die orale Aktivität wird jedoch nicht vom Kortex bestimmt oder gesteuert. Wir werden später noch genauer auf die Wirkung des Vagusnervs auf die orale Aktivität kommen. Im ersten Lebensjahr hat dieser einen wesentlich größeren Einfluss auf das Verhalten als unser Kortex (Schore, 1994). Bis zum 18. Lebensmonat spielt der Kortex eine relativ überschaubare Rolle. Vielmehr ist er auf orale Erfahrungen zur Bildung von Kognitionen sowie von Affekten und Bindung angewiesen. Alan Schore hat in einer Vielzahl von Publikationen die Bedeutung der frühen Bindungserfahrungen für die Entwicklung unseres Gehirns herausgearbeitet (Schore, 1994; 2003; 2012; 2019). Er kommt zu dem Schluss: »[D]yadic attachment regulatory transactions impact the development of psychic structures; that is they generate brain development« (Schore, 2019, S. 21).

Schore führt eine Vielzahl von Studien an, die Belege dafür liefern, was die Säuglingsforschung über Jahrzehnte dokumentiert: Die Beziehungen in unserem ersten Lebensjahr sind entscheidend für unsere psychologische und körperliche Entwicklung (Keller, 2011; Dornes, 1993; 1997; 2006; Zeanah, 2018). Schores primäres Prinzip der Entwicklung zeigt, dass die Selbstorganisation des sich entwickelnden Gehirns in der Beziehung mit einer anderen Person vonstattengeht (Schore, 2019). Entscheidend für diese Entwicklung sind dyadische Beziehungstransaktionen, die wechselseitig und synchron ablaufen (Dorpat, 2001). Es bedarf einer sensitiven Bezugsperson, die unterhalb der bewussten Verarbeitung den nonverbalen Ausdruck des Säuglings mitsamt seinen Zuständen von positivem und negativem Affekt reguliert (Schore, 2003; 2019). Es handelt sich um die psychobiologisch abgestimmte Kommunikation zweier rechtshemisphärischer Gehirne, die miteinander in Kontakt treten (Ray et al., 2017; Minagawa-Kawai et al., 2009). Die Affektregulation wirkt sowohl auf das autonome als auch auf das zentrale Nervensystem ein, hin zu einem positiven Wachstum oder auch zu Störungen der Entwicklung (Schore, 1994; 2003; Bartels & Zeki, 2004). Was Schore in diesem Zusammenhang nicht aufnimmt, sind die Störungen des Säuglings durch andere Faktoren als einer Mutter, die kein Gefühl für ihren Säugling hat und so Bindungstraumen auslöst (Schore, 2003).

Bindungstraumen können auch mit Störungen des Gedeihens und der Nahrungsaufnahme einhergehen. Sie sind ein möglicher Auslöser von Fütterstörungen. Allerdings ist die Variationsbreite so groß, dass es nur einer von vielen Faktoren ist. Wenn, wie wir gesehen haben, die Amygdala auf eine Atemnot oder der insulare Kortex auf eine Nahrung eine Ekel-Assoziation aufbaut, so wirkt sich dies auf die Füttersituation und damit auf einen wichtigen Bereich der Beziehung zwischen Säugling und Eltern aus. Gerade in den ersten drei Lebensmonaten sind positive Affekte von einer parasympathischen Aktivierung begleitet. Der Zustand einer ruhigen Aufmerksamkeit, in dem eine affektive Synchronisierung besonders gut gelingt, wird bei häufiger aversiver Stimulierung seltener und der Aufbau einer stabilen Beziehung gefährdet (Feldmann, 2015). Wenn die Eltern dann versuchen, die Flasche zu geben, wird dieser Teil der Interaktion zu einem angstbesetzten Reiz, in der Folge ziehen Eltern sich aus der Interaktion mehr und mehr zurück, indem sie ihr Baby seltener berühren (Feldmann et al., 2004). Es wird weniger mesokortikales Dopamin ausgeschüttet mit der Folge, dass der präfrontale Kortex langsamer wächst (Noisin & Thomas, 1988). Wächst das Gehirn bei Nahrungsverweigerung also langsamer, weil es häufiger zum Mismatch zwischen Eltern und Säugling kommt, ohne dass es zu einem »interactive repair« kommt? Den Ausführungen von Schore folgend sollte dieser Hypothese nachgegangen werden. Der Fokus liegt in diesem Zusammenhang auf dem Kind. Denn es sind nicht zwangsläufig die Eltern, welche die Bedürfnisse ihres Kindes nicht sehen. Es kann auch das Kind sein, das auf eine Störung des inneren Milieus reagiert (Wilken et al., 2017). Unterstützt wird diese Hypothese durch einen weiteren Zusammenhang, der noch deutlicher aufzeigt, wie stark der Einfluss des autonomen Nervensystems auf das Essverhalten ist.

8 Die Polyvagal-Theorie

Das autonome Nervensystem hat uns bereits ausgiebig beschäftigt und dennoch gibt es einen Nerv, dem hier ein gesonderter Abschnitt gewidmet werden soll: der Vagusnerv. Der Vagusnerv ist der zehnte Hirnnerv und erhielt seinen Namen aufgrund seines großen Verbreitungsgebiets: Aus dem Lateinischen hergeleitet ist es der umherschweifende Nerv. Der Vagus ist an der Regulation der meisten inneren Organe beteiligt. Er ist des Weiteren der größte Nerv des Parasympathikus. Wenn also das Herz rast und unsere Haut feucht wird, wir Übelkeit oder allgemein gesprochen Erregung verspüren, ist es, weil der Vagusnerv diese Prozesse in Gang bring. Aufgrund der starken Wechselwirkung zwischen psychischem Befinden und physiologischen Prozessen hat der Vagusnerv eine besondere Position in der biologischen Psychologie wie auch in der Traumaforschung eingenommen (Pole, 2007). Aus der Beschäftigung mit dem Vagus ist eine Theorie entstanden, die unser Verständnis von Bindung, Gruppenverhalten oder Traumata erweitert (Porges, 2010). Für das Verständnis der Nahrungsaversion, der Fütterstörung und der Sondendependenz blieb die Theorie lange unentdeckt, sodass sie hier herausgearbeitet werden soll. Die Grundannahme der Polyvagal-Theorie wurde von Porges wie folgt formuliert:

> »Das Nervensystem schätzt unablässig Risiken und Gefahren ein, indem es Informationen über Vorgänge in der Umgebung verarbeitet, die uns über die Sinne erreichen. Ich habe den Begriff Neurozeption geprägt, um zu beschreiben wie neuronale Schaltkreise unterscheiden, ob von bestimmten Situationen oder Menschen keine Gefahr ausgeht, ob sie gefährlich sind oder ob sie als lebensbedrohlich einzustufen sind« (ebd., S. 30).

Die evolutionäre Aufgabe aller unserer Organe und insbesondere unseres Gehirns ist, unser Überleben zu sichern. Die Grundvoraussetzung ist, dass wir uns in sicheren Kontexten erholen und Energie aufnehmen. Wenn wir bedroht sind, sollten wir die Bedrohung erkennen, uns gegen sie wehren oder uns von ihr entfernen. Dieser Prozess läuft unbewusst ab, in der Regel ohne dass wir der möglichen Bedrohung viel Aufmerksamkeit schenken. Die Einschätzungen unseres Nervensystems erreichen unser Bewusstsein nicht – und sie sollen es auch nicht, denn unser Bewusstsein kann nur arbeiten, wenn wir ein Gefühl der Sicherheit haben.

Eine weitere Funktion des Vagus ist die Kontrolle unserer Impulse. Es ist eine unbewusste Kontrolle, vermittelt über eine parasympathische Aktivierung. Damit ist unser Unbewusstes viel weniger triebhaft, als Freud es vermutete, denn es hemmt den Trieb zu essen, sich fortzupflanzen oder sich zu verteidigen, wenn es gerade nicht erforderlich ist oder grob unangemessen wäre. Porges (1997) spricht in diesem Zusammenhang von der Vagus-Bremse. Diese bewirkt, dass die sympathische Aktivierung auf einem adaptiven Niveau gehalten wird. Beim Laufen sollte sie etwas mehr gelöst werden als beim Sitzen. Bei einem Vortrag ist mehr Aktivität erforderlich als beim Lesen eines Buches. Die Vagus-Bremse wird bei erlebter, realer oder auch bei gefühlter Bedrohung gelöst werden, um eine schnelle Mobilisation zu ermöglichen. Analysieren wir unter der Perspektive der Vagus-Bremse eine prototypische Füttersituation mit einem sondendependenten Kleinkind:

> Sascha ist zehn Monate alt und wird seit seiner Geburt aufgrund eines schweren Herzfehlers per nasogastrischer Sonde ernährt. Er liegt in halbaufrechter Position im Stillkissen und lächelt seine Mutter an. Beide wechseln freundliche Blicke und teilen den positiven Affekt. Die Mutter hält eine Schüssel mit pürierter Kost in der Hand und rührt in der Schüssel. Sascha ist nach wie vor entspannt. Die Mutter bietet Sascha den Löffel an und nähert sich dem Mund. Sascha macht sich steif, biegt sich nach hinten und dreht den Kopf weg, mit fest verschlossenem Mund. Seine Augen sind mit aller Kraft vom Löffel weggedreht. Als die Mutter den Löffel wieder wegnimmt, dreht Sascha sich wieder seiner Mutter zu und er entspannt sich.

Sascha zeigt alle Anzeichen dafür, dass die Vagus-Bremse beim Anblick des Löffels vollständig gelöst wurde. Er überstreckt sich, seine Muskulatur wird steif, sein Herz beschleunigt sich und er äußert hörbar deutliches Unbehagen. Dies ist ein konsistentes und häufig zu beobachtendes Verhaltensmuster bei Kindern mit Sondendependenz (Wilken et al., 2018). Das Kind ist nicht zugänglich. Der Blickkontakt wird abgebrochen oder das Kind schaut mit panisch verzerrten Augen durch uns hindurch. Manche Therapieverfahren, wie etwa das Flooding, übergehen diese Belastungssignale des Säuglings, um das aversive Verhalten abzubauen, erwartungsgemäß mit sehr geringem Erfolg (Benoit et al., 1999). Im Flucht-oder-Kampf-Modus wird ausschließlich Vermeidungs-, jedoch kein Annäherungsverhalten gelernt. Es findet keine Habitualisierung statt. Sascha ist plötzlich außer Kontrolle, als wäre ein Schalter umgelegt worden. Porges zufolge ist dieses Bild sehr nah an der neurophysiologischen Realität.

Je nach Bedrohungslage werden unterschiedliche neuronale Schaltkreise aktiviert. Die Aktivierung der Schaltkreise lässt sich an bestimmten physiologischen Markern messen, zum Beispiel der Herzratenvariabilität, sodass die Polyvagal-Theorie empirisch abgesichert werden konnte (Porges, 1995b; 2003). Parallel stützen die Studien die Annahme, dass unser autonomes Nervensystem am Gelingen oder an der Störung der Nahrungsaufnahme beteiligt ist (Porges et al., 1988; 1996; Sahar et al., 2001). Porges kam zu dem Schluss, dass intensive Bedrohungsgefühle sich schnell und tief im autonomen Nervensystem festsetzten und sich der bewussten Kontrolle entziehen. Bei einer Annäherung an dieses Bedrohungserleben werden präventiv Abwehrmaßnahmen initiiert, um die Gefahr abzuwenden (van der Kolk, 2016). Erfahrungen, die nicht nur bei Gefahr abgerufen werden sollen, brauchen einen anderen Kontext.

8.1 Sicherheit: System sozialen Engagements

Unter normalen Umständen ist das System sozialen Engagements vorherrschend, mit einer ruhigen und flexiblen Aktivierung des Vagusnervs. Der ventral-vagale Komplex (VVK) des Vagusnervs kontrolliert die Situation. Das Herz schlägt ruhig, die Atmung ist gleichmäßig und es tritt keine übermäßige Schweißbildung auf. Sinkt der Blutzuckerspiegel, wird sich dies in Hunger äußern. Wird das Blut etwas zu dick, so wird der Flüssigkeitsmangel durch trinken kompensiert. Die Bewegung im sozialen Feld ist unkompliziert, die Kommunikation ist fließend. Die Gesichtsmuskulatur spiegelt den inneren Zustand wider (Ekmann, 2017). Sie sind entspannt und können flexibel auf ihr Gegenüber und die eigene Gestimmtheit reagieren. Sie können über einen Witz lachen, wenn er Sie amüsiert. Sie können die

Traurigkeit eines anderen Menschen teilen. Sie können Trost spenden oder diesen empfangen. Sicherheit oder Aktivierung des Systems sozialen Engagements ist nicht gleichbedeutend mit Wohlbefinden. Wenn Sie vor einer Aufgabe stehen, die sie nicht allein lösen können, suchen sie nach Unterstützung. Belastungen sind alltäglich und jeder Mensch geht durch Phasen durchaus intensiver Belastungen, zum Beispiel beim Verlust eines Elternteils, bei Überforderung im Berufsalltag oder beim Auszug der Kinder aus dem Haushalt. Diese normativen Krisen stellen keine Bedrohung der physischen und psychischen Integrität dar (Dornes, 1993; 2001; Porges, 2010). In der Regel nutzen wir unsere sozialen Ressourcen, um diese Krise zu bewältigen, seien es Gespräche mit Freunden oder auch Hilfsangebote wie etwa Psychotherapie. Das Störerleben hat nicht die Qualität einer Bedrohung erreicht. Betrachten wir den Säugling, so ist dieser wesentlich stärker als Erwachsene auf Schutz und Pflege angewiesen. Auch beim Säugling wird durch einen Zustand der Dysregulation, zum Beispiel Hunger, das System sozialen Engagements aktiviert. Die Erregung des Säuglings steigt schneller als die des Erwachsenen und er benötigt die liebevolle Fürsorge der Bezugsperson, um seine Sicherheitszone stabil zu halten. Wenn er weint oder auf andere Art und Weise Schutz sucht, dann ist das System des sozialen Engagements aktiviert. Wir beruhigen den Säugling, nehmen ihn auf den Arm, tragen ihn oder geben ihm über Körperkontakt eine ruhige Stimme. Diese vorsichtige Modulation der Affekte gibt dem Säugling ein Gefühl der Sicherheit. Wenn dieses Sicherheitsgefühl gebahnt wird, stellt sich ein Zustand ruhiger Aufmerksamkeit ein und die Selbstregulationsfähigkeiten werden wieder aktiviert. Diese Erfahrung stärkt das System sozialer Sicherheit. Parallel dazu haben wir eine psychische Entsprechung in der Entwicklungspsychologie in Form des Bindungsverhaltens, dessen Ziel die Sicherstellung von Schutz und Geborgenheit ist (Bowlby, 1973; Porges, 2003). Der hungrige Säugling wird gefüttert und auch hier spielt das System der sozialen Sicherheit eine entscheidende Rolle, denn die oralen Funktionen sind auf demselben Schaltkreis des Vagus angelegt wie das System der sozialen Sicherheit. »Drittens kommunizieren auf der Ebene der Medulla die für die efferente Steuerung der sozial-kommunikativen Verhaltensweisen zuständigen Strukturen neuroanatomisch mit Nahrungsaufnahme ermöglichenden Strukturen, d.h. Saugen, Schlucken und Speichelproduktion« (Porges, 2010, S. 175).

Das heißt, durch die soziale Sicherung wird dem Säugling die Nahrungsaufnahme ermöglicht. Treten an anderer Stelle Empfindungen auf, die als tendenziell unangenehm empfunden werden, wird der Säugling seinen Bezugspersonen signalisieren, dass er Schutz und Sicherheit braucht. Jetzt stellt sich die Frage: Warum bleibt Sascha aus unserem Beispiel nicht einfach in dem System der sozialen Sicherung, wenn dieses doch so entwicklungsförderlich für ihn wäre?

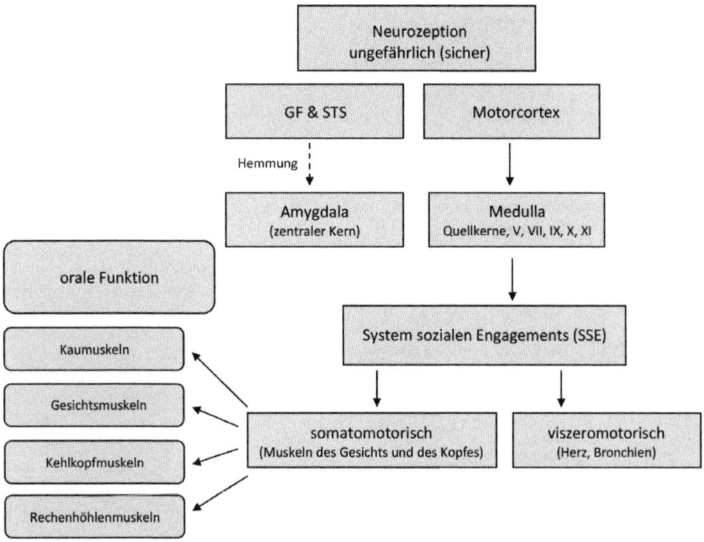

Abb. 10: Sicherheit und orale Funktion (nach Porges, 2010)

8.2 Bedrohung: Flucht oder Kampf

Die gefühlte Sicherheit kann durch äußere oder innere Einflüsse bedroht sein, sodass ein schnelles Handeln erforderlich ist, so zum Beispiel, wenn wir uns an einer heißen Herdplatte verbrennen. Bevor wir es überhaupt bewusst registrieren, ist die Hand von der Herdplatte wegbewegt, und zwar völlig unabhängig davon, ob damit auch das gekochte Essen zu Boden fällt. Eine Notfallreaktion entzieht sich der bewussten Kontrolle, denn bei Bedrohungen, die jenseits unseres Toleranzbereichs liegen, werden unser Verhalten und unsere Wahrnehmung durch den Sympathikus bestimmt. Die Vagus-Bremse wird gelöst, sodass eine schnelle Mobilisierung möglich ist. Die Herzrate steigt, wir beginnen zu schwitzen und spüren eine Zunahme unserer Körperenergie, unsere Wahrnehmung verengt sich und unsere Mimik entgleist. Was wie ein gezieltes oder bewusstes Verhalten erscheinen mag, ist tatsächlich die neurophysiologische Aktivierung des Flucht-und/oder-Kampf-Modus. Ein Angreifer soll neutralisiert, eine Flucht angetreten werden oder beides.

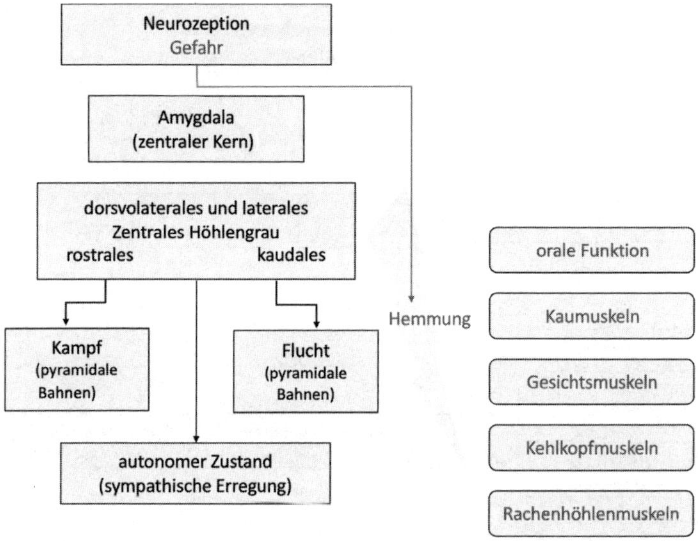

Abb. 11: Flucht oder Kampf (nach Porges, 2010)

Auf jedem Fall soll dies möglichst schnell und weit weg von der Gefahrenquelle erfolgen. Dabei kennen wir im Flucht-oder-Kampf-Modus weder Freund noch Feind. Erst wenn die Bedrohung unter Kontrolle ist, sei es, weil diese niedergeschlagen wurde oder weil wir uns weit genug von ihr entfernt haben, kann das Flucht-oder-Kampf-Verhalten eingestellt werden. Das Verhalten ist überschießend, mit hoher Erregung und hohem Energieverbrauch verbunden. Aufgrund des hohen Energieverbrauchs kann dieser Zustand nur kurz aufrechterhalten werden. Können wir nicht kurzfristig entkommen, so steigt das Risiko für körperliche und seelische Narben (Pole, 2007; van der Kolk, 2016). Dabei steht der Vagus in einer ständigen Feedback-Schleife mit unserer Amygdala, die die Ausschüttung von Cortisol zur weiteren Aktivierung veranlasst. Ob das ausgeschüttet Cortisol das Gehirn schädigt oder das Herzinfarktrisiko erhöht, ist jetzt irrelevant. Hauptsache, sie überleben. Auch der intensivversorgte Säugling kämpft gefühlt um sein Überleben. Häufige Eingriffe, schmerzhafte Prozeduren, Atemnot – all diese sind Situationen, die beim Säugling als »Gefahr« wahrgenommen werden. Bereits vor 30 Jahren konnten Porter, Porges und Marshall (1988) zeigen: Dauerhafter Stress durch Schmerz verändert das Bedrohungsmonitoring des Säuglings. Wenn die Nahrungsaufnahme aufgrund von negativen Erfahrungen belastet ist, so wird diese zu einer Bedrohungssituation. Daher wird auch beim Füttern der Flucht-oder-Kampf-Modus gebahnt. Das Hintergrundgefühl ist in diesem Fall nicht mit Unwohlsein, sondern am ehesten mit dem Begriff »Panik« zu umschreiben. So wird aus einer Füttersituation schnell eine Kampfzone: »He just saw the food and just became rigid and tense, and turned red, and I mean he did all the things that kids do when you try to force them to do something that they really don't want to do, and they're so tiny and they have so little to fight with« (Thorne et al., 1997, S. 99).

Der Säugling dreht sich weg, verschließt den Mund, schreit eher, als dass er weint, und wirkt wütend und schwer erreichbar. Dass in dieser Situation der Versuch eine Nahrungsaufnahme zu gestalten scheitert, ist kaum verwunderlich. Die Auswirkungen sind jedoch noch tiefgreifender, denn im Zustand von »Flucht oder Kampf« wird die orale Funktion gehemmt. Evolutionär ist dieses leicht zu verstehen, denn die Entgleisung der Gesichtsmuskulatur signalisiert den inneren Zustand der Bedrohung an die Umwelt. Die Anspannung der Muskeln, die sich in Überstrecken äußert, ist sinnvoll, um die schnelle Flucht einzuleiten. Die Hemmung der Kaumuskulatur, der Rachenhöhlenmuskeln und damit des Schluckablaufes ist adaptiv, damit der Fokus nicht auf der Nahrungsaufnahme, sondern auf der Flucht liegt. Nahrung, die im Zustand der sympathischen Übererregung aufgenommen wird, kann nicht oder nur schlecht verdaut werden. Betrachten wir die Situation von Kindern mit Nahrungssonde, so sehen wir viele dieser Bedrohungserfahrungen, die auch nach einem Intensivaufenthalt weiterhin auftreten: Übelkeit, Herz-Rhythmus-Störungen, Atemprobleme, häufige Sondenwechsel. Es kommt zur häufigen Bahnung der sympathischen Aktivierung – oder, um präzise zu sein, zu einer Hemmung der Vagus-Bremse, die erforderlich ist, um die Nahrung aufzunehmen. Kommen aversive Erfahrungen hinzu, wie Füttern mit Zwang oder Flooding, wie es von Benoit und Kollegen (1999) beschrieben wurde, findet eine Validierung der sympathischen Aktivierung statt. Die Abwehr wird somit mit der Zeit massiver und immer früher gebahnt. Im Fallbeispiel von Sascha sehen wir dieses Fluchtverhalten sehr deutlich und wenn Sie nach der Erklärung für die Übung zu Beginn dieses Kapitels gesucht haben, dann ist sie hier zu verorten. Je häufiger der Zustand der sympathischen Übererregung ausgelöst wird und je länger dieser Zustand anhält, desto schwieriger ist das Kind wieder zu seinen selbstregulatorischen Fähigkeiten zurückzuführen. Erst wenn die sympathische Aktivierung in der Füttersituation nicht mehr vorherrscht, ist ein Aufbau der Oralität wieder möglich (Porges, 2010).

8.3 Lebensbedrohung: Erstarrung

Flucht oder Kampf im Zustand der sympathischen Aktivierung sind nicht die einzigen Möglichkeiten sich der Bedrohung zu entziehen. Es ist uns auch möglich zu erstarren. Wie bereits berichtet sind Flucht und Kampf anstrengend und verbrauchen viel Energie. Die sympathische Aktivierung reicht für den 100-Meter-Sprint oder für den kurzen Kampf, um den Gegner niederzustrecken. Die sympathische Aktivierung reicht jedoch nicht für mehr. Manchmal ist es sogar vollkommen sinnlos, zu kämpfen oder zu fliehen; es könnte sogar sein, dass Sie damit ihr Leben riskieren.

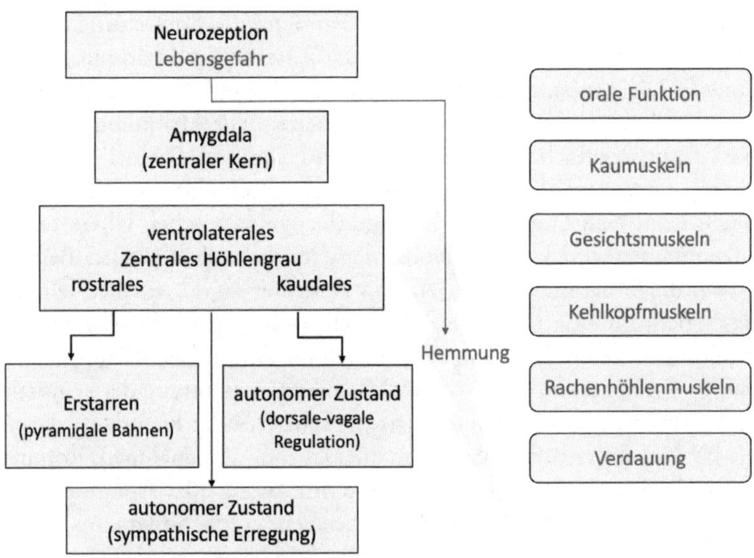

Abb. 12: Erstarrung (nach Porges, 2010)

Der letzte Ausweg oder Rettungsversuch in Anbetracht von Lebensgefahr ist das Abschalten oder Erstarren. Wechseln wir in die Erstarrung, dann erreichen wir den ältesten Teil unseres Vagusnerves, den dorsal-ventralen Zweig (DVK). Porges (1997) spricht in diesem Zusammenhang vom Reptiliengehirn, denn dieses Verhalten ähnelt dem von Krokodilen, Salamandern oder Schlangen. Der dorsale Zweig des Vagusnervs reduziert die Stoffwechselaktivität und die Herzrate, die periphere Durchblutung nimmt ab. In der Folge eines Schocks sind körperliche Aktivitäten eingefroren. Der erstarrte Mensch kann sich nicht bewegen. Betrachten wir unterschiedliche Situationen, in denen dieses Verhalten ihr Leben retten kann. Sie drohen im Eis einzubrechen, Sie befinden sich in einer Kriegssituation und um Sie herum wird geschossen, Sie sind in einer Höhle eingeschlossen oder durch eine Lawine verdeckt, Sie drohen zu ertrinken.

Um ein wirkliches Abschalten zu bewirken, ist nicht nur ein Herunterfahren der körperlichen Aktivierungsmuster, sondern auch der Psyche erforderlich. Das Abschalten macht unempfindlich gegen das, was unvermeidlich auf Sie zukommt. Schmerz, Angst, Wut oder Verzweiflung werden nicht mehr wahrgenommen. Der Körper wird verlassen und es beginnt ein tranceartiger Zustand der Gefühllosigkeit (Bromberg, 2008). Bessel van der Kolk beschreibt das Abschalten oder dissoziieren als »Ursprung der meisten Traumata« (van der Kolk, 2016, S. 103). Die dissoziierte Person ist auf sich allein gestellt, ohne Kontakt zu sich selbst. Es ist davon auszugehen, dass der Säugling schneller abschaltet als der Erwachsene. Erwachsene haben die Möglichkeit sich mit anderen auszutauschen: »Was machen wir denn jetzt? Wie kommen wir hier raus?« Sie können anfangen in die Aktivität zu gehen und damit den Traumakreislauf zu unterbrechen. Der Säugling kann dies nicht. Im fehlt die affektive und Handlungsfähigkeit in der Situation. Deshalb wird er sich schneller erschöpfen und folglich früher aus der Situation aussteigen. Dieses Verhalten ist gerade bei Säuglingen in der dauerhaften Intensivversorgung, bei schwerer Vernachlässigung oder Misshandlung zu beobachten (Schore, 2003). Die Filmaufnahmen von René Spitz zu Kindern, die im Zweiten Weltkrieg in Hospizen untergebracht wurden (1944), sind ein beredtes Zeugnis der Zeitgeschichte von früher Traumatisierung. Es sind Säuglinge und Kleinkinder zu sehen, die ruhig verharren, durch die anwesenden Personen hindurchschauen, mit dem Kopf gegen das Gitterbett schlagen, die Augen schließen, einschlafen oder in Ohnmacht fallen. Sie weinen nicht, schreien nicht, beschweren sich nicht. Abgeschaltete Säuglinge sind pflegeleicht, sie fordern nichts. Allerdings sollte uns dies nicht beruhigen, denn unser klinischer Eindruck ist, dass sie in diesem Zustand verbleiben, da der Selbstsinn noch nicht voll entwickelt ist. Das dritte System der Erstarrung blockiert jegliches Lernen, Gefühle, im Grunde jede Erfahrung. Das Kind sitzt still und starrt auf seinem Hochstuhl; es wirkt vollkommen ruhig. Nichts kann es aus dieser Ruhe bringen, weder ein Nahrungsangebot noch der Hunger oder der Durst. Das Kind wirkt, als wäre es nicht mit uns im Raum, sondern ganz weit weg. In der Therapie führt dies oft dazu, dass das Kind in Ruhe gelassen wird. Es wird auf ein Signal gewartet, was aufgrund der Deaktivierung nicht gesendet wird.

Wann aber kommt es zu Abschaltreaktionen? Nehmen wir ein häufiges Problem bei Kindern mit Sondendependenz: dass Erbrechen. Der Säugling macht wiederkehrend die Erfahrung des Erbrechens (Wilken et al., 2013). Bei täglichem Erbrechen oder wiederholter Übelkeit verliert die soziale Unterstützung an Bedeutung. Flucht oder Kampf können den Prozess nicht stoppen. Statt zu weinen, zu fliehen oder zu kämpfen, macht der Säugling sich starr, wenn das Erbrechen beginnt. Er antizipiert bereits die aufsteigende Nahrung und zeigt keinerlei Reaktion auf das bevorstehende Ereignis. Ohne sich in seiner Tätigkeit zu unterbrechen, schießt die Nahrung aus seinem Mund. Er zeigt auch nach dem Erbrechen keine oder nur eine bedingte Reaktion. Das Gehirn ist auf der unreifsten Form der Bewältigung angekommen und zeigt kein adaptives Verhalten mehr, dabei ist es gerade im Zustand dieser Erstarrung massiv gestresst und sowohl die körperliche als auch die seelische Gesundheit sind bedroht (van der Kolk, 2016).

> »Aber eine weitere sich später herausbildende und länger andauernde traumatische Reaktion kann in der Dissoziation gesehen werden, in der sich das Kind von den Stimuli der äußeren Welt abwendet und sich in die ›innere‹ Welt zurückzieht. Die Dissoziation eines Kindes inmitten von Panik führt zu Empfindungslosigkeit, Vermeidung, Fügsamkeit und gebremsten Affekten. Traumatisierte Kinder starren mit leerem Blick in den Raum. Dieser vom Parasympathikus dominierte Zustand des Rückzugs zur Selbstbewahrung eignet sich in hilflosen und hoffnungslosen stressvollen Situationen, in denen das Individuum völlig gelähmt ist und danach strebt, Aufmerksamkeit zu vermeiden, um ›unsichtbar‹ zu werden […]« (Schore, 2007, S. 171).

Neben dieser psychischen Abschaltreaktion bringt das Einfrieren der physischen Funktion ein zweites schwerwiegendes Problem mit sich. Nicht nur die orale Funktion ist beeinträchtigt, sondern auch die Verdauung. Nahrung wird nicht mehr verwertet, und während Flucht und Kampf jeweils nur über kurze Episoden auftreten, können Kinder über lange Zeiträume abgeschaltet bleiben. Dies mag auch erklären, warum über ein Drittel der Kinder mit Sonde nicht gedeihen, trotz hochkalorischer Nahrung, trotz regelmäßiger Zufuhr und trotz aller Versuche, die Nahrung an das Kind anzupassen. Ein Kreislauf aus Aversion – Abschalten – Untersuchen – Anpassen – Aversion beginnt, der sich durch Veränderungen im Nahrungsregime schwerlich in den Griff bekommen lassen.

Diese Gruppe von Kindern ist am schwersten zu behandeln, denn das Kind hat sich vollkommen in sich zurückgezogen und lässt alles über sich ergehen, ohne sich zu spüren. Ohne Bedürfnis lässt sich kein Bedürfnis befriedigen, ohne Appetit gibt es kein Essen. Erst wenn das Kind neurologisch einen Gang hochschaltet und Flucht-oder-Kampf-Verhalten erneut aktiviert, hat es den stabilen Zustand der Dissoziation verlassen und wir können wieder mit ihm arbeiten.

8.4 Wo passiert Nahrungsverweigerung?

In diesem Abschnitt wurde eine Vielzahl von Befunden aus der neurowissenschaftlichen Forschung diskutiert. Das Fazit aus diesem Abschnitt: Nahrungsverweigerung geschieht nicht bewusst. Der Säugling und das Kleinkind haben keinen Handlungsplan, keine Strategie und auch kein wirkliches Wollen bei der Nahrungsverweigerung. Neurologisch können wir die Fütterstörung und die Sondendependenz im Bereich des Zwischenhirns und noch verstärkter im Bereich des autonomen Nervensystems verorten. Um die Arbeit überschaubar zu halten, wurden Ergebnisse zum enterischen Nervensystem, dem sogenannten Bauchhirn, nur begrenzt mit einbezogen (Gershon, 2001). Erste Forschungsergebnisse aus diesem Bereich sind es wert, in Hinblick auf Säuglinge in Betracht gezogen zu werden. Diese Darstellung ist ein erster Entwurf zur Verdeutlichung der Wirkzusammenhänge auf unbewusster und damit wirkmächtiger Ebene. Es wird kein ultimativer Anspruch auf Vollständigkeit erhoben und es empfiehlt sich dringend auf diesem Gebiet weiter zu forschen, und zwar gerade mit neurowissenschaftlicher Fundierung, auch um Therapieprogramme abzusichern. Wenn wir verstehen wollen, wie es zur Nahrungsverweigerung kommt, ist Grundlagenforschung erforderlich, damit wir die

Abläufe im Nervensystem bei Sondendependenz nachvollziehen können. Auch eine gezielte Traumaforschung wäre wünschenswert, damit wir das Nervensystem frühzeitig schützen und damit Nahrungsaversion präventiv entgegenwirken können. Hierzu ein Zitat von Porges (2010):

> »Diese Mechanismen, die uns Hunger signalisieren, könnten während emotional belastender Erlebnisse auch ein Gefühl der Übelkeit hervorrufen. Wir hören häufig subjektive Berichte von Menschen denen ›etwas auf den Magen geschlagen ist‹. In solchen Fällen erleben die Betreffenden schwere emotionale Belastungen, die mit tiefwirkenden negativen Erlebnissen verbunden sind« (Porges, 2010, S. 158).

Betrachten wir einmal Kinder mit Sondendependenz, die zum Teil täglich erbrechen (Wilken et al., 2018), bei denen nach erfolgreicher Therapie der Sondendependenz das Erbrechen jedoch nicht mehr auftritt (Wilken et al., 2013). Es wäre sehr überraschend, wenn wir keine Veränderungen in der neuronalen Aktivität finden würden, die diese Ergebnisse erklären.

Für den klinischen Leser stellt sich unter Umständen die Frage, was er mit diesem Ergebnis anfangen kann. Wie soll man auf das autonome Nervensystem therapeutisch einwirken? Es sei verraten, dass dies gar nicht so schwer ist, wie es im ersten Moment klingen mag (Schore, 2012). Die Erregung des Nervensystems wirkt sich auf das Verhalten aus und diese Verhaltensmuster sind sowohl beobachtbar als auch veränderbar. Diese Muster des Verhaltens sind das Thema des nächsten Kapitels.

9 Das Erleben zerfällt

Es ist Zeit sich mit der Frage auseinanderzusetzen, was der Säugling in der Füttersituation erlebt. Von den Auslösern ausgehend und mit dem Wissen um die Aktivierung des Bedrohungsmonitorings wissen wir, auf welcher Basis Sascha seine Erfahrungen macht. Das Nervensystem sollten wir als Hintergrund, als Rahmen der Erfahrung sehen. Es ist jedoch nicht das reale Erleben des Kindes in der Situation. Welche Erfahrungen hat Sascha in seiner Vergangenheit auf welchen Ebenen gemacht und verarbeitet? Welche Erfahrungen macht er jetzt auf welchen Ebenen der Verarbeitung? Es Zeit in das konkrete Geschehen während der Esssituation einzusteigen.

> Was erlebt Sascha in der im letzten Abschnitt geschilderten Situation? Er liegt halbaufrecht in einem Stillkissen. Er ist entspannt, seine Herzrate ist ruhig und gleichmäßig. Beim Nahrungsangebot spannt sich sein Körper an, die Herzrate steigt, sein Kopf dreht sich weg und seine Arme gehen nach vorne. Er sieht den Löffel und versucht diese Wahrnehmung zu vermeiden. Wenn er den Löffel nicht sieht, fühlt er sich nicht von diesem bedroht. Er fühlt Anspannung, Angst und Wut – Affekte, die das hohe Erregungsniveau aufrechterhalten. Ein positiver Affekt taucht in dieser Situation nicht auf. Die Handlungsabfolge ist nicht kohärent. Da er auf Abwehr eingestellt ist, findet kein interaktiver Austausch statt. Die Mutter versucht Sascha dennoch zu füttern und folgt seinen Bewegungen, Sascha wehrt vehement ab. Nach wenigen Sekunden gibt sie auf. Dies ist insgesamt eine Situation mit Erinnerungswert und folglich wird dieses Erlebnis als zwar alltäglich, aber dennoch gefühlsgeladen erinnert.

Wenn wir von Störungen des Essverhaltens sprechen, reden wir häufig vom Großen und Ganzen, von einer in sich gestörten Gestaltung der Esssituation. Wir analysieren das Essverhalten und den Austausch zwischen Mutter und Kind häufig global und kommen zu dem Schluss, dass uns irgendetwas in der Situation stört. Zumeist liegt dabei der Fokus auf dem Verhalten der Eltern (Zeanah & Larrieu, 1998). Zum Ende der Analyse gibt es bestimmte Verhaltensweisen, die uns auffallen, und häufig enden diese Analysen damit, Eltern Empfehlungen zu geben, wie sie sich verhalten sollen. Dabei folgen wir der Annahme, dass sich durch die Veränderung des Elternverhaltens auch das Verhalten des Kinds ändern wird. Dies ist zwar in sich schlüssig, jedoch oft zu wenig präzise. Denn nur wenn die Veränderungen des Elternverhaltens beim Säugling als solche auch auf der Erlebnisebene ankommen, kann dieser sein Verhalten ändern. Darum steht in diesem Zusammenhang das Erleben des Kindes im Vordergrund und dieses soll hier analysiert werden.

9.1 Daniel Sterns Theorie des Erlebens des Säuglings

Daniel Stern, einer der wohl bekanntesten und einflussreichsten Säuglingsforscher, hat sich über 30 Jahre seines Forschungslebens die Frage gestellt: Wie erlebt der Säugling seine Umwelt und wie führt dieses Erleben zu einem Selbstbild (Stern, 1992; 1998)? Stern ging der Grundidee nach, wie der Säugling seine in der Interaktion mit seinen Eltern gemachten Erfahrungen verinnerlicht und zu Repräsentationen zusammenfügt. Diese Schemata basieren nicht auf einer, sondern auf mehreren Ebenen des Erlebens, die simultan verarbeitet werden. Anders als beim Erwachsenen spannt sich dieses Erleben beim Säugling über sehr kurze Sequenzen von etwa fünf bis zehn Sekunden Länge auf (Stern, 2005). Die in diesen Sequenzen simultan erlebten Erfahrungen werden als Erinnerungen als Ganzheit oder als geschlossener Kreis gespeichert, ohne dass diese Erinnerungen dem Bewusstsein zugänglich sind. Stern beschreibt dies anhand von Bindungsmustern:

> »Zum Beispiel wurden die Bindungsmuster zwischen Müttern und ihren erst zwölf Monate alten (noch nicht sprechenden) Babys im Moment der Wiedervereinigung nach einer kurzen Trennung evaluiert (Ainsworth et al., 1978). Die Säuglinge wussten implizit, was sie mit ihrem Körper, mit dem Gesicht, mit ihren Gefühlen und Erwartungen, ihrer Aufregung, ihren Hemmungen tun, in welche Richtung sie ihre Aktivitäten lenken sollten usw.

> Sie ›wussten‹, ob sie auf die Mutter zukrabbeln und die Ärmchen nach ihr ausstrecken sollten, um sie zum Körperkontakt und zu einer Umarmung zu veranlassen, oder ob es geraten war, bewegungslos zu verharren und vorzugeben, dass die Rückkehr der Mutter ein Nicht-Ereignis sei. Ebenso ›wussten‹ andere Säuglinge, dass sie ihren Wunsch und ihr Bedürfnis nach Kontakt in übertriebener Form zum Ausdruck bringen mussten, um aus der Mutter ›mehr herauszuholen‹« (Stern, 2005, S. 124).

Die Erfahrungen, die der Säugling gemacht hat, werden zur Basis seines Verhaltens. Wir können daher kohärente Reaktionsweisen, wie zum Beispiel kohärentes Interesse an der sozialen Interaktion, kohärentes Anzeigen von Bedürfnissen, das Wiederkennen von Handlungsabläufen und von Bezugspersonen, beobachten, ohne dass der Säugling sein Verhalten bewusst steuert. In der Interaktion wird das implizite Beziehungswissen angelegt, vor allem in der Regulation von Affekten, Bedürfnissen und in gemeinsamer Exploration, was die Basis der Entwicklung des Selbst ausmacht. Sterns Ansatzpunkt und Interesse waren dabei klinisch:

> »Selbst wenn wir in einer gestörten Beziehung klinisch intervenieren und erfolgreich verändern könnten, was die Eltern tun und wie sie die Vorgänge interpretieren, wird sich der Säugling weiterhin, insoweit dies eben möglich ist, genauso verhalten wie zuvor, solange seine eigenen Repräsentationen unverändert bleiben« (Stern, 1998, S. 102).

In seiner Analyse legt er dabei den Schwerpunkt auf das affektive Erleben, und nimmt gerade die Still- und Füttersituation als affektgeladen Situation in den Blickpunkt, jedoch ohne dabei auf das Thema der Fütterstörung oder der Sondendependenz einzugehen. Allerdings thematisiert Stern ein häufiges Problem in der Arbeit mit Sondendependenz: Auch wenn die Eltern noch so sensibel auf die Signale des Kindes reagieren, kommt es häufig nicht zur Veränderung des Verhaltens. Damit könnte ein wesentliches Element, wenn nicht gar ein Schlüsselelement, für das Verständnis für Sondendependenz vor uns liegen.

Stellen wir uns die Frage, inwieweit sich die Erlebnismuster eines Säuglings mit Sondendependenz vom oral gefütterten Säugling unterscheiden, welche Erinnerungsmuster sich daraus bilden und wie diese das Verhalten steuern. Kurz gefragt: *Was erlebt ein Säugling in einer Sequenz zwischen dem Moment, in dem die Mutter den Löffel aufnimmt, ihn dem*

Säugling anbietet, und dem Moment, in dem sie ihn wieder ablegt? Eine Sequenz, die wenige Sekunden dauert, die aber für den Säugling ein überschaubarer Zeitraum ist, im Gegensatz zu einer vollständigen Mahlzeit. Im Rahmen der Mahlzeit werden weitere dieser Sequenzen folgen und der Säugling macht Erfahrungen, die gleich bleiben – »Meine Mutter bietet mir den Löffel immer wieder an!« –, und Erfahrungen, die sich verändern: »Oh, es ist Karotte!« oder »Oh, es ist Joghurt!« Diese Sequenzen bilden daher insgesamt über ihre Invarianz ein vorhersehbares Verhalten der Mutter und in der Varianz (z. B. anderer Geschmack) die Möglichkeit, Flexibilität einkehren zu lassen: »Auch wenn es Joghurt ist, werde ich vom Löffel gefüttert!« Welche Komponenten des Erlebens sind es, die zu einem Gesamtbild zusammengefügt werden? Um diese Frage zu beantworten, wird zunächst ein erwartendes Erleben des Säuglings und dann das Erleben unter der Bedingung Sondendependenz analysiert.

9.2 Sensomotorische Empfindungen

Unser sensomotorisches Empfinden lässt sich zusammenfassen als das, was an unserer Körpergrenze passiert. Berührungen, Bewegungen, Temperatur, Lageveränderung, der propriozeptive Sinn bilden die Basis dieser Erlebensebene. Dieser Sinn ist gleichzeitig empfindlich und unempfindlich. Bei niedriger Stimulation gibt er wenig Information ab und nimmt folglich auch wenig Information auf. Wir empfinden nicht, dass wir empfinden. Bei starken positiven oder negativen Impulsen reagieren wir äußerst empfindlich, zum Beispiel bei zärtlichen Berührungen der Haut, bei Einschränkungen der Bewegungsfreiheit, bei raschen Lageveränderungen usw. Die Empfindung ist abhängig von unserer eigenen Aktivität: Wenn wir uns rasch bewegen, ändert sich unsere Position. Fassen wir auf die heiße Herdplatte so führt unsere Handlung zu einem starken Schmerzreiz. Der Sinn wird natürlich auch extern angesprochen, wie gesagt bei zärtlichen Berührungen, beim Tragen des Säuglings, beim Geben der Hand, beim Nehmen der Hand. Es ist eine Empfindung an der Grenze und damit eine Empfindung, die unmittelbare Nähe bedeutet. Diese kann gewollt und willkommen sein, was zu Wohlbefinden und Entspannung beiträgt; aber wehe, uns kommt jemand »zu Nahe« – dann verteidigen wir unsere Außengrenze.

9.2.1 Das nährende sensomotorische Schema

Beim Füttern umfasst diese Erlebnisebene die eigenen körperlichen Bewegungen, so etwa beim Greifen nach dem Löffel, beim Ausrichten des Kopfes zum Löffel hin, beim Öffnen des Mundes. Bei Beginn der Mahlzeit ist aufgrund des Hungergefühls eine hohe Aktivierung zu beobachten. Mit abnehmendem Hunger reduziert sich auch diese Aktivierung. Die Bewegungen werden langsamer und ruhiger. Die Bewegungsmuster und die abnehmende Aktivierung werden als sensomotorische Schemata gespeichert.

9.2.2 Das sensomotorische Schema bei Nahrungsverweigerung

Der Säugling spürt seine Bewegung, die vom Löffel, von der Flasche oder Brust ab- und nicht zugewandt ist. Er greift nach dem Löffel, lässt diesen wieder fallen. Er schlägt nach dem Löffel, damit dieser nicht mehr sichtbar ist. Er dreht den Kopf weg und kneift den Mund zu. Er macht sich steif, krümmt den Rücken nach hinten und gerät in einen Übertonus. Nahrung an den Händen wird nicht zum Mund geführt, sondern soll abgewischt werden. Anstatt dass mit der Fütterung die Aktivität abnimmt, nimmt diese mit der Zeit zu. Der Säugling wird immer stärker erregt, seine Bewegungen zunehmend unkoordinierter. Liegt eine nasogastrische Sonde, kommen weitere aversive Stimuli hinzu, denn die Sonde bewegt sich mit den Bewegungen des Säuglings. Bewegung fort vom Löffel oder von der Flasche, fehlende Bedürfnisbefriedigung sowie die innerkörperlichen Bewegungen der Sonde im Rachen halten die sympathische Aktivierung und Erregung auf hohem Niveau.

9.3 Visuelle Wahrnehmung und taktile Empfindungen

Das reifende Nervensystem des Säuglings sucht nach Reizen, um sich an der Außenwelt abzuarbeiten, um Erfahrungen, innere Bilder und Repräsentanzen zu sammeln und sie zu einem integrierten Ganzen zusammenzufügen (Schore, 1994). Wie wir bereits gesehen haben, spielt der Mund dabei eine große Rolle. Objekte werden mit diesem sensiblen Tastorgan befühlt und geschmeckt. Wie schmeckt Holz, wie fühlt es sich in den Händen an und wie sieht es aus? Aus dieser Wahrnehmung entsteht das integrierte Bild eines Objektes, das später fallen gelassen, zu Türmchen aufgestapelt und wieder umgeworfen wird. Die visuelle, auditive, olfaktorische und taktile Wahrnehmung ist eine zentrale Voraussetzung für die Selbstregulation oder die Bindung zwischen Säugling und Eltern. So finden Neugeborene die Brust zum Beispiel am Geruch der Mutter (Varendi et al., 1994). Der Blickkontakt zwischen Mutter und Kind setzt die visuelle Wahrnehmung voraus. Das Gehalten- und Getragenwerden unterstützt die Regulation negativer affektiver Zustände. Wir können daher davon ausgehen, dass aktiv gesehen gefühlt und erlebt wird. Dabei stellt sich wieder die Frage nach dem Motiv: Was nimmt der Säugling wann und warum wahr? Warum bleibt sein Blick an diesem Holzwürfel hängen und nicht an dem viel intensiver leuchtenden Feuerwehrauto? Warum motiviert ihn dieses oder jenes Objekt, warum ist der Säugling so bezogen auf seine primäre Bezugsperson? Margarete Mahler formulierte es so: »Die zur Individuation führenden Schritte werden durch Wahrnehmungsprozesse vermittelt, die sich um die Suche nach den bedürfnisbefriedigenden Objekten drehen« (Mahler, 1986, S. 42).

Mahler ging davon aus, dass die primäre Motivation auf erogene Befriedigung ausgerichtet ist. Richtiger ist, dass Füttern und Stillen immer mit Exploration von Geschmack und Geruch (Beauchamp & Mennella, 2009), körpernaher Regulation (Carfoot et al., 2005), Bindung und Sicherheit (Satter, 1990) sowie mit der Wahrnehmung des Füllens des Bauchens (Nahrung und Flüssigkeit) einhergehen. Unsere Wahrnehmung ist, wie im Rahmen der Polyvagal-Theorie erläutert wurde, ebenso auf die Abwehr von Bedrohung ausgerichtet wie auch darauf einzuschätzen, ob eine Situation, eine Person oder eine Speise sicher ist und ihr vertraut werden kann. Das Wahrnehmungsschema ist daher die Welt der Umweltreize, die als Verhaltensauslöser fungieren wird.

9.3.1 Das nährende Wahrnehmungsschema

Das Füttern, Stillen oder das Trinken aus der Flasche ist an sich ein von multimodalen Wahrnehmungen geprägtes Erleben. Es wird gesehen, gerochen, gehört und gefühlt. Der Wahrnehmung geht ein Bedürfnis voraus, das die Wahrnehmung deutlich bestimmt. Bei uns Erwachsenen ist dies festzustellen, wenn wir hungrig ein Restaurant oder einen Supermarkt betreten. Der Geruch wird intensiver und die Produkte erscheinen ansprechender. Die Welt ist Duft, Verführung und verheißt Bedürfnisbefriedigung.

Der Säugling sieht die Brust, den Löffel, den Brei oder die Flasche. Je nach innerer Gestimmtheit reagiert er auf das, was sich vor seinem visuellen Feld abspielt. Er wird die Augen aufreißen, unruhig werden, sich auf das Objekte ausrichten und sich diesem annähern. Durch die Bewegung hin zum Objekt wird dieses zunächst größer oder nimmt mehr Raum ein. Wenn das Objekt nicht mehr visuell wahrgenommen wird, da Flasche, Brust oder Löffel im Mund verschwunden sind, wird die visuelle Wahrnehmung durch eine olfaktorische und gustatorische Wahrnehmung abgelöst. Diese Wahrnehmungen bilden die perzeptuellen Schemata.

9.3.2 Wahrnehmungsschemata bei Nahrungsverweigerung

Liegt eine Bedürfnislage vor, die mit Vermeidung und Rückzug verbunden ist, geht dies mit einer Fokussierung auf Nicht-Wahrnehmung bzw. Wahrnehmungsvermeidung einher (Lichtenberg, 1989). Der potenzielle Stressor soll nicht gesehen, gerochen, gespürt oder geschmeckt werden. Der antizipierte Unlustzustand soll vermieden werden (Grawe, 2004). Es entsteht eine stärkere sympathische Aktivierung, die aufgrund der verstärkten Erregung eine Unruhe beim Anblick des möglichen Stressors auslöst. Wir sehen Bewegungen, die bereits als sensomotorische Schemata beschrieben wurden. Damit geht der Fokus für den Prozess, der von den Eltern intendiert wird, verloren. Der Löffel soll nicht gesehen werden, da der Geschmacksreiz oder das Riechen der Nahrung Übelkeit auslösen können. So werden Geschmack und Geruch ebenfalls vermieden. Wenn das Objekt durch die Handlung des Säuglings oder der Eltern aus dem Gesichtsfeld verschwunden ist, sinkt die sympathische Aktivierung leicht ab. Der Säugling ist jedoch noch nicht in Sicherheit, er hat ausschließlich die erste Bedrohung abgewehrt. Bleibt das Angebot bestehen, versuchen die Eltern weiter zu füttern, so steigt die sympathische Aktivierung erneut an. Das Bedürfnis nach Rückzug nimmt zu. Wo ein Bedürfnis nach Nahrung, Exploration, Kommunikation und sinnlichem Genuss sein sollte, ist nichts vorhanden. Folglich wird die Wahrnehmung blockiert. Auch wenn es gelingt, den Löffel im Mund des Kindes zu platzieren und es damit zu einer Geschmackserfahrung kommt, ergibt sich daraus nicht zwangsläufig eine korrektive Erfahrung. Die Nahrung im Mund kann bildlich gesprochen zur Hand auf der Herdplatte werden und das Bedrohungserleben verstärken. Positive Geschmacksreize werden in der Folge nicht mehr erlebt. Das Füttern wird aufgrund der abgewandten Wahrnehmung nicht mehr möglich oder das Erlebnis nicht mehr erinnert. Das bedeutet, dass in einer Art Blindflug gefüttert wird, ohne eine aktive Wahrnehmung des Säuglings.

9.4 Handlungsabfolge

Eine Situation spannt sich um handelnde Menschen auf, wobei die Kontur der Handlung den Kontext rahmt. Jede Situation und jede Interaktion hat ihre eigenen Konturen, die sich aus den Handlungen ergeben. Erinnerungen entstehen aus Mustern immer wieder ähnlich auftretender Abläufe. Diese Erinnerungen sind wichtige Bestandteile dessen, was wir als Beziehung bezeichnen. Während Interaktionen einen flüchtigen Charakter haben, sind es die Beziehungen, die überdauern und unsere soziale Welt aufspannen. Aber dafür brauchen wir Erinnerungen und das Wissen, wer der andere ist und vor allem was der andere macht. Es bilden sich daraus Skripte des Zusammenseins – Schlüsselsituationen, an die wir uns erinnern und die exemplarisch für unser Verhältnis in der Beziehung stehen. Es besteht heute Konsens darüber, dass viele dieser frühkindlichen Handlungsabfolgen den Kern unser Bindungsbeziehung und unserer späteren Bindung zwar nicht zwangsläufig bestimmen, aber zumindest tiefer gehend beeinflussen (Fonagy et al., 1991; 2004; Grawe, 2004). Aus gemeinsamen Handlungen wird eine gemeinsam gelebte Geschichte, eine mentale Repräsentanz – und diese ist weniger mental, als wir es uns oft vorstellen. Sie ist häufig ganz konkret, motorisch und physisch (Trautmann-Voigt & Moll, 2011). In diesem Zusammenhang sprechen Stern et al. (2012) von intuitivem Beziehungswissen. Das bedeutet, Handlungsmuster werden zu einem wesentlichen Teil der Beziehung, und zwar der Beziehung zwischen den Personen und den Beziehungen des Menschen zu seiner Handlung. Diese werden mit zunehmender Wiederholung in ihrem Kern stabiler und in der Handlung flexibler. So erweitert sich das Schema Spielen von dem rein sozialen Spiel zum Spiel mit Objekten und zum Spiel mit Beziehungspartnern und dem Objekt. Das Schema wird flexibler und gleichzeitig stabiler.

9.4.1 Das nährende Handlungsschema

Die Handlungsabfolge und das daraus entstehende Schema beginnen mit der gemeinsamen Ausrichtung auf das Essen. Die Eltern richten sich genauso auf den Brei, die Flasche oder die Brust aus wie der Säugling. Im Optimalfall wird der Säugling die Mahlzeit initiiert haben. Er wird unruhig gewesen sein und seine Eltern haben darauf geschlossen, dass er hungrig ist. Es wird gepustet, gerührt und der Löffel langsam auf den Mund zubewegt. Der Säugling öffnet den Mund und nimmt den Löffel ab. Die Mutter lächelt das Kind an und zieht den Löffel zurück. Diese Abfolge ereignet sich so oder in minimal variierender Form immer wieder. Damit entstehen Handlungserwartungen bei Kind und Mutter, gefolgt von Mustern abgestimmten Verhaltens.

9.4.2 Das Handlungsschema bei Nahrungsverweigerung

Der Löffel wird auf den Mund zubewegt, der Säugling dreht den Kopf weg und verschließt den Mund. Die Mutter versucht dem Kind zu folgen und der Kopf bewegt sich in eine andere Richtung. Die Eltern versuchen auf das Kind einzuwirken, damit es doch noch den Mund öffnet oder die Flasche zulässt. Doch die Abwehr verhindert eine Aufnahme. Statt einer kurzen Sequenz von Anbieten, Aufnehmen und Zurückziehen des Löffels wird das Angebot zu einer Endlosschleife aus Angebot, Verweigerung und wahlweise Platzieren des Löffels im Mund oder Zurückziehen des Angebotes. Die Handlungsabfolge wird dadurch desorganisiert und weniger vorhersehbar für das Kind und die Eltern. Eine konsistente Handlungserwartung lässt sich aus dieser Abfolge nicht abbilden.

9.5 Affekte und Gefühlsgestalten

Das Thema der Affekte wird intensiver behandelt, denn es ist zentral für die Entstehung und Aufrechterhaltung von Fütterstörung und Sondendependenz (Wilken et al., 2017). Es wird die Hypothese vertreten, dass Fütterstörungen weniger durch die Nahrungsaufnahme an sich, sondern durch die dabei begleitenden Affekte erzeugt werden.

Betrachten wir Affekte von Beginn an, so stehen dort Auslöser, die nur aus der Bedeutsamkeit einer Erfahrung heraus verstanden werden können und eine Erhöhung der Erregung zur Folge haben (Benecke, 2014).

Im ersten Lebensjahr sind dies soziale Interaktionen mit den primären Bezugspersonen. Jede Interaktion ist von Affekten bestimmt, die ihr eine Kontur verleihen. In der frühen Kindheit sind die Affekte ebenfalls bestimmt vom Ablauf einer Interaktion.

> »Our earliest relationships structure our emotional brain in ways that have long-lasting consequences for our emotional well-being. If we are nurtured by our caregivers, our emotional brain develops in such a way as to allow us to become comfortable with our own emotions and to respond to our social environment healthily« (Schore, 2019, S. 216).

Affekte und Interaktionen sind nicht voneinander zu trennen. Affekte lassen sich bezüglich ihrer hedonistischen Tönung (z. B. lustvoll/aversiv), der Aktivierung (erregend/beruhigend), der motivationalen Richtung (Annäherung/Vermeidung) und der Kontur (Gefühlsgestalt) unterscheiden (Lichtenberg, 1989). Das Affekterleben findet in einem dynamischen Wechselspiel von Beziehungs-, Bedürfnis- und daraus resultierend Affektregulation statt (Schore, 1994; 2012; Lichtenberg et al., 2017). Affekt- und Bedürfnisabstimmung erzeugen positive Erregung oder wandeln negative in positive Erregung um und bilden die Grundlage für eine Bindungsbeziehung (Ovtscharoff & Braun, 2001). Affekte werden in den ersten Lebensmonaten von den primären Bezugspersonen reguliert. Im Verlauf des ersten Lebensjahres entwickelt der Säugling mehr und mehr die Fähigkeit zur Selbstregulation. Auch wenn Basisaffekte kulturell universelle Muster darstellen, entwickelt sich der Affektausdruck im Verlauf der ersten 18 Lebensmonate (Dornes, 1993; 1997; Ekman, 1993). Da Affekte zeitlich instabile Muster der Aktivierung darstellen, die sich je nach Bedürfnislage verändern, bedarf es einer kontinuierlichen Abstimmung und damit der ständigen Regulierung (Beebe & Lachmann, 2004).

Die Füttersituation ist eine Situation, in verschiedene Bedürfnisse reguliert und koordiniert werden müssen: die Bedürfnisse nach Nahrung, nach sinnlichem Genuss und nach Exploration (Lichtenberg, 1989). Die Bedürfnisregulation führt zu einem kontinuierlichen Wechsel von Hunger zu Sättigung und von Neugierde zu neuen Erfahrungen.

Tab. 8: Affektentwicklung

Affekt	ab Monat	hedonistische Qualität
Ekel	Geburt	Aversion – negativ
Interesse/Neugierde	Geburt	Hinwendung – positiv
Überraschung	Geburt	Orientierung – neutral
Freude	1.–2. LM	Verstärkung – positiv
Traurigkeit	3.–4. LM	Abwendung – negativ
Ärger	3.–4. LM	Abgrenzung – negativ
Furcht	6.–8. LM	Abwendung – negativ
Schuld	12.–15. LM	Reflexion – negativ

9.5.1 Nährende Affekte

Der Austausch zwischen Mutter und Kind führt zu geteilter Freude und gemeinsamem Genuss. Es entstehen Gefühlsgestalten, die mit der Handlungsabfolge kohärent sind. Es wird angeboten, der Hunger schwillt an, der Löffel wird abgenommen, der Hunger nimmt ab. Damit entstehen dynamische Affektgestalten der gemeinsamen Bedürfnisregulation. Diese dynamischen Affektgestalten werden als Schema gespeichert. Dabei verbinden sich die Gefühlsgestalten mit bindungsstabilisierenden Affekten, wie etwa Sättigung mit Freude, Liebe und einem Gefühl von Nähe.

9.5.2 Affekte bei Nahrungsverweigerung

Affekte drücken Bedürfnisse aus. Eines dieser Grundbedürfnisse ist das Bedürfnis, auf Aversives mit Selbstschutz (aktiv-aversiver Modus) oder Rückzug (passiv-aversiver Modus) zu reagieren. Der Ausdruck der Aversion sollte daher als Versuch des Selbstschutzes verstanden werden und damit nicht als gestörtes Verhalten, sondern als Anzeichen einer Störung der Bedürfnisregulation. Die Wahrnehmung von aversiven Erlebnissen, Überforderung und physiologisch instabilen Zuständen wurde bereits im vorherigen Kapitel besprochen. Im Affekt finden diese aversiven Zustände ihren Ausdruck: Schreck, Ekel, Unlust, Ärger (Dornes, 1993).

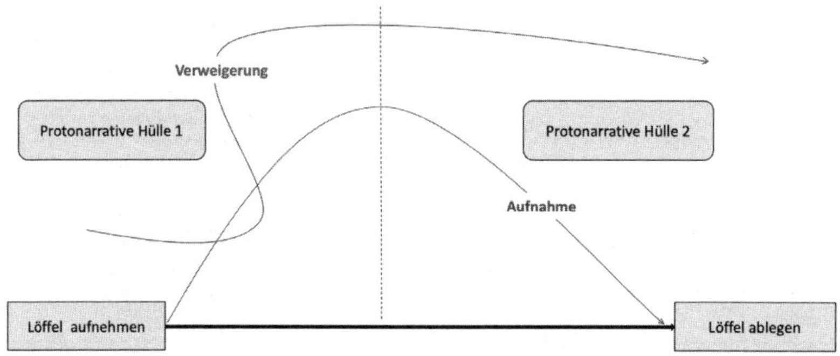

Abb. 13: Eskalierende Affekte

Der Aversionsausdruck stellt eine Beziehungsbotschaft mit Aufforderungscharakter dar. Die Situation, Handlung oder Erfahrung, die die Aversion auslöst, soll beendet werden. Wird diese Aversion übergangen, um eine Nahrungsaufnahme zu erreichen, steigert sich die sympathische Aktivierung und damit die Erregung. Die Vagus-Bremse wird außer Kraft gesetzt (Porges, 1997). Es kommt zu starkem Unlusterleben, das beim Fortschreiten der Entwicklung zu intensiven Gefühlen der Wut, Angst und Verzweiflung werden kann. Statt des Hunger-Sättigungs-Zyklus mit seiner befriedigenden Wirkung, des An- und Abschwellens des Affektes, kommt es zu einer exponentiell wachsenden negativen Gefühlsgestalt. Das Unverständnis für die Abwehr des Säuglings führt zu einer Ausbildung einer Affektgestalt der steigenden und unkontrollierten Angst und Wut.

Die zugrunde liegenden Bedürfnisse des Hungers, der Exploration und des sinnlichen Genusses bleiben unreguliert und der positive Zustand regulierter Affekte bleibt aus. Die Affektgestalt wird durch negative Gefühle determiniert. Es entsteht ein Kreislauf der Vermeidung negativer Gefühle. Greifen wir hier wieder zurück auf das Zitat von Porges aus dem letzten Kapitel: »Diese Mechanismen, die uns Hunger signalisieren, könnten während emotional belastenden Erlebnissen auch ein Gefühl der Übelkeit hervorrufen« (Porges, 2010, S. 158). Aus Hunger wird in der Folge Ekel und die Vermeidungstendenz verstärkt sich. Es entsteht ein Zyklus aus nicht empfundenem Hunger, zunehmendem Ekel und zunehmender

Vermeidung. Verhaltensweisen wie die von Sascha aus dem letzten Kapitel zeigen deutlich, wie aus Zyklen der Vermeidung eine durchgängige Nahrungsaversion wird. Betrachten wir die Daten zur Sondendependenz aus der Studie von Wilken und Kollegen (2018), so ist Saschas Verhalten kein Einzelfall, sondern die Regel. Vergleichen wir das Verhalten von Sascha mit einem anderen klassischen Experiment der Psychologie, dem zum Still-face-Paradigma (Tronick et al., 1978). Auf das Einfrieren der Mimik der Mutter reagieren Säuglinge ähnlich wie Sascha und viele andere Säuglinge in der Füttersituation (Wilken & Bartmann, 2014). Begleitet wird das Verhalten des Säuglings von Cortisolausschüttung (Mesman et al., 2009). Dieser Zustand der affektiven Übererregung kann vom Säugling nicht lange aufrechterhalten werden. In der Folge kann dieser Gefühlszyklus beim Kind zum Abschalten führen: Die Esssituation wird zu einer gefühlsleeren, proto-traumatischen Situation. Beleuchten wir diese Ergebnisse in Anbetracht der Dramatik einer Füttersituation so stellt sich die Frage, ob die Affekte nur die Begleitmusik einer gestörten Füttersituation oder ob sie die primäre Ursache der Fütterstörung und der Sondendependenz sind.

Betrachtet man das Verhalten von Sascha, so fällt auf, dass die Affekte bereits zu eskalieren beginnen, bevor es zum Kontakt mit der Nahrung kommt. Beim Vergleich mit den anderen Beispielen zum Thema Sondendependenz in diesem Buch stellt man fest, dass sich dort ein ähnliches Muster zeigt: Die Aversion beginnt vor dem Kontakt mit der Nahrung, nicht durch den Kontakt mit der Nahrung. Auch in Videos von Kindern mit Fütterstörung sieht man, dass es zu einem Konflikt zwischen Annäherung und Vermeidung kommt (Piazza et al., 2003). Der Löffel wird aufgenommen, der Mund öffnet sich und der Löffel wird fallen gelassen (Chatoor, 2009) – wieder tritt der Affekt vor der Nahrungsaufnahme ein. Auch wenn die jeweiligen Autoren in ihren Analysen zu dem Schluss kommen, dass das Füttern im Mittelpunkt der Betrachtung stehen sollte, sollten die Affekte mehr in den Mittelpunkt der Betrachtung gezogen werden.

9.6 Die protonarrative Hülle

Eine Erinnerung kann nur dann gebildet werden, wenn sie einen klaren Anfang und ein klares Ende hat; nur dann wird sie als Skript oder Sequenz wahrgenommen und abgeschlossen werden. Wenn der Säugling sich im Interaktionsfluss befindet, muss er die einzelnen Sequenzen aus diesem

Fluss herausfiltern, wobei er sich an Handlungsmustern orientiert, die den Anfang und das Ende einer Sequenz markieren (Stern, 1998). Das setzt voraus, dass er aus seiner Wahrnehmung, Handlungsabfolge und Affektgestalt eine solche kohärente protonarrative Hülle bilden kann.

9.6.1 Die nährende protonarrative Hülle

Beim Füttern beginnt eine Sequenz mit dem Wahrnehmen des Löffels. Das Kleinkind sieht den Löffel und richtet den Kopf auf den Löffel aus. Die Mutter füttert ihn. Es gibt eine kurze Sequenz des Blickkontaktes und der Affektabstimmung. Die Mutter nimmt den Löffel wieder zurück und beendet somit die Sequenz. Auf diese Weise lassen sich Wahrnehmungen zu einem integrierten Ganzen und damit zu einer protonarrativen Hülle zusammenfügen, die erinnert werden kann.

9.6.2 Die protonarrative Hülle bei Nahrungsverweigerung

Die Handlungsabfolge bei Nahrungsverweigerung mag einem gewissen Skript folgen, jedoch sind die Reaktionsmuster weniger vorhersehbar als bei einem adaptiven Verhaltensmuster. Der Löffel wird von der Mutter aufgenommen und bereits jetzt dreht das Kind den Kopf weg. Sie zögert und bietet ihn an, versucht das Kind zu überreden, doch der Kopf bleibt weggedreht und sie folgt dem Kopf mit dem Löffel. Der Mund bleibt verschlossen, sie legt den Löffel wieder ab. Beim nächsten Löffel wird der Mund geöffnet, jetzt kann die Mutter füttern und gerät gleichzeitig unter Stress. Sie versucht das Kind jetzt schnell zu füttern, bevor es den Mund schließt und es geht wieder in die Verweigerung. Jetzt versucht sie, den Löffel irgendwie in den Mund des Kindes zu bekommen. Das Kind beginnt zu kämpfen. So entstehen chaotische oder unvorhersehbare Handlungsabfolgen, aus denen sich kein Skript und damit auch keine protonarrative Hülle um das Geschehen bilden kann. Eltern berichten: »Manchmal macht er den Mund auf und dann isst er wirklich gut und bei der nächsten Mahlzeit verweigert er das Essen total.« Das Kind erlebt: »Manchmal möchte ich probieren, aber wenn ich den Mund dann aufmache, muss ich immer weiter probieren, auch wenn ich das eigentlich gar nicht möchte.« Die Interaktion kommt nicht in einen konsistenten und positiven Fluss. Stattdessen füllt sich die Situation mit dem wiederkehrenden Muster aus Verweigerung und Verzweiflung. Eltern und Kinder resignieren gemeinsam in der Esssituation und erschöpfen sich in der Verweigerung des Kindes. Das Abschalten in der Esssituation wird immer wahrscheinlicher und zurück bleiben interaktive Hüllen, die gefüllt sind mit Angst, Wut und Verweigerung.

9.7 Das Selbsterleben des Säuglings

Auch dieser Abschnitt bedarf der Überprüfung, ob die Annahme sich durch bestehende Daten, Studien oder zumindest Fallberichte absichern lässt. Wir können nur bedingt wissen, was der Säugling erlebt und erinnert. Fangen wir aber mit dem Säugling an. Natürlich sind Begriffe, wie zum Beispiel die protonarrative Hülle, Konstrukte wie wir sie im therapeutischen und wissenschaftlichen Kontext viel und gerne benutzen. Niemand hat jemals eine protonarrative Hülle gesehen, genauso wenig wie wir Liebe, Hass, Ehrlichkeit oder gekrümmte Raum-Zeiten jemals sehen können – wir können sie nur erleben. Gleiches gilt für den Säugling. Wenn er bestimmte Verhaltensweisen immer wieder zeigt, sich zum Beispiel immer wieder auf die ihn anlächelnde Mutter freut, bereits bei der Ankündigung der Mahlzeit ruhiger wird oder aber wiederholt die Nahrung verweigert, schließen wir daraus, dass es eine unbewusste Handlungserwartung gibt. Tatsächlich lassen sich neurowissenschaftlich zwei Formen des Selbstgewahrseins nachweisen (Kelley et al., 2002). Das autobiografische Selbst verfolgt unser Leben im Zeitkontinuum, das Erfahrungen im Laufe unseres Lebens zu einer zusammenhängenden Geschichte verknüpft (Farb et al., 2007). Es basiert auf unserer Sprache und ist daher verbal und reflexiv zugänglich. Das zweite System unseres Selbstgewahrseins erfasst den gegenwärtigen Moment, von Augenblick zu Augenblick, und basiert auf körperlichen Empfindungen. Dieser Augenblick des Jetzt umfasst etwa sieben Sekunden (Stern, 2005). Es ist als emotionales Gehirn der Reflexion nur bedingt zugänglich (Niedenthal, 2007). Diese beiden Formen der Selbsterkenntnis sind in verschiedenen Gehirnbereichen lokalisiert, zwischen denen nur über Umwege eine Verbindung besteht.

Aufgrund des noch nicht angelegten autobiografischen Gedächtnisses können wir uns an Ereignisse der frühesten Kindheit nicht erinnern (Dornes, 1993; 2001). Das autobiografische Selbst hat daher noch nicht die Bühne betreten, im Gegensatz zum Selbsterleben. Auch wenn wir uns nicht bewusst an Ereignisse des ersten Lebensjahres erinnern können, gibt es einen reichen Fundus an Daten, Studien und Analysen, die zeigen, dass frühkindliche Erfahrung einen signifikanten Einfluss auf unser Verhalten als Erwachsene haben (Fonagy et al., 2004; van der Kolk, 2016). Die Bindungstheorie basiert auf dem Modell des erlebten Erinnerns. Denn das innere Arbeitsmodell des Säuglings zeigt sich darin, wie er auf seine Eltern reagiert, und es basiert auf den gemeinsamen Beziehungserfahrungen (van IJzendoorn, 1995). Das kohärente Verhalten in der fremden Situation, das Säuglinge über viele Jahrzehnte in hunderten von Studien über den gesamten Globus verteilt gezeigt haben, ist ein deutlicher Hinweis darauf, dass sie zwar nicht bewusst und absichtsvoll auf ihre Eltern reagieren, aufgrund ihrer Erfahrungen aber in spezifischer Form auf sie zugehen. Dieses implizite Beziehungswissen über den Ablauf und die emotionale Qualität einer Situation lässt sich ohne spezifische Erinnerungsbilder nicht erklären. So sagt unser Bindungsstil im Alter von zwölf Monaten mit einer erstaunlichen Sicherheit unseren Bindungsstil bis ins Erwachsenenalter vorher (Cassidy & Shaver, 2002; Fraley, 2002). Wie immer wir zu den Erfahrungen der frühen Kindheit stehen, die Bindungsforschung von mittlerweile 40 Jahren hat den Nachweis erbracht, dass unser Verhalten ohne die Berücksichtigung der frühen Kindheit nicht erklärbar ist.

Nun stellt sich die Frage, ob dies auch für sondendependente Kinder zutrifft. Leider gibt es meines Wissens keine Studie, die die Bindungssicherheit von sondendependenten Kindern erhoben hat. Daher müssen wir uns auf die Studien von Kindern mit Gedeihstörung als Referenz beziehen. Tatsächlich finden wir in dieser Gruppe signifikant häufiger unsicheres Bindungsverhalten (Benoit et al., 1989; Coolbear & Benoit, 1999), wobei gerade die Studie von Coolbear und Benoit aus dem Jahr 1999 von besonderem Interesse ist. Die Autoren verglichen Kinder mit medizinisch bedingter Gedeihstörung mit Kindern mit Fütterstörung ohne medizinische Diagnose. Sie fanden keine Unterschiede im Interaktionsverhalten, jedoch deutliche Unterschiede in der mentalen Repräsentation der Eltern. Dies könnte dafür sprechen, dass auch in diesen beiden Gruppen die gemeinsame Umwelt und damit das gemeinsame Erleben des gestörten Essverhaltens einen stärkeren Einfluss auf die Beziehung zwischen Eltern und Kind haben als die elterlichen Repräsentanzen. Die kohärenten Muster der Beziehungsgestaltung mit den Eltern (ebd.) und der Symptomatik des Kindes (Wilken et al., 2013) weisen darauf hin, dass eine Verhaltenskohärenz besteht. Diese bildet sich auch in Klassifikationen von Fütterstörung wie etwa der Einteilung von Chatoor (2009) ab. Auch diese Klassifikationssysteme basieren auf der Verhaltenskonsistenz des Säuglings und Kleinkindes.

9.8 Der Teufelskreis ohne Ende

Die Esssituation bei Sondendependenz ist chaotisch und von Missverständnissen und Fehlabstimmungen geprägt. Das Signal »Fütter mich nicht!« des Kindes wird von den Eltern beantwortet mit »Ich muss dich aber füttern!« Für das Kind und die Eltern sind die Ziele in der Interaktion gegenläufig, was dazu führt, dass die Situation keinen klaren Anfang und kein klares Ende hat, denn der Säugling initiiert die Nahrungsaufnahme nicht und die Eltern beenden diese auch nicht. Eltern und Kind unterliegen einer Dynamik gemeinsamer Verletzungen der Handlungserwartungen und damit einer fortgesetzten Fehlkommunikation. »Meine Eltern verstehen mich nicht! Ich verstehe mein Kind nicht!« – Die daraus resultierenden Affekte, die mit der Essdynamik einhergehen, sind Wut, Angst, Verzweiflung oder Trauer. Fortgesetzte Störungen dieser Art oder Esssituationen, in denen die Fehlabstimmung zum Dauerzustand wird, schaffen traumatisierte und mit negativen Affekten geladene protonarrative Hüllen.

Wenn das Nichtschließen einer protonarrativen Hülle, wie eingangs beschrieben, Ärger, Wut und Verzweiflung schafft, können wir hier bereits die Annahme hinzufügen, dass durch das Nichtabschließen der Handlung Muster von Flucht und Kampf oder Erstarrung weiter verstärkt werden. Es lässt sich schließen, dass durch die fehlende Rahmung des Erlebnisses das Bedrohungsmonitoring aktiviert wird. Die Situation wird nicht mehr als sicher, sondern als tendenziell oder definitiv bedrohlich wahrgenommen. Dieses Erleben ist konsistent mit dem Erleben von Erwachsenen. Auch wir möchten Aussprechen und nicht unterbrochen werden. Wir möchten Handlungen abschließen oder einen Traum zu Ende träumen, damit wir ein klares Erinnerungsbild haben. Eltern wie auch Kinder reagieren verstört, aggressiv, wütend, traurig oder verängstigt, wenn sie das Erlebnis nicht abschließen können, keine kohärente Geschichte bilden können. Die Fehlabstimmungen häufen sich, die Bedrohungswahrnehmung verstärkt sich. Mit zunehmenden Erfahrungen dieser Art wird bereits vor der Mahlzeit auf Angriff, Flucht oder Erstarrung geschaltet. Wenn wir die fünf Aspekte des Erlebens und Erinnerns nun mit dem System sozialen Engagements, der Flucht-oder-Kampf-Reaktion und dem Erstarren kombinieren, so lassen sich die in Tabelle 9 dargestellten Muster abbilden. Es ist an der Zeit sich dem letzten Abschnitt der Störungsgenese, der Eltern-Kind-Beziehung zuzuwenden.

Tab. 9: Die Repräsentanzen des Säuglings

	soziales Engagement	Flucht oder Kampf	Erstarrung
sensomotorische Empfindung	Regulation von Erregung und Stress, Herunterregulierung der Motorik und der Herzrate	hohe Aktivierung, Unruhe, Motorik außer Kontrolle	Abschalten, Empfindungslosigkeit
Perzeption/Wahrnehmung	Wahrnehmung von sozialen Partnern und Bindungspersonen	eingeschränkte Wahrnehmung, Fokussierung auf bedrohliche Objekte	Ausblenden der Situation, der Objekte und der Personen
Handlungsabfolge	Flucht, Schutz und Containment, durch Weinen	Weinen, desorganisierte Handlungsabfolge, auf den Selbstschutz bezogen	Handlungsorganisation und -kontrolle wird ausgesetzt
Affekte und Gefühlsgestalten	Angst, Wut und Verzweiflung wird in Beruhigung verwandelt, positiver Affekt entsteht	Angst, Wut, Verzweiflung	innere Leere, Erstarrung, Gefühllosigkeit, Entfremdung
Protonarrative Hülle	Transformation von negativen in positivem Affekt, Spannung in Beruhigung	Auseinanderfallen zwischen Handlung und Erleben hohe Erregung bei aversiver Reizung	Notfallabschaltung bei Stress, Deaktivierung von Handlung bei Belastung

10 Nicht nährende Beziehungen

Kommen wir zum letzten Abschnitt des Themenkomplexes der Entstehung von Fütterstörungen. Es ist ein sehr bedeutsamer Abschnitt, denn er behandelt ein sensibles Thema, in dem verschiedenste Perspektiven zu beleuchten sind. Knüpfen wir jedoch zunächst an Abschnitt I dieses Buches an, in dem die Geschichte der Oralität und deren Verlust aufgearbeitet wurden. Kritisch wurde dabei auf die Bindungstheorie geblickt. John Bowlby hatte deutlich gemacht, dass Bindung nicht ein Nebenprodukt der oralen Nahrungsaufnahme ist: »Der Hunger des kleinen Kindes nach Liebe und Gegenwart seiner Mutter ist so groß wie der Hunger nach Essen« – und im weiteren Verlauf: »Bindung ist ein ›primäres Motivationssystem‹ mit eigenen Funktionsmechanismen und einer Schnittstelle zu anderen Motivationssystemen« (Bowlby, 1973).

Auch wenn die ersten Studien zur Bindungsentwicklung aus Direktbeobachtungen der alltäglichen Pflege inklusive des Fütterns entstanden, verlagerte sich das Interesse nach und nach auf das Spiel zwischen Eltern und Kind, denn Bindung und Exploration wurden als sich wechselseitig bedingend verstanden. Das emotionale Band zwischen Eltern und Kind entsteht durch die Schutzfunktion der Bindungspersonen in Anbetracht von Unwohlsein, Bedrohung oder Gefahr. Die wesentlichste Untersuchungsmethode ist die fremde Situation, in der das Verhalten bei der Trennung von Eltern und Kind untersucht wurde (Grossmann & Grossmann, 2014). Störungen im Rahmen der Bindungsbeziehung sind nachweislich einer der Hauptfaktoren der Entstehung psychischer Störungen (Strauss et al., 2002). Nichtsdestotrotz sah Bowlby mehr das Spiel als Quelle der Bindung: »Es ist die Mutter, die das Kind füttert und pflegt, die es wärmt und tröstet« (Bowlby, 2010, S. 13). Und auch für den Aufbau eines konsistenten Beziehungsmusters und damit einer Bindung spielt das Füttern eine Rolle: »Mehrmals am Tag erlebt er eine Fütterung; jede Fütterung unterscheidet sich von der vorausgehenden ein wenig, weist aber auch genügend Gemeinsamkeiten auf, die es dem Säugling ermöglichen, die verschiedenen Episoden als zur Klasse der Fütterinteraktionen gehörig zu identifizieren« (Dornes, 1997, S. 125).

Wenn aber Eltern nicht über die Kapazitäten verfügen, sich auf den Säugling einzulassen und ihm psychischen Raum zu geben, seine Signale zu lesen und auf seine Bedürfnisse einzugehen, kommt es zu Störungen in der Bindungsbeziehung. Dies kann in Gedeih- oder Fütterstörungen resultieren (Crittenden, 1987; Ward et al., 2000). In der Folge wurden Säuglinge mit Gedeihstörung ohne erkennbaren medizinischen Grund häufiger hospitalisiert und ihre Eltern psychiatrisch behandelt. Gedeihstörung wurde zu einem Grund, warum Eltern und Kind getrennt und zum Teil auch in Heimen untergebracht wurden (Freyer, 1988). Selbst in neueren Metaanalysen zur unsicheren Bindung wird non-organic failure to thrive als eine Form der Misshandlung geführt (Bär & Martinez, 2006). Dennoch scheint diese Perspektive verkürzt. Neuere Perspektiven äußern sich kritisch dazu, dass es elterliche Psychopathologie oder elterliches Versagen von Bedürfnisbefriedigung sein sollen, die zu einer Gedeihstörung führen (Zeanah & Laurrieu, 2000). Natürlich dürfen Daten, in denen Bindungs- und Beziehungsstörung eine entscheidende Rolle bei der Störungsgenese spielen, nicht ignoriert werden. Dennoch sollte hinterfragt werden, ob der eiserne Glaube an manches Testverfahren gerechtfertigt ist. Mittlerweile gibt es umfangreiche Überarbeitungen zur Bindungstheorie, genauso wie der Begriff non-organic failure to thrive aus dem Fokus gerückt ist. Hinzu kommen neuere Daten, die zeigen, dass Gedeihstörung auch bei ausreichender Ernährung auftritt (Wilken et al., 2018b). Sollte man also das Thema Bindungsstörung und Gedeihstörung aus dem Kapitel streichen? Mit Sicherheit sollte man das nicht – und dennoch bedarf es einer genauen Betrachtung der Beziehungsgenese bei Fütterstörung.

Beginnen wir daher noch einmal bei dem Blick auf das Thema Bindung. Folgt man Lichtenberg (1989), so sind Bindung und die damit verbundene Sicherheit nur ein Teil der sozialen Beziehungen des Säuglings und folglich geht auch das empathische Verstehen und die intersubjektive Abstimmung der Eltern über das hinaus, was im Rahmen der klassischen Bindungstheorie abgedeckt wird:

> »In my definition attachment is not what a caregiver does to, or for, or with a baby or what an infant does to, or for, or with a caregiver. Rather, it is

a mutual interrelation resulting from the activation of the relevant motivations and functions of both« (Lichtenberg, 1989, S. 72).

Soziale Erfahrungen gehen laut Lichtenberg (1989) weit über die Bindung hinaus. Es geht um eine Qualität der Bezogenheit zwischen zwei Partnern (Stern, 1992). Dabei spielt der Erwachsene, sei es die Mutter, der Vater oder ein Großelternteil, aufgrund der größeren Reife eine wichtige Rolle. Den Eltern fällt es im Normalfall leichter sich auf den Säugling einzustellen (Feldmann, 2007). Die Bezugsperson stimmt sich intuitiv auf ihn ein und versucht das Maß autonomer und zentraler Erregung auf ein homöostatisch stabiles Niveau zu bringen (Schore, 2012). Diesem Ansatz zur Bindungstheorie zufolge ist es die Regulation des Nervensystems, die dem Säugling die Bindungssicherheit vermittelt, die er braucht, um zu wachsen und zu gedeihen (Saxe & Wexler, 2005) – eine Sichtweise, die immer mehr Evidenz hinter sich vereint (Minagawa-Kawai et al., 2009). Damit entsteht Raum für Oralität nicht nur in ihrer Defizitausprägung, als Zeichen für Störungen in der Beziehungsgenese, sondern auch als Möglichkeit, Bindung aufzubauen und aufrechtzuerhalten. Denn: It needs two to tango.

10.1 Die Regulation des Einen, des Anderen und das Dazwischen

Ein Modell, das die Oralität wieder in die Beziehungsdynamik einfügt, muss die Selbstregulation einen großen Raum einnehmen lassen im Haus der Beziehung. Die Bedürfnisse des Säuglings und die feinfühlige Reaktion der Bezugsperson sind laut der Bindungstheorie die wesentlichen Determinanten der Bindungsqualität (Ainsworth, 1969; De Wolff & van IJzendoorn, 1997). Es bedarf jedoch einer präzisen Vorstellung der Regulation von Bedürfnis und Sensitivität, um die Beziehungsgenese und deren Störung zu verstehen. Beebe und Lachmann (2004) stellten ein solches Modell vor. Interessanterweise handelt es sich um ein therapeutisches Modell, in dem die Erkenntnisse der Säuglingsforschung in der Psychotherapie von Erwachsenen in den Mittelpunkt gestellt werden. Im Grunde nehmen wir eine Rückübersetzung zurück in die Säuglingsforschung vor.

Die Qualität einer Beziehung setzt kontinuierliche Abstimmungen beider Partner voraus: die Selbstregulation des Säuglings, die Selbstregulation der Bezugsperson und die interaktive Regulation. Sowohl der Säugling als auch die Eltern bringen ihr Selbst und ihre kommunikativen Fähigkeiten in die Beziehung ein, in der die Motive, Gefühle und Initiativen miteinander reguliert werden. Diese Regulation ist in jeder Interaktion, bei jedem Austausch, in jedem Moment erforderlich. Gelingt die Abstimmung, ergeben sich eine synchrone Kommunikationsstruktur, ein Gefühl des Verständnisses und des Verstanden-Werdens und damit ein emotionales Wohlbefinden. Gelingt diese Abstimmung jedoch nicht, so kommt es zu Störungen und einem Störgefühl. Lässt sich die Abstimmung nicht dauerhaft vornehmen und das Störgefühl nicht korrigieren, so kommt es zu Störungen in der Beziehungsregulation. Wenn Eltern Schwierigkeiten haben sensitiv und responsiv auf ihren Säugling zu reagieren, so kann dies durch gezielte Therapie für die Eltern verbessert werden (van IJzendoorn, 1995). Wenn jedoch der Säugling Schwierigkeiten hat seine Bedürfnisse wahrzunehmen und zu äußern, wird die Verbesserung der Sensitivität der Eltern die Beziehung nicht unbedingt verbessern. In manchen Fällen kann es sich negativ auswirken, wenn nämlich ihre zunehmende Sensitivität dazu führt, dass sie ihre Hilflosigkeit nur noch intensiver wahrnehmen. Zu einer stabilen Beziehung gehört die Selbstregulation der Eltern, die des Säuglings und die interaktive Regulierung beider Partner (Beebe et al., 2012).

10.2 Die Selbstregulation des Säuglings

Die Selbstregulation und deren Beeinträchtigungen bei Fütterstörung und Sondendependenz waren bereits Thema in den vorangegangen Abschnitten. Das Bedürfnis nach Nahrung wird nicht mehr wahrgenommen oder ist affektiv durch aversive Erfahrung anders belegt. Die psychobiologische Regulation wird vom Säugling nicht mehr so initiiert, wie es von seinen Eltern »erwartetet wird«, genauer gesagt, wie es genetisch gebahnt ist. Damit ist die Beziehungsregulation deutlich erschwert, und zwar nicht nur in der Füttersituation, sondern auch im Spiel (Hommel et al., 2019). Wenn Beziehung daher als Tanz zweier Partner verstanden wird, ist es an der Zeit, sich diese Störungen in der Selbstregulation des Säuglings als Beziehungsthema anzuschauen. Wir sollten uns bewusst machen, dass diese Beschreibung einen deskriptiven und nicht einen wertenden Charakter hat. In Workshops kommt es manchmal zu Unruhe, wenn der Säugling als Teil der Beziehungsstörung angeführt wird. Ich würde diese Irritation darauf zurückführen, dass aus Störung schnell Verantwortung abgeleitet wird. Doch der Säugling stört die Beziehungsdynamik nicht mit Absicht, genauso wenig, wie Eltern die Beziehung zu ihrem Kind mit Absicht oder gar mit Vorsatz stören. Vielmehr geben sie Störungen in ihrem Inneren weiter. Ein Störgefühl, zum Beispiel Blähungen, löst einen Rückzug vom Füttern aus. Daher sollten wir uns zunächst dem Säugling zuwenden

10.2.1 Der irritable Säugling

Es ist wohl eines der am schwersten zu greifenden Konstrukte und dennoch ein gut abgesichertes Faktum: Das Fenster der Erregungstoleranz ist bei Säuglingen unterschiedlich, genauso wie die Stressreaktion oder der Appetit. Säuglinge mit Störungen der Selbstregulation haben häufiger Schlaf- und Fütterprobleme, lassen sich schwerer beruhigen, sind bei sensorischer Stimulation hypersensitiv und hochgradig irritabel (Degangi et al., 1997). Selbst wenn die Eltern versuchen, ihren Säugling bei der Selbstregulation zu unterstützen, erreicht dieser oft nicht seinen Toleranzbereich der Erregung. Vergegenwärtigen wir uns noch einmal das neuronale Geschehen auf der Ebene des autonomen Nervensystems, die Aktivierung des sympathischen und des parasympathischen Zweiges. Im Extremfall kommt es zur Flucht-oder-Kampf-Reaktion oder Erstarrung. Porges stellte klar, dass auch das autonome Nervensystem nicht nach dem Null-oder-Eins-Prinzip arbeitet, denn jeder Mensch geht im Tageszyklus durch zunehmende und abnehmende parasympathische Aktivierung. Diese wiederum ist individuell, bei Säuglingen wie bei Erwachsenen, sodass das Fenster der Erregungstoleranz sowie deren Mittelpunkt, der neuronale Setpoint, für jede Person und auch für verschiedene Kontexte unterschiedlich ist. Der eine Säugling reagiert stärker auf Hunger und sucht eine schnelle Sättigung, der andere Säugling hat eine höhere Hungertoleranz. Dafür kann es beim Schlafverhalten umgekehrt sein. Die Abstimmung auf irritable Säuglinge ist daher ebenfalls eine Frage der Passung in einem sehr kleinen Toleranzfenster. So kommt es häufig zu Fehlregulierung, denn es wird zu früh, zu wenig oder eben nicht auf das enge Optimalfenster des Säuglings abgestimmt reguliert. Selbst, wenn der neuronale Setpoint erreicht wird, bleibt es möglich, dass der Säugling dieses Erreichen nicht mehr registriert. In der Folge wird er sich früher aus der Interaktion, aus der Beziehung und damit aus dem Fütterprozess zurückziehen.

Es stellt sich die Frage, wann ein Säugling schwierig zu regulieren ist.

Lange wurde der Begriff Temperament verwandt, um eine genetisch verankerte Persönlichkeitsdisposition zu beschreiben. Er stammt aus einer Zeit, als die Epigenetik noch in den Kinderschuhen steckte. Mittlerweile haben wir gelernt, dass Gene an- oder abgeschaltet werden können, so etwa durch Stress in der Schwangerschaft, der zur Hypererregung des späteren Neugeborenen führen kann (Yehuda et al., 2010). Wir wissen auch, dass Substanzmissbrauch in der Schwangerschaft, wie gesteigerter Alkoholkonsum, Rauchen oder Kokain, die Selbstregulationsfähigkeiten des Säuglings beeinträchtigt (Behnke et al., 2013). Es erscheint außer Frage, dass das Nervensystem des Fötus und des Säuglings in sensiblen Phasen empfänglich für Einwirkungen aus der Umwelt ist, seien diese schädlich oder förderlich. Gerade bei Neugeborenen ist diese Regulation besonders schwierig für die Eltern, da das Neugeborene über keine Regulationsroutine verfügt (Ovtscharoff & Braun, 2001). Dennoch ist die Regulation gerade in diesem Stadium von besonderer Bedeutung, denn hier werden die ersten interaktiven neuronalen Verbindungen und Schaltkreise aufgebaut. Gelingt dies nicht, weil die Abstimmung nicht glückt, so verbleibt der Säugling längere Zeit in unregulierten Zuständen und das Fenster der Erregungstoleranz weitet sich nicht (Feldmann, 2007). Folglich ist die frühe Intervention, auch bei kleinen Störungen der Selbstregulation des Säuglings, von zentraler Bedeutung für die langfristige Entwicklung des späteren Kindes. Denn wenn sich die Erregungstoleranz und die spätere Affekttoleranz nicht innerhalb der ersten Lebensmonate einspielt, sind bis ins Schulalter die Folgen in Form von verstärkten Verhaltensproblemen zu sehen (DeGangi et al., 2000; Elberling et al., 2014).

10.2.2 Physiologische Deregulation

Eine der häufigsten Formulierungen, die in modernen Theorien zur Bindungsgenese auftauchen, ist der Begriff der psychobiologischen Abstimmung. Mütter passen sich an den Stressstatus des Säuglings an und bringen diesen in das sogenannte Fenster der tolerablen Erregung. Schore spricht in diesem Zusammenhang vom Fenster der Affekttoleranz. Diesen Begriff halte ich für nicht präzise genug, denn es handelt sich nicht unmittelbar um einen Affekt, sondern um Erregung. Affekte in diskreter Form zeigen sich erst im Verlauf der ersten sechs Lebensmonate. Erregung hingegen ist bereits beim Fötus zu beobachten und tritt im ersten Lebensjahr auf. Diese sympathische Erregung findet auch beim Hunger des Säuglings statt. Wir haben bereits dargestellt, dass der Säugling bei Veränderungen in den physiologischen Markern, zum Beispiel durch Vergiftung oder durch Schmerz, ein Erregungsniveau erfährt, das durch interaktive Regulierung nicht mehr zu reduzieren ist. Stellen wir uns vor, der Säugling leidet unter einer Allergie. Beim Trinken der Mahlzeit wird ihm übel, dann verweigert er die Aufnahme der Mahlzeit. Die Mutter versucht den Stresszustand aufgrund der allergischen Reaktion zu regulieren. Doch was immer sie auch versucht, die Übelkeit lässt nicht nach. Die Regulationsversuche verlaufen im Sande. Selbiges gilt für den gastroösophagealen Reflux. Die Eltern versuchen ihren höchst aufgeregten Säugling zu regulieren und dennoch bleibt es beim Schmerz in der Speiseröhre. Sprich, was immer die Eltern auch versuchen, sie erreichen keine Rückkehr in das Fenster der Erregungstoleranz, wenn die allergische Reaktion nicht abnimmt oder die Säureproduktion in der Speiseröhre nicht nachlässt. In der Folge macht der Säugling keine erfolgreiche Regulationserfahrung. Weder der Säugling noch die Mutter ist sich der Allergie oder des Refluxes bewusst. Dies sind zwei einfache Beispiele für körperliche Störungen, die sowohl den Prozess des Fütterns als auch die Beziehungsregulation tiefgreifend stören können. Je schwerer die Erkrankungen sind, also je stärker der Reflux oder die Allergie ausgeprägt ist oder je schwerer die medizinische Grunderkrankung aufgrund von extremer Frühgeburtlichkeit, schweren Herzfehlern oder genetischen Syndromen ist, desto stärker ist die Selbstregulation des Säuglings beeinträchtigt. Wir haben kurz die Situation von Kindern mit schweren angeborenen Herzfehlern betrachtet. Jeder Säugling hat einen gewissen Sauerstoffabfall während des Trinkens. Dieser bleibt auf subklinischem Niveau und ist kaum spürbar. Der Säugling unterbricht das Saugen an der Brust kurz, schöpft Atem und saugt dann weiter. Wenn aber die Herzfunktion beeinträchtigt ist, braucht der Säugling länger, bis die Sättigung wieder auf ein normales Niveau steigt. Nicht nur das, das insuffiziente Herz muss mehr arbeiten, was die Erregung steigert und den Säugling unruhig werden lässt, bis hin zu Schreiattacken beim Trinken. Dies führt zu einer wiederholten Zunahme der Erregung mit weiterer Steigerung der Herzrate – ein Teufelskreis, der oft in der vollständigen Ablehnung der Nahrungsaufnahme und nicht selten in der vollständigen künstlichen Ernährung endet.

Auch hier gilt: Eltern können nur auf das reagieren, was sie wissen, denn nur dann können sie es sehen. Wenn die Eltern nicht sehen können, wie die Herzrate des Säuglings steigt und er unter respiratorischen Stress gerät, können sie auch nicht darauf reagieren. Im klinischen Kontext ist dies oft nur ein kleines Problem im Vergleich zu den lebensbedrohlichen Zuständen der meisten Kinder auf einer Intensivstation. Nach der Entlassung kann sich dies zu einem großen Fütterproblem auswachsen. Es braucht daher auch hier frühe, das heißt zeitnahe und effektive Begleitung im häuslichen Umfeld, um einen langfristigen Leidensweg von Mutter und Kind zu vermeiden.

10.2.3 Traumatischer Zusammenbruch

Kommen wir zum letzten Teil der beeinträchtigten Selbstregulation, der Traumatisierung des Säuglings. In der Literatur, gerade zu der zur frühen Traumatisierung von Säuglingen und Kleinkindern, finden wir als häufigste Ursache Misshandlung, Missbrauch oder desorganisierte Bindung (De Bellis, 1999; Schore, 2012; Lieberman & van Horn, 2015). Durch die traumatische Frühbeziehung bleibt der Säugling in seiner Entwicklung zurück, affektiv fehlabgestimmt und tiefgreifend verletzt, denn die primäre Bezugsperson ist in diesen Beschreibungen die Quelle des Traumas. So geht eine sichere Basis verloren und es beginnt ein langer und oft schmerzhafter Prozess, bis die Bindungssicherheit unter Umständen wiederhergestellt werden kann (Lieberman & van Horn, 2015).

Natürlich lassen sich bei vielen Eltern in unserer klinischen Praxis Depressionen, Angststörungen oder Essstörungen klassifizieren. Allerdings treffen wir selten auf desorganisierte Bindungen, oder schwere Persönlichkeitsstörungen. Leider haben wir dies nie systematisch erhoben, ich würde aber schätzen, dass wir uns hier im einstelligen Prozentbereiches bewegen. Wir werden uns noch intensiv mit der Selbstregulation der Bezugspersonen beschäftigen, jedoch ist der Literatur bisher entgangen, dass Trauma und eine posttraumatische Belastungsstörung auch bei Säuglingen und Kleinkindern ohne Einwirkungen der Eltern entstehen können (Minde, 1999). Wir sehen diese Form von Traumafolgestörung bei etwa zwölf Prozent unserer kleinen Klienten infolge einer schweren Grunderkrankung und der oft massiven intensivmedizinischen Behandlung (Wilken, 2012b; Wilken & Bartmann, 2014). Es ist festzustellen, dass mehr und mehr schwer traumatisierte Säuglinge und Kleinkinder versorgt werden, nachdem bekannt wurde, dass in unserer Praxis gerade diese Kinder eine erfolgreiche Behandlung erfahren. Das bedeutet, dass wir aktuell erst die Spitze des Eisberges an traumatisierten Säuglingen sehen.

Gehen wir nunmehr auf die Beziehungsebene ein, denn Trauma hat einen signifikanten Einfluss auf deren Gestaltung. In die Affektregulation sind im Wesentlichen die rechte Hemisphäre unseres Gehirns und das autonome Nervensystem involviert (Schore, 1994). Das bedeutet, dass diese Teile unseres Nervensystems sowohl durch positive Affekte, wie sie in Bindungsbeziehungen aktiviert werden, als auch bei negativen Affekten, wie sie bei traumatischen Situationen auftreten, aktiviert werden (Schore, 2019, S. 31–54). Gerade in der frühen Kindheit befindet sich die Affektregulation in der Phase der Entwicklung, sodass positive und negative Affekte nicht unmittelbar zugeordnet werden können. Frühe Traumatisierung hat daher die Folge einer Übergeneralisierung, Affektgeschehen an sich erhöht die Tendenz zur Abwehr in Form von Flucht, Kampf und Erstarrung. Affektive Abstimmung, Synchronizität und folglich die Regulation der Affekte sind folglich schwer beeinträchtigt. Auch sensitive Eltern werden große Schwierigkeiten haben, einen moment of meeting zu erreichen. Gerade Schmerz ist einer der Gründe für den dissoziativen Rückzug des Säuglings (Lane et al., 1997) und eine der Hauptursachen für posttraumatische Störungen bei intensivmedizinisch versorgten Säuglingen (Faugli et al., 2009; Wilken & Bartmann, 2014). Auf der Verhaltensebene lässt sich die Dynamik durch ein umgekehrtes Still-face-Experiment darstellen (Tronick et al., 1978). Im klassischen Experiment frieren Eltern ihre Mimik und ihre Körpersprache für wenige Minuten ein. Der dissoziative Säugling friert ebenso seine Mimik, Gestik und Körpersprache ein. Der Effekt auf die Eltern ist gleichermaßen (Wilken, 2018). Sie versuchen ihren Säugling zu erreichen, sie versuchen seine Aufmerksamkeit auf die Interaktion zu lenken und geben schließlich auf. Das Eltern-Kind-Paar erstarrt in einem dysregulierten Zustand: »Es ist offensichtlich, dass dieser traumatische Kontext jeder wechselseitigen Relationsinteraktion entbehrt. Vielmehr autoregulierten Mutter und Säugling trotz körperlicher Nähe gleichzeitig ihren Stress auf einer primitiven Stufe – parallel, aber dissoziiert ohne Berührung« (Schore, 2007, S. 175).

Während der Säugling nur kurz in einer sympathischen Hypererregung verharren oder den Flucht-oder-Kampf-Modus aufrechterhalten kann, ist Dissoziation ein Zustand, aus dem es schwer ist zurückzukehren (Porges, 1997). Der vagale Tonus wird dauerhaft auf niedrigem Niveau stabilisiert und der Säugling verbleibt sodann darin. Diese Form der Abwehr ist mit der Aufnahme von Flüssigkeit oder Nahrung nicht vereinbar; noch dramatischer sind die Auswirkungen für die Entwicklung des Kindes. Im Zustand der Dissoziation werden keine Erinnerungen gespeichert, keine Repräsentanzen gebildet, sprich: Es findet keine Entwicklung statt. Auch bei traumatisierten Säuglingen und Kleinkindern ist daher eine unmittelbare und effektive Behandlung notwendig, nicht nur um Oralität zu erreichen, sondern auch um dem Kind eine affektive und kognitive Entwicklung zu ermöglichen.

10.2.4 Die gestörte Selbstregulation des Säuglings

Es gibt gute Anhaltspunkte für die gestörte Selbstregulation des Säuglings, die nicht das Ergebnis einer reorganisierten Bindung sind. Die interaktive Regulierung stößt somit auf einen Entwicklungswiderstand. Dieser Widerstand ist erst dann sichtbar, wenn man weiß, was zur Störung in der Selbstregulation führt. Dennoch braucht es Zeit und Erfahrung, um diese Störung der Entwicklung des Selbst von Störungen der Beziehungsregulation zu unterscheiden. Eine Folge gestörter Selbstregulation ist eine Störung der Beziehungsregulation. Wenn diese über Tage, Wochen oder Monate anhält, verfestigt sie sich zu Beziehungsmustern. Wie bereits gesagt: Die Selbstregulation des Einen und des Anderen sind die Grundvoraussetzungen für eine interaktive Regulierung. Wenden wir uns daher dem zweiten Partner des Beziehungsgeschehens zu.

10.3 Die Selbstregulation der Bezugsperson

Kaum ein Thema der Genese frühkindlicher Fütterstörungen wurde so intensiv diskutiert wie die Rolle der seelischen Gesundheit der Mutter (Jones & Bryant-Waugh, 2013). In der historischen Betrachtung der Fütterstörung wurde ihre Rolle bei der Störungsgenese bereits angesprochen, jedoch nicht im Detail diskutiert. Es ist an der Zeit dies nachzuholen, denn dieses Thema ist zu wichtig, um es bei einer einfachen Positionierung zu belassen. Es gibt eine Vielzahl von Daten, die darauf hinweisen, dass frühkindliche Fütterstörungen mit Psychopathologie der Eltern einhergehen. Historisch wurde der Schluss gezogen, dass Wachstumsstörungen eine Folge der zu geringen Nahrungsaufnahme sind, die wiederum eine Folge der Vernachlässigung durch die Eltern war (Whitten et al., 1969). Die Grundannahme ist, dass die eigenen elterlichen Bindungserfahrungen oder eine tiefer liegende Psychopathologie zu Gedeihstörungen führt (Ward et al., 2000). Angenommen wird, dass die fehlende Sensitivität der Eltern bewirkt, dass diese die Signale ihres Kindes nicht richtig deuten und so Hungersignale übersehen. In extremen Fällen ist die Annahme, dass Eltern ihr Kind krank machen, um so einen sekundären Krankheitsgewinn zu erzielen, im Sinne eines Münchhausen-by-proxy-Syndroms (Schreler & Libow, 1994). Im Falle von Eltern, die selbst unter einer Essstörung leiden, ist zu beobachten, dass sie nicht verstehen können, wenn ihr Kind Hunger signalisiert (Coulthard et al., 2004). Sie können dies nicht mit einem eigenen Bedürfnis in Einklang bringen. Diese Sichtweise auf das Thema frühkindlicher Fütter- und Gedeihstörung blieb nicht unwidersprochen (Zeanah & Larrieu, 2000). Ein aktuell publiziertes Review zeichnet ein unklares Bild der aktuellen Forschungslage (Jones & Bryant-Waugh, 2013). Der Zusammenhang zwischen Psychopathologie von Müttern und Fütterstörung ist uni- oder zumindest bilateral, ohne jedoch ein nachvollziehbares Muster nachzeichnen zu können. Coulthard und Kollegen kamen zu folgendem Schluss: »There is no consensus in the literature about the relationships between parent and child feeding and eating disturbance, and mechanisms for the intergenerational transmission of these behaviors have yet to be established« (Coulthard et al., 2004, S. 103).

Es ist Zeit noch einmal einen Blick über die Schulter zu werfen. In der historischen Betrachtung haben wir Studien, die wir bis in das 19. Jahrhundert zurückverfolgen können. Stellen wir uns in die Mitte und blicken nach vorn, dann finden wir dort die Arbeit von Whitten und Kollegen aus dem Jahr 1969. Die Zahl von Studien, die seither zu diesem Thema publiziert wurden, geht in die Hunderte. Das Ergebnis ist, dass der Zusammenhang erst noch gefunden werden muss. Für generationsübergreifende Forschungsarbeiten ist dieses Ergebnis relativ mager. Kann es sein, dass wir die falschen Fragen gestellt haben und uns die Antworten daher verborgen bleiben? Nehmen wir daher eine historische Perspektive ein und stellen wir die im Folgenden in drei Themenkomplexe geordneten Fragen:

1. Koinzidenz oder Kausalität: Fütterstörungen und Psychopathologie treten häufig gemeinsam auf, es ist also eine Koinzidenz festzustellen (Coulthard et al., 2004). Wie jedoch Jones und Bryant-Waugh (2013) feststellten, ist die Art des Zusammenhangs nicht geklärt. Erzeugt Psychopathologie Fütterstörung oder Fütterstörung Psychopathologie – oder ist der Zusammenhang ganz anders? Wenn wir wissen wollen, wo der Zusammenhang besteht, muss die Frage

ergebnisoffen und transnational gestellt werden. Insofern ist es wissenschaftlich nicht haltbar von einer Gerichtetheit bzw. Kausalität auszugehen, ohne diese bereits aufgeklärt zu haben.

2. State oder trait: Ein recht allgemeines Thema, das Forscher ein ganzes Leben lang beschäftigen kann, ist die Frage, ob es sich bei einer Eigenschaft um ein überdauerndes Persönlichkeitsmerkmal oder eine situative Reaktion auf die Umwelt handelt. Es lässt sich daher die Frage stellen: Kann frühkindliche Nahrungsverweigerung zu Störungen im seelischen Gleichgewicht der Eltern führen oder sind es instabile Persönlichkeiten oder Bindungsstörungen, die Fütterstörungen erzeugen? Damit einhergehend würde sich die Frage stellen, wie sich ein solcher Entwicklungsweg gestalten sollte.
3. Was nicht passt, passt nicht: Inkonsistente Daten frustrieren Forscher und führen folglich zur fieberhaften Suche nach passenden Daten oder zu Desinteresse. Eine solche Inkonsistenz entsteht aus der Zunahme von Fütterstörungen. Wäre die Annahme der Psychopathologie der Mütter als primäre Ursache der Fütterstörung richtig, so sollten wir davon ausgehen, dass eine Zunahme von Psychopathologien der Mütter zu berichten ist. Allerdings sind die Ursachen für die Fütterstörung eher in den medizinischen Grunderkrankungen der Kinder zu suchen (Sharp et al., 2017). Ängstlichkeit und Depression der Mutter oder des Vaters führen nicht zu Herzfehlern oder Frühgeburt des Neugeborenen. Hingegen führt die Frühgeburt des Neugeborenen zu Ängstlichkeit und Depression von Mutter oder Vater (Goutaudier et al., 2011; Pierrehumbert et al., 2003). Diese Daten sind bedeutsam, denn sie passen so gar nicht in die Annahme der stabilen Persönlichkeitseigenschaften, die zu Fütterstörungen führen. Die Frage, die sich stellt ist: Wie können wir den bestehenden Zusammenhang also besser, systematischer und zielgenauer erfassen? Es scheint wieder an der Zeit, die Entwicklungsmechanismen, die Störungen in der Entwicklung der Elternschaft und die Konsequenzen genauer zu betrachten.

10.3.1 Mutterschaftskonstellation und Nahrungsverweigerung

Füttern, Essen, Nähren und Genährt-Werden sind hochemotionale Themen (Satter, 1990). In einer nährenden Beziehung werden beide Partner genährt und nähren auf unterschiedlichen Ebenen und mit unterschiedlicher affektiver Qualität. Das Bedürfnis zu nähren der Eltern wird durch die Aufnahme des Säuglings befriedigt. Die Freude, wenn der Säugling an der Brust saugt, wenn das Kleinkind in freudiger Antizipation den Mund für den Löffel öffnet, ist gleichermaßen nährend für den Säugling und die Eltern. Wenn die Nahrungsaufnahme kurzfristig gestört ist, wenn das Kind etwa einen Schnupfen hat oder die Zähne durchbrechen, sind Eltern besorgt. Nähren und Genährt-Werden ist ein existenzielles Beziehungs- und Entwicklungsthema und ist, wie bereits im vorausgehenden Kapitel berichtet, von zentraler Bedeutung für die Bindungsbeziehungen (Feldman, 2007). Die Bedeutung der nährenden Beziehung wurde von Daniel Stern (1998) bei der Untersuchung des Übergangs zur Mutterschaft, der Mutterschaftskonstellation, hervorgehoben. Stern stellte sich die Frage, was es bedeutet, eine Mutter zu sein und zu werden. Dazu führte er Tiefeninterviews mit werdenden Müttern zu den Themen durch, welche die Schwangeren und späteren Mütter beschäftigten. Vier Themen waren dabei von besonderer Bedeutung und deren Bewältigung entscheidend für die Bildung einer neuen »Mutter«-Identität. Stern formulierte die Themen als Fragen, die bei Bewältigung mit einem identitätsbildendem »Ja« beantwortet werden sollten.

1. Leben und Wachstum: Kann die Mutter das Überleben und Gedeihen des Babys gewährleisten?
2. primäre Bezogenheit: Kann sie eine für sie selbst authentische Beziehung zu dem Baby herstellen?
3. unterstützende Matrix: Wird sie ein Unterstützungssystem schaffen und tolerieren können?
4. Transformation der Identität: Wird sie ihre Selbstidentität zur Unterstützung dieser Aufgaben transformieren können?

Es ist offensichtlich, dass gerade das erste Thema von besonderer Bedeutung ist, denn die Nahrungszufuhr sichert das Überleben des Kindes. Damit sichert die Nahrungsaufnahme auch das Überleben der Eltern. Denn wenn das Baby keine Nahrung mehr zu sich nimmt und folglich nicht gedeiht, entsteht schnell die Angst, dass das Baby irgendwann nicht mehr da ist. Laut Stern besteht die größte Angst der Eltern darin, dass das Neugeborene aus Unachtsamkeit oder Insuffizienz der Mutter Schaden nimmt. Kehren wir zurück zur Nahrungsaversion. Der Annahme und den Konzepten Sterns folgend ist die Identitätsbildung der Mutter bei Nahrungsaversion massiv gefährdet. Gemäß der Theorie wäre die Antwort auf die erste und grundlegende Frage der werdenden Mutter »nein« und das Entwicklungsthema wäre nicht gelöst. Die Ursache der Nahrungsaversion ist dabei erst einmal von untergeordneter Bedeutung. Es sollte sich auch in den Aussagen der Eltern widerspiegeln, wenn eine künstliche Ernährung oder eine Nahrungsverweigerung vorliegt, denn in beiden Fällen sind es nicht die Mütter, die die Ernährung sichern. Wenn die Mutterschaftskonstellation zutreffend ist, sollten sich die Aussagen der Mütter den Themenkomplexen zuordnen lassen – Aussagen wie die folgenden:

> »In meiner Kultur, wenn ein Kind nur noch Haut und Knochen ist, würden sie sagen: Warum hast du ihn nicht gefüttert? Du musst ihn füttern, du musst sicherstellen, dass er gefüttert ist, egal ob er das nicht möchte. Du musst ihn füttern. Und das würde mir auferlegt werden. Und das ist real, es ist ein Stigma-Ding in unserer Kultur, dass dein Kind gesund sein muss« (Craig & Scrambler, 2006, S. 1120; Übers. M.W.).

Zum Glück gibt es umfangreiche qualitative Studien, die genau diese Aussagen betrachten und publizieren (Craig et al., 2003; Craig 2006; Ferguson & Paul, 2007; Guerriere et al., 2003; Sleigh, 2005; Spalding & McKeever, 1998; Thorne et al., 1997). Diesen Arbeiten ließen sich 127 Statements entnehmen und dann in einer qualitativen Metaanalyse zusammenfassen (Wilken, 2012b). Das Ergebnis war, dass sich 104 der Aussagen den vier Themen der Mutterschaftskonstellation zuordnen ließen.

Es zeigte sich also, dass die Mehrzahl der Studien die Theorie der Mutterschaftskonstellation stützte, wobei die Mehrzahl der Statements auf eine Störung der Identität durch die künstliche Ernährung hinwiesen. Diese geht mit einer extrem hohen Stressbelastung einher, was im Einklang mit der Mehrzahl der Studien zu diesem Thema steht. Interessant ist, dass das Thema von Leben und Wachstum überdurchschnittlich häufig auftaucht. Dies ist deshalb so verwunderlich, weil Mütter oder Menschen im Allgemeinen nicht so oft oder offen über dieses Thema sprechen. Es ist ein unbewusstes Thema, während Beziehung, soziale Unterstützung und auch die mütterliche Identität eher bewusst bzw. bewusstseinsnahe Themen sind. Dazu sei jedoch das folgende Statement zitiert:

> »This gets you at the very basic level – you can't feed your child. You're not able to feed your child. No matter what you do as a mother, you fail and

> that is so hard. If it was something else maybe you could understand, but not being able to feed it's – it's the basic thing. It's like breathing. So you are just so devastated by the fact that you can't make it work right for your child. You're just – you're emotionally wrung out all the time« (Spalding & McKeever, 1998, S. 237).

Dies mag im ersten Moment paradox sein, denn durch die künstliche Ernährung wird schließlich das Überleben gesichert. Man könnte daher vermuten, dass Mütter durch die Sicherstellung der Ernährung in ihrer Identität gefestigt werden. Jedoch ist Stillen oder Füttern etwas anderes als die Nahrung über eine Sonde zuzuführen. Dies lässt sich an folgender Aussage in der Arbeit von Steig verdeutlichen: »But gastrostomy feeding lacked emotional content, it's dead« (Sleigh, 2005, S. 379). Trotzdem gehört es zum wissenschaftlichen Standard sich die Frage zu stellen, ob es nicht Eltern mit einem pathologischen Selbstkonzept sind, deren Kinder abhängig von der Sonde sind. Wir können die Frage verwerfen, denn Eltern haben oft monatelang alles versucht, um einen Sondendependenz zu verhindern. Der Startpunkt ist in 95 Prozent der Fälle eine lebensbedrohliche Erkrankung des Kindes (Sharp et al., 2017). Diese steht nicht in Zusammenhang mit einem gestörten Selbstkonzept der Eltern. Es gibt einzelne Störungsbilder, in denen Eltern keine Freude am Füttern verspüren, zum Beispiel bei einer Bulimia nervosa, und dennoch ist das Thema des Lebens weiterhin von Bedeutung. Ein Zusammenhang zwischen Sondendependenz und Bulimia nervosa ist vollkommen unbekannt. Eltern mit Kindern mit Sondendependenz sind in Sorge um ihr Kind. Sie sind durch Phasen gegangen, in denen das Überleben ihres Kindes an einem seidenen Faden hing, und in manchen Fällen ist es weiterhin nicht gesichert. Diese Eltern als Ursache der Störung ihres Kindes zu sehen ist nicht nur falsch, vielmehr kann diese Annahme auch zu einer Destabilisierung der Eltern beitragen und sollte daher nicht intensiver verfolgt werden. Kurz gesagt: In therapeutischer Verantwortung sollten wir nicht zu einem Problem der Eltern und damit der Kinder werden, sondern zur Lösung beitragen.

Nichtsdestotrotz besteht ein Zusammenhang. Nicht nur die Mutterschaftskonstellation, sondern auch die Metaanalyse kommt zu dem Ergebnis, dass es auch einen Zusammenhang zwischen Stress und Trauma und Sondenernährung des Kindes gibt (Wilken, 2012b). Es lässt sich also die Hypothese ableiten, dass die Sondenernährung des Kindes zu einer Traumatisierung der Eltern führen kann. Wenn die elterliche Identitätsbildung durch die Nahrungsverweigerung nicht abgeschlossen werden kann, stellt dies eine Verletzung einer unbewussten Erwartung mit tiefer Bedeutung dar. Wir sind schon sehr lange davon ausgegangen, dass auch die Eltern von nahrungsverweigernden Kindern durch diese Tatsache traumatisiert werden. Es ist daher Zeit, diese Hypothese auf empirische Füße zu stellen.

10.3.2 Nahrungsverweigerung: Ein Trauma?

Wenn wir das alte Sprichwort »Nahrung ist Liebe!« hier kurz bemühen wollen, ist zurückgewiesene Nahrung zurückgewiesene Liebe. Künstliche Ernährung sollte den Eltern eigentlich Sicherheit und Halt geben. Eltern können ihr Kind mit Nahrung und Flüssigkeit versorgen. Die Angst, dass ihr Kind zu wenig bekommt, sollte der Vergangenheit angehören. Im Grunde muss nur noch ein Plan ausgearbeitet werden, den die Eltern befolgen können. Hypothetisch sollte eine Beruhigung einsetzen, denn das Thema Leben und Wachstum sollte jetzt gesichert sein. Insofern ist die hohe Stressbelastung der Eltern nicht selbstverständlich und die Literatur zu diesem Thema äußerst heterogen. Während einige Autoren über die Verbesserung der Lebensqualität der Eltern und eine hohe Zufriedenheit mit der Sondenversorgung berichten (Avitsland et al., 2006; Sullivan et al., 2004), wird in anderen Studien eine deutlich erhöhte Stressbelastung festgestellt (Pedersen et al., 2004; Sleigh, 2005) – ein scheinbar unauflösbarer Widerspruch, allerdings nur auf den ersten Blick, denn die künstliche Ernährung gibt tatsächlich Sicherheit und Kontrolle nach einer Phase fortgesetzter Nahrungsverweigerung. Jedoch bleibt das Kind auch weiterhin aversiv und die Angst, die bei jedem Versuch es zu füttern zu Flucht, Kampf oder Erstarrung führt, ist damit nicht aufgelöst. Die Nahrungsverweigerung wird um- und ein Stück auch übergangen. Dies ist auch den Eltern bewusst, die sehen, dass zwar genug Nahrung in ihr Kind gelangt, aber nicht von ihnen, sondern durch einen Schlauch, den sie befüllen. Wenn wir davon ausgehen, dass dies eine Belastung für die Eltern darstellt und chronischen Stress verursacht, sollte sich dies dauerhaft in einer posttraumatischen Belastungsstörung niederschlagen. Auch hierzu haben wir eine Studie durchgeführt: 35 Mütter von sondendependenten Kindern wurden mittels eines standardisierten Fragebogens, dem Impact of Event Scales – Revised, bezüglich des Auftretens von Traumasymptomen mit Bezug auf die Esssituation befragt (Wilken, 2012a). In dieser Gruppe erfüllten 19 Mütter (54,2 %) die Kriterien einer klinischen posttraumatische Belastungsstörung. Von diesen Müttern berichteten 16 (45,6 %) über eine schwere posttraumatische Belastungsstörung (PTBS).

Um die Daten einordnen zu können, sollte man sich vergegenwärtigen, dass je nach Studie etwa ein bis zehn Prozent der Normbevölkerung unter einer PTBS leiden. In klinischen Stichproben sind die Werte natürlich erhöht, wie zum Beispiel bei Kriegsveteranen mit elf bis 31 Prozent (Weiss et al., 1992), Patienten mit Krebs (18,2 %) oder bei Eltern von Kindern, die an Krebs erkrankt sind (13,7–30 %) (Mehnert et al., 2006; Kazak et al., 2004). Jedoch finden sich selbst in diesen Gruppen nicht so hohe Werte wie in dieser Studie. Ein Blick in die Daten ist in diesem Zusammenhang von Interesse. Die Frage ist, inwiefern sich die Eltern in ihrem Antwortverhalten unterscheiden. Die Impact of Event Scales gehen auf drei Symptomgruppen der PTBS ein (s. Tab. 10).

Tab. 10: Traumatisierung von Eltern sondendependenter Kinder

	kein Trauma	Trauma	schweres Trauma
N	15 (42,8 %)	4 (11,4 %)	16 (45,6 %)
Gesamt IES-R	13	28	46
Skala 1: Intrusion	6	15	18
Skala 2: Vermeidung	5	6	15
Skala 3: Erregung	3	6	13

Die einzelnen Items lassen sich, wie Tabelle 10 zu entnehmen ist, folgenden drei Symptomgruppen der PTBS zuordnen:

Intrusion: Unter Intrusionen wird das unkontrollierte Sich-Aufdrängen von Erinnerungsbildern verstanden. Ausgelöst durch interne oder externe Ereignisse überwältigen traumatische Szenen die Betroffenen in Form von Albträumen oder Bildern, die einem Wiedererleben der Szene gleichkommen. Das Bewusstsein wird von den Intrusionen vollkommen eingenommen; ihre hohe Intensität löst ähnliche oder die gleichen Gefühle aus, wie sie in den traumatischen Situationen erlebt wurden. So kann das Piepen beim Einscannen an einer Einkaufskasse Erinnerungen an den Überwachungsmonitor auf einer Intensivstation, das Wiedererleben von Szenen des kritischen Zustandes eines Kindes, reaktivieren. Der Geruch von Desinfektionsmittel kann die Angst um das Überleben reaktivieren.

Übererregung: Zustände körperlicher und geistiger Überregung drücken sich häufig in Schlafstörungen oder Störungen der Konzentration aus. Die erhöhte Erregung ist ein Ausdruck der dauerhaften sympathischen Aktivierung zur Bedrohungsabwehr. Die Folge ist eine dauerhafte Wachsamkeit, um eine potenziell gefährliche Situation abzuwehren. So bleibt der Zustand einer dauerhaften Aktivierung erhalten, was zu Reizbarkeit führt und zu unkontrollierten Angst- oder Wutzuständen beitragen kann.

Vermeidung: Traumatische Ereignisse überwältigen die Coping-Fähigkeiten eines Menschen und gehen oft mit einem Gefühl der Hilflosigkeit einher. Insofern versuchen Menschen den Kontakt mit den Gedanken, Gefühlen, Orten und Gerüchen, die mit dem Trauma assoziiert sind, zu vermeiden. Die Vermeidung drückt sich zum Beispiel darin aus, dass andere Routen gewählt werden, um nicht mehr am Krankenhaus vorbeifahren zu müssen. Sie kann sich auch darin äußern, dass Themen bewusst gemieden werden oder dass der eigene Gefühlszustand verleugnet wird.

Der Blick in die Tabelle zeigt, dass das Auftauchen von Erinnerungsbildern bei allen traumatisierten Müttern deutlich erhöht war. Wenn wir eine alltägliche Formulierung wählen wollen, waren die Mütter mit ihrer Vergangenheit beschäftigt. Dabei kann es sich um eigene Kindheitserfahrungen handeln (Fonagy et al., 2004; Hesse & Main, 2006). Mit größerer Wahrscheinlichkeit waren es jedoch die Erfahrungen der Eltern während der intensivmedizinischen Behandlung ihres Kindes, die sich reaktualisierten. Die elterliche Traumatisierung ist eng an das Trauma des Kindes geknüpft. Die Nahrungsverweigerung des Kindes bricht nicht mit den Themen der Mutterschaftskonstellation, sondern sie kann zu einem Auslöser traumatischer Erinnerungen werden. Bekannt ist, dass ein Zusammenhang zwischen Fütterstörung und posttraumatischer Belastungsstörung der Mutter besteht (Pierrehumbert et al., 2003). Aus einem anderen Kontext stammt folgendes Zitat, das erklärt, wie Fütterstörung und Trauma im Zusammenhang stehen könnten:

> »Viele Faktoren können die Mutter veranlassen, die Signale, durch die der Säugling seine Bedürftigkeit signalisiert, zu ignorieren. Die häufigste Ursache besteht vielleicht darin, dass das kindliche Desinteresse bei der Mutter unerträgliche Angst hervorruft. Ihre Fähigkeit, über die Gefühle des Babys nachzudenken, versagt in dieser Situation vollständig, so dass ihre habituellen Abwehrmethoden gegen überwältigende Affekte aktiviert werden« (Fonagy et al., 2004, S. 378).

Betrachten wir, dass die PTBS (F43.1) im ICD-10 zur Gruppe der Angststörungen gehört. Angst ist eine Reaktion auf Bedrohung (Porges, 1997). Real oder empfunden, wir können uns der Bedrohung nicht entziehen. Nahrungsverweigerung erzeugt die Angst vor dem Hungern des Kindes sowie vor dem Scheitern. Eltern gewöhnen sich nicht an die Verweigerung des Kindes, auch wenn die Angstdynamik wechselhaft und unterschiedlich stark ausgeprägt sein kann. Interessant ist in diesem Zusammenhang auch die Studie von Dunitz und Kollegen (1996). Sie führten psychiatrische Interviews vor und nach dem Abschluss einer Therapie frühkindlicher Fütterstörung durch. Vor der Therapie wiesen 93 Prozent der Mütter eine psychische Störung auf. Bei dem erneuten Interview drei Monate nach der Therapie war dieser Anteil um 30 Prozent gesunken. Ein Jahr nach der Therapie lag die Rate bei elf Prozent. Dabei wurde keine intensive Psychotherapie durchgeführt. Durch die Verbesserung des Essverhaltens stabilisierte sich die psychische Situation von Müttern sowie Vätern deutlich. Betrachten wir das letzte Thema in diesem Komplex, um eine Erklärung zu finden, warum sich die psychische Situation der Eltern nur durch die positive Veränderung des Essverhaltens verbesserte.

10.3.3 Mentalisierung und Nahrungsverweigerung

Stillen und Füttern sind die ersten Erfahrungen, in denen der Säugling sich und sein Bedürfnis ausdrückt und die von den Eltern beantwortet werden können. Natürlich ist das Signal »Hunger« deutlich und leicht zu verstehen, aber dennoch ist es eine Zuschreibung, ein Resultat unserer Mentalisierungsfähigkeit. Unter Mentalisierung versteht man die Fähigkeit, das eigene elterliche Verhalten sowie das Verhalten des Kindes durch das Zuschreiben eines geistigen, emotionalen Zustandes zu interpretieren (Fonagy et al., 2004) – ein Prozess, der die Basis im Grunde jeder menschlichen Kommunikation und Beziehung darstellt: »Ich denke, mein Baby ist hungrig!«, »Ich glaube, meiner Mutter geht es gerade nicht so gut!«, »Mein Mann hat einen harten Tag bei der Arbeit gehabt!«, »Meine Frau sieht ganz schön erschöpft aus!« All diese alltäglichen Aussagen basieren auf der Fähigkeit, anhand von kleinen Signalen auf emotionale Zustände zu schließen. Gerade in der frühesten Kindheit sind Säuglinge darauf angewiesen, dass ihre undeutlichen Signale verstanden werden. Weinen kann Hunger, Durst, aber auch Blähungen, Müdigkeit, das Bedürfnis nach

Nähe, oder Überreizung bedeuten. Damit die Eltern sich in ihren Säugling hineinversetzten können, brauchen sie jedoch auch den Säugling, der sein Bedürfnis anzeigt. Wenn der Säugling dieses Signal nicht sendet, weil er zum Beispiel künstlich ernährt wird oder wenn ein umgekehrtes Signal erfolgt – statt dem Hungersignal die Ablehnung dem Essen gegenüber –, können Eltern nicht mentalisieren. Stellen Sie sich die Situation vor: Sie können Ihr Kind nicht lesen, nicht verstehen. Wie würde sich das auf Sie auswirken? Führen Sie folgenden projektiven Test durch und überlegen Sie, inwieweit Sie diesen Statements zustimmen würden:

1. Ich erkenne die Bedürfnisse meines Kindes in den meisten Fällen.
2. Ich weiß, wenn mein Kind müde ist.
3. Ich erkenne, wenn mein Kind Hunger und Durst hat.
4. Ich kann die Bedürfnisse meines Kindes regulieren.
5. Ich vertraue darauf, dass mein Kind erkennt, dass ich weiß, was das Beste für es ist.

Dies sind zentrale Fragen, denn sie berühren die mütterliche Identität, den inneren Bezugsrahmen sich als gute Mutter fühlen zu können. Sie schaffen Sicherheit, um sich in dem neuen Beziehungsrahmen der frischen Elternschaft bewegen zu können. Metalisierung braucht eine gemeinsame Basis der Sicherheit. Wenn jedoch Nahrungsverweigerung die Füttersituation bestimmt, dann geht diese Sicherheit verloren, sowohl für das Kind als auch für die Mutter. Hat die Mutter das Gefühl ihr Kind nicht zu verstehen, geht der innere Bezugsrahmen und die Reflexionsfunktion der Mutter verloren. Sie kann dem Kind wenig Raum geben, weil auch sie sich in ihrer Mutterschaft bedroht fühlt. Gerade wenn wir uns durch die Handlungen des Anderen bedroht fühlen, sind der Zugang zu unseren Gefühlen und die Fähigkeit zum intuitiven Verstehen der Motive des Anderen eingeschränkt (Fonagy et al., 2003). Das eigene Verhalten und das Verhalten des Anderen lassen sich nicht mehr so leicht und intuitiv erschließen wie vor der Traumatisierung. Das Trauma wird zu einem Filter, der jede Wahrnehmung darauf überprüft, ob sie eine Bedrohung darstellen würde. Wir haben gesehen, dass Nahrungsverweigerung das Trauma reaktivieren oder aufrechterhalten kann (Wilken, 2012b). Es besteht also ein Kreislauf aus Traumatisierung, Nahrungsverweigerung sowie verstörenden inneren und äußeren Impulsen und wir sehen eine hochbelastete Füttersituation, die auf uns angespannt, wenig intuitiv und pathologisch wirkt.

10.4 Die interaktive Regulierung

Bringen wir nun den Säugling und seine Eltern in Beziehung. Bisher haben wir die Selbstregulation der beiden Partner des Geschehens in den Mittelpunkt gestellt. Es ist Zeit, die beiden Personen miteinander in Kontakt treten und den Tanz der Interaktion beginnen zu lassen. Die Beziehungsgenese ist seit jeher von zentralem Interesse für die Menschheit. Was ist eine gute Beziehung zwischen Mutter und Kind, zwischen den Eltern oder zu den Lehrern? Dieser Abschnitt kann nicht die gesamte Forschung oder klinische Praxis wiedergeben. Die Aufmerksamkeit muss sich zwangsläufig auf einen Teil der Forschung richten, sodass andere ignoriert werden (McGilchrist, 2019). Die Auswahl ist daher auf zwei Themen beschränkt worden: die Entwicklungsmechanismen und das Beziehungsmuster.

10.4.1 Entwicklungsmechanismen

Wie entsteht eine Beziehung, Vertrauen, Verständnis? Warum mögen wir manche Menschen und warum bleiben uns andere auf ewig fremd? Wie gelingt eine Interaktion, eine Begegnung eine Beziehung? Was sehen wir, wenn wir den Schleier lüften hinter Worten, die zwar eingängig sind, wie Responsivität oder Verfügbarkeit, ohne aber viel zu verraten? Beziehung beruht auf gemeinsamer Erfahrung und Geschichte, dies wurde schon mehr als einmal erwähnt. Jetzt ist die Frage, welche Erfahrungen und welche Geschichte erzählt wird, damit die Beziehung gelingt oder misslingt. Beebe und Lachmann beschrieben drei herausgehobene Prinzipien, welche die Interaktionsverläufe beeinflussen. Die drei Prinzipien bilden die Überschrift der nächsten drei Subkapitel und werden zur Blaupause für das Verständnis nährender und nicht nährender Beziehungen (Beebe & Lachmann, 2004, S. 95).

10.4.2 Ständige Regulierung: Die Integration von Selbst- und interaktiver Regulierung

Wie wird aus Selbstregulation eine interaktive Regulierung? Gehen wir vom Modell der Repräsentanzen aus, dann entstehen diese im Beziehungsgeschehen und organisieren sich durch Beziehung immer wieder neu.

Affekte knüpfen an erfahrene Affekte an und bilden sich im Interaktionsgeschehen neu. Um ein Beziehungsmuster aufzubauen, sind charakteristische, vorhersagbare und erwartbare Interaktionsverläufe notwendig, die sich aus einer ständigen Regulierung aufbauen, die auf Vertrautheit, Wiederholung und Erwartbarkeit beruht. Die Botschaft ist: »Ich kann mich auf dich verlassen, du kannst dich auf mich verlassen!« Dies wird vermittelt durch kontingente Reaktionen, die am Bekannten anknüpfen. Ebenso basiert sie auf der Fähigkeit Kontinenz wahrzunehmen und Bedeutung zu generieren. Erkennen ist hierbei kein Denk-, sondern ein Fühlprozess. Die synchrone Abstimmung interaktiver Muster ist nicht kognitiv, sondern intuitiv und sie knüpft an die gemeinsame Geschichte zwischen Kind und Bezugsperson an. Ständige Regulierung basiert auf dem impliziten Beziehungswissen, das prozedural im Sinne proto-narrativer Hüllen aufgebaut wurde (Stern, 1998). Folglich basiert ständige Regulierung auf der primärprozesshaften Ebene, der Art der Bewegung, der Körperspannung, der Mimik und der Gestik, die die Bezugsperson überträgt. Von Geburt an ist daher eine Selbstregulation der Bezugsperson erforderlich, die ihre eigenen Impulse auf die Bedürfnisse ihres Kindes abstimmt (Hofer, 1990). Ist der Säugling übererregt, so muss sie sich auf sein Erregungsniveau einstimmen und durch Mimik und Gestik ein ruhiges Niveau herstellen. Gerade das Stillen oder die gemeinsame Mahlzeit erfordern die ständige Regulierung, denn die Erregung, der Affekt und auch die Motivation können und sollten sich im Verlauf einer Mahlzeit ändern. Vergegenwärtigen wir uns die Unterschiedlichkeit von Motiven wie Hunger, Exploration, Nähe und Selbstbehauptung und bringen diese in eine Füttersituation:

> Die Mutter bietet ihrem neun Monate alten Säugling einen Löffel mit Brei an. Dieser öffnet neugierig die Augen und fokussiert auf den Löffel. Der Löffel nähert sich dem Mund an und das Kind greift nach ihm. Die Mutter zieht den Löffel zurück und versucht es erneut und wieder greift das Kind danach.

Es gibt mehrere Möglichkeiten diese Sequenz zu lesen und diese Situation weiterzuführen. Die Interpretation der Szene hat eine organisierende Wirkung auf die interaktive Regulierung. Interpretiert die Mutter das Greifen als ein aversives Motiv der Nahrungsverweigerung, wird sie in der Folge ärgerlich oder wütend. Da beide Gefühle linkshemisphärisch repräsentiert sind, reduzieren sich ihre intuitiven und psychobiologischen Abstimmungsfähigkeiten. Ihre Bewegungen sind weniger auf ihr Kind bezogen als auf ihren Zustand der Wut. Wahrscheinlich knüpft dieses Aufkommen von Wut an andere Sequenzen an. Vielleicht hat der neun Monate alte Säugling bereits in vorherigen Sequenzen ähnlich reagiert und den Löffel dann einfach fallen lassen. Vielleicht hat er dies mehrfach wiederholt und die Mutter greift auf die inneren Repräsentanzen eines erwartbaren Interaktionsverlaufs zu. Damit die Sequenz nicht den erwartbaren Verlauf nimmt, muss sie ihren Ärger wieder abklingen lassen. Wenn sie sich beruhigt hat, kann sie wieder anknüpfen und schauen, wie der nächste Löffel beantwortet wird.

Alternativ dazu kann die Mutter das Greifen nach dem Löffle auch als Neugierde interpretieren. Sie zieht die Augen leicht hoch und sagt: »Na, du bist aber ein kleiner Schlawiner!« und holt den nächsten Löffel. In diesem Fall bleibt sie mit ihrem Kind im Kontakt. Eine kurze Sequenz kann den Unterschied zwischen einer gelingenden und einer problematisch verlaufenden Interaktion ausmachen. Auch hier erzählt die Art des Umgangs von der gemeinsamen Beziehungsgeschichte. Es ist eine Geschichte, in der Regulation mehr Raum hat und in der Störungen eine positive Wendung erfahren – eine Grundvoraussetzung, um aus einem Fütterproblem keine Fütterstörung werden zu lassen. Folglich ist es die emotionale Verfügbarkeit des Partners, die durch die Vorhersagbarkeit der Responsivität einen Organisationsprozess konstituiert (Beebe & Lachmann, 2004, S. 189), sowohl im Positiven als auch im Negativen. Im klinischen Kontext beschreiben Eltern eine wiederkehrende Geschichte:

> »Ich versuche ihn zu füttern, aber er dreht den Kopf weg. Manchmal weint er bereits, wenn ich ihn in den Hochstuhl setze. Dann macht er sich ganz steif und ich bekomme ihn kaum in den Sitz. Danach weint er, weil er nicht will! Dann habe ich schon keine Lust mehr, bevor es überhaupt richtig losgeht. Und dann sondiere ich ihn lieber, als ihm und mir den Stress einer Mahlzeit anzutun.«

Diese Geschichte kann man, wenn man sich die Zeit nimmt den Eltern zuzuhören, häufig hören. Es ist die Geschichte der ständigen Fehlregulation. Wo sie ihren Anfang nimmt ist, Teil jeder individuellen Geschichte. Sie entzieht sich der quantitativen Forschung, jedem Fragebogen und jedem Klassifikationssystem. Wenn diese Geschichte umgeschrieben werden soll, so braucht es Forschung, in der genau diese erzählt werden kann. Denn auch dies ist Teil der ständigen Regulation – durch das Erzählen und das Bearbeiten einer Geschichte lässt sich diese neu schreiben.

10.4.3 Unterbrechung und Wiederherstellung

Während das Prinzip der ständigen Regulierung erwartbare Interaktionsverläufe beschreibt, richtet sich das nächste Prinzip auf die Wiederherstellung von Bezogenheit nach einer kurz- oder langfristigen Verletzung von Interaktions- und damit Erwartungsmustern (Beebe & Lachmann, 2004, S. 180). Dabei knüpft das Prinzip der Wiederherstellung an das Prinzip der ständigen Regulierung an. Denn hier bildet der Säugling seine Erwartung und damit auch sein Vertrauen in die Regulierung im Sinne einer Beziehungskontinuität aus. Brüche im Interaktionsfluss mit dem Säugling gehören zur Normalität, so etwa, wenn ein Geschwisterchen beim Spielen die Aufmerksamkeit sucht, das Telefon oder der Postbote klingt. Insofern ist es notwendig, über eine Möglichkeit zu verfügen, bei Störungen das Störgefühl auch wieder aufzulösen. Nach einer kurzen Unterbrechung, die zu moderatem Stress führt, nehmen der Säugling und seine Bezugsperson die Beziehung wieder auf, ohne dass es zu tiefgreifenden Störungen im Beziehungsgefüge kommt. Die Unterbrechung stellt nur eine Fehlabstimmung in der ständigen Regulierung dar. Die Bezugsperson und das Kind finden eine Lösung zur Korrektur des Bruches (Tronick & Cohen, 1989).

Allerdings zeigt sich, dass die Art, wie Wiederherstellung stattfindet, im klinischen Setting anders verläuft. Bekannt sind hierzu Daten aus der Depressionsforschung und der Forschung zum Thema desorganisierter Bindung. Eines der wohl bekanntesten Studiendesigns zu diesem Thema ist die Still-face-Situation (Tronick et al., 1978). In diesem friert die Mutter ihre Mimik für wenige Minuten ein. Im Normalfall versuchen die Säuglinge die Mutter wieder dazu zu bewegen mit ihm Kontakt aufzunehmen – nicht so Säuglinge depressiver Mütter. Sie reagieren in keiner Weise verstört auf das Einfrieren der Interaktion, sondern so, als wäre dies der Normalzustand, als wäre es ihr Modus ständiger Regulation. Wenn das Unterbrechungs- und Wiederherstellungsprinzip die Erfahrungen im Hinblick auf ihre Bewältigung, Effektivität, Korrektur und Hoffnung organisiert, haben diese Kinder die Hoffnung aufgegeben (Tronick, 1989; Beebe & Lachmann, 2004, S. 189). Ähnliches gilt für das Verhalten von Kindern, deren Eltern vernachlässigend, emotional oder körperlich missbrauchend Beziehungen regulieren (Main et al., 1985). Wie aber lässt sich dies auf die Füttersituation übertragen, wenn wir nicht gleichzeitig davon ausgehen, dass eine Depression oder desorganisierte Bindung Ursache der Störung des Fütterprozesses ist?

> Nehmen wir die kurze Sequenz, die wir als Beispielsequenz unter dem Thema der »ständigen Regulierung« angeführt haben, und spielen die Szene weiter. Stellen wir uns erneut vor, dass die Mutter wütend auf ihren Säugling wird. Sie zieht den Löffel zurück und versucht freundlich zu wirken. Sie nimmt ihn erneut auf und versucht erneut ihn anzureichen. Wieder greift sie nach dem Löffel und macht einen erneuten Ansatz zu füttern. Erneut greift ihr Kind nach dem Löffel. Dann …

Auch jetzt lassen sich zwei Sequenzen erstellen. In der ersten Sequenz drückt die Mutter den Arm herunter und versucht den Löffel in den Mund des Kindes zu schieben. Die Körperspannung, sowohl bei der Mutter als auch beim Kind, steigt und wird Ausdruck der interaktiven Spannung. Das Kind versucht sich zu befreien und der Löffel wird aus der Hand geschlagen. Die Mutter legt jetzt den Löffel ab und lehnt sich zurück. Die Situation ist eskaliert und der Kontakt abgebrochen. Von einer Wiederstellung kann in dieser Situation nicht die Rede sein. Auch dies ist eine alltägliche Situation, die in der Subskala »dyadischer Konflikt« Eingang in die Developmental Feeding Scale von Chatoor gefunden hat (Chatoor et al., 1997; Chatoor, 2009). Diese Skala ist ein Ausdruck der misslungenen Wiederherstellung und des daraus entstehenden Konflikts. Damit steigt erneut das Risiko, dass aus einem Konflikt um die Kontrolle über den Löffel ein nachhaltiges Fütterproblem oder eine Fütterstörung entsteht. Dennoch ist es nie zu spät für eine Korrektur. Denn auch jetzt hat die Mutter folgende Möglichkeit:

> Sie lehnt sich zurück und wartet, bis ihr kleiner Gegenspieler sich ein wenig beruhigt hat. Sie trinkt einen Schluck Tee und sagt: »Ui, da habe ich dich wohl nicht verstanden! Du wolltest wohl den Löffel haben!« Sie holt zwei neue Löffel, einen für ihren neun Monate alten Sohn und einen für sich. Dann lässt sie ihren Sohn mit dem Löffel spielen und füttert gleichzeitig mit ihrem Löffel.

Eine Situation, die bereits eskaliert ist, lässt sich wieder korrigieren und die Beziehungsgeschichte kann positiv weitergeschrieben werden, wenn beide eine gemeinsame Geschichte der ständigen Regulierung haben. Wenn sie diese Geschichte nicht haben, ist es nie zu spät diese zu entwickeln und somit durch gelungene Korrekturen aus einem Kreislauf negativer Interaktionen herauszutreten.

10.4.4 Momente der Affektsteigerung

Jeder kennt Momente der Affektsteigerung und weiß, wie es ist, durch aufmunternde Worte aus der Frustration herausgeholt zu werden, wie eine liebevolle Berührung am Arm bei großer Verzweiflung oder großer Aufregung wirkt. Affektsteigerung sollte nicht als Zunahme von Affekten verstanden werden. Es geht nicht um die Steigerung von Wut, Trauer und Verzweiflung, sondern um eine Veränderung hin zu einem positiven emotionalen Zustand (Beebe & Lachmann, 2004, S. 189–195). Damit ist bei der Steigerung nicht zwangsläufig eine Zunahme von Affekten zu beobachten, sondern eine Transformation. Nehmen wir hier das Bild des Fensters der Affekttoleranz zuhilfe, dann sehen wir, dass das Ziel darin besteht, den Säugling wieder in dieses Fenster zurückzubringen und ihm zu ermöglichen sich in seinem Rahmen sicher zu bewegen. Dieses Fenster, dieser Rahmen oder unsere Affekttoleranz entziehen sich sowohl unserem Bewusstsein als auch unserer unmittelbaren Kontrolle. Wir wissen erst, dass ein Affekt unsere Toleranz überschritten hat, wenn wir ihn erleben. Dies gilt von der Geburt an bis hin ins hohe Alter. Und auch jetzt ist es nicht der Affekt an sich, sondern seine Kontur. Wut kann sich langsam steigern oder unmittelbar auftreten, sie kann in Angst oder Erleichterung umschlagen. Beebe und Lachmann (2004) nehmen in diesem Zusammenhang Bezug auf Sterns Konzept des »Vitalitätsaffekts« (Stern, 1992) und damit auf das Absteigen oder Aufsteigen von Affekten oder deren Intensität, Ausdehnung oder Dringlichkeit. Denn jeder Affekt hat eine eigene Kontur mit einer eigenen affektiven Qualität: die Freude beim Anblick des Löffels und die damit verbundene Erwartung der Sättigung; die Wut, weil die Mutter nicht versteht, dass er den Löffel haben möchte, weil er die ersten Versuche unternehmen möchte sich selbst zu füttern. Der Affekt gibt die Struktur des Erlebens vor. Die Neurowissenschaften haben den Nachweis geliefert, dass Affekte eine Situation erst bemerkenswert machen (McGillchrist,

2019). Sie haben einen organisierenden Einfluss auf das Erleben, unsere Wahrnehmung und auf unsere Handlung. Damit steht der Affekt auch im Mittelpunkt einer jeden sozialen Beziehung und natürlich insbesondere der Bindungsbeziehung.

Repräsentanzen werden nicht nur infolge ständiger Regulation oder durch die Wiederholung und Unterbrechung gebildet, sondern durch ihren affektiven Kern. Erst dieser verleiht einem Erlebnis und damit einer Repräsentanz Bedeutung. Folglich werden Situationen, in denen der Affekt auftritt, gemeinsam mit dem Erlebnis gespeichert. Somit kann ein ähnliches Erlebnis, eine ähnliche Situation, einen Affekt auslösen.

Eine Situation und ein Affekt werden als Repräsentanz gemeinsam gespeichert, als generalisierte Repräsentanzen zu prototypischen Erfahrungen. Momente positiver Affekte werden zu Erfahrungen, die gesucht werden. Momente negativer Affekte schaffen Situationen, die gemieden werden (Pine, 1981). Die Momente der Affektsteigerung stehen daher nicht am Ende einer Reihe interaktiver Regulationsprozesse, sondern in ihrem Zentrum. Es ist der Affekt der Neugierde oder der Affekt der Aversion, der das Kind motiviert nach dem Löffel zu greifen. Es ist jeweils der Affekt der Wut oder der Freude der Mutter, der die nächsten Handlungen initiiert. Im Zustand der Wut ist es erforderlich, dass sie diese herunterreguliert. Dazu muss sie über ihren eigenen Zustand reflektieren und sich mit der Frage beschäftigen, was der Säugling ihr zu sagen versucht (Fonagy et al., 2004). Nehmen wir in dieser Sequenz die Variante, dass der Säugling einem aversiven Motiv folgt:

> Die Mutter bietet dem neun Monate alten Säugling den Löffel an. Dieser dreht sich unmittelbar weg und schlägt mit den Händen Richtung Löffel. Die Mutter zieht diesen erschrocken zurück und ihr Sohn wendet sich ihr langsam zu.

Die Szenerie ist gefühlsgeladen. Die Wut des Kindes tritt abrupt auf und entlädt sich sowohl in der Mimik und Gestik als auch in der Körperbewegung. Der Ausdruck ist unmittelbar aufzunehmen und erreicht bei der Bezugsperson Bewusstheit, nicht jedoch bei einem neun Monate alten Säugling. Dieser erlebt Wut, fühlt Wut, jedoch weiß er nicht, wie das heißt, was er fühlt. Insofern kann er nicht über sein Gefühl reflektieren. Er braucht einen Erwachsenen, der ihm hilft seinen Affekt zu regulieren. Diese Affektregulierung setzt es ein adaptives Spiegeln des Affektzustandes voraus. Das bedeutet, dass die Mutter diesen Affekt aufnimmt und über ihren eigenen Gesichtsausdruck eine Modulation hin zu einem gesteigerten, transformierten Niveau durchführt (ebd., S. 31–73; Dornes, 2006). Die Bezugsperson wirkt wie eine Waschmaschine: Sie nimmt den kontaminierten Affekt auf, reinigt ihn und gibt den Affekt in weniger bedrohlicher Form zurück. Der Säugling nimmt diesen auf und sein eigener affektiver Zustand wird transformiert. Dies geschieht im Bruchteil einer Sekunde, ohne bewusste Reflexion. Wie Schore es beschreibt, spielt sich hier die Verbindung zweier Gehirne ab:

> »Die Entstehung eines geteilten positiven Affekts in der Kommunikation mit Säuglingen setzt ein reiferes Gehirn voraus, welches sich im mentalen Zustand der Bewusstheit, Emotionalität und des Interesses am jüngeren Gehirn befindet [...], um eine synchronisierte Koordination zwischen der Motivation des Säuglings und dem eigenen subjektiven Gefühl herzustellen« (Schore, 2019, S. 4).

Betrachten wir die beschriebene Sequenz. Die Mutter nimmt die Wut ihres Kindes auf und äußert Überraschung und Interesse: »Ui, was ist denn hier los?« Der Affekt hat sich von Wut zu Überraschung und Interesse transformiert. Jedoch kann diese Spiegelung pathologische Züge annehmen. Wenn der Affekt aufgenommen wird und die Mutter in der Wut verharrt, wird er eben nicht gereinigt zurückgegeben, sondern das Gegenteil geschieht: Das Kind wird vom Affekt geflutet und die Wut gerät außer Kontrolle, denn sein negativer Affekt wird nicht reguliert. Es entsteht eine Repräsentanz, die bemerkenswert und bedeutungsvoll ist, da sie die psychische Welt des Kindes bedroht. Folglich werden Situationen wie diese folgen: Das Kind wird häufiger wütend, um zu erfahren, ob der Bruch in der Regulation eine Unterbrechung ist, auf die in der Zukunft eine Regulierung folgt, oder ob das Ausbleiben dieser Teil der ständigen Regulation wird. Es ist anzunehmen, dass die Situation, hier die Füttersituation, bereits den Affekt auslöst, um ein erneutes Gefühl der Sicherheit zurückzuerlangen. Damit steigt das Risiko für erneute Fehlregulationen und die Situation wird zunehmend problematischer bis hin zu einem Muster einer gestörten, nicht nährenden Beziehung. Wenn die Füttersituation sich wieder auf gesunde Art und Weise abspielen soll, wird es einer stabilen und adaptiven Affektregulation bedürfen, mehr als das richtige Angebot an Nahrung im richtigen Moment.

10.5 Beziehungsmuster

Die Selbstregulation der Partner und die interaktive Regulation mit ihren Abstimmungsprozessen formen, was wir als Beziehungs- oder Bindungsmuster bezeichnen. Die Bindungstheorie hat drei Subtypen von Bindungsmustern und eine klinische Klassifikation entwickelt. Unzählige Studien wurden durchgeführt, um die Verteilung von Bindungsmustern zu erfassen, so auch bei Fütter- oder Gedeihstörungen. Allerdings sind es wenige Studien, die Mehrzahl der Daten wurde in den 1990er Jahren erhoben (Coolbear & Benoit, 1999; Ward et al., 2000). Das ergab eine Literatursuche zu Studien zur Bindungsqualität bei Kindern mit Fütterstörung, Gedeihstörung oder Sondendependenz berichtet (Zeitraum von 1990 bis 2020). In diesen älteren Studien konnte als Ergebnis festgehalten werden, dass unsichere Bindungen bei Gedeihstörungen überrepräsentiert sind (Benoit et al., 1999). Diese Kinder, die in den 1990er Jahren geboren wurden, sind allerdings mittlerweile im Erwachsenenalter und seitdem gibt es keine Bindungsstudie, die einen Zusammenhang zwischen Bindungsqualität und Fütterstörung oder Sondendenpendenz bestätigt hätte. Es muss daher festgehalten werden, dass es wenige und so alte Studien sind, dass es dringend eines Updates bedarf. Es stellt sich dennoch die Frage, inwieweit bestimmte Muster von Beziehungen bei frühkindlichen Fütterstörungen gehäuft auftreten. Gibt es bestimmte Muster von Affekten, die bei Fütterstörung besonders häufig sind? Was passiert in der Interaktion? Da Bindungsverhalten durch Unsicherheit und Angst ausgelöst wird, lässt sich das elterliche Bindungsverhalten auch als Strategie zum Handling einer schwierigen Situation sehen. Welche Erwartungen und Interaktionsmuster haben Eltern im Rahmen der Füttersituationen an ihr Kind aufgebaut und welche Muster das Kind? Dabei gibt es eine grundsätzliche Sorge bei der Klassifikation, die anhand einer kurzen Sequenz erläutert werden soll.

> Im Jahr 1999 führten wir nach Abschluss der Therapie eine »fremde Situation« bei einem sondendependenten einjährigen Kind durch. Gemeinsam beobachtete eine Reihe von Ärzten und Psychologen das Verhalten von Mutter und Kind: Als die Mutter wieder den Raum betritt, krabbelt das Kind auf sie zu, ist aber kurz abgelenkt und verharrt. Dann kommt es zur Wiedervereinigung. Die Mutter nimmt das Kind hoch.
>
> In der Folge entstand eine Diskussion: Sehen wir eine sichere Bindung oder eine desorganisierte Bindung? Ist es eine sichere Bindung,

dann entsteht ein wohlwollendes Bild über die Mutter, ist es eine desorganisierte Bindung, dann wird das Bild düsterer (Granqvist et al., 2017). Gibt es ein ungelöstes Trauma in der Kindheit der Mutter? Ist sie wirklich die feinfühlige Mutter oder gibt es schwerwiegende Störungen im Interaktionsablauf? Ein kurzes Zögern führt zu einer tiefgreifenden Veränderung der Perspektive.

Durch eine Bewegung des Kindes läuft unser Film rückwärts ab, wir rekonstruieren die Zeit des Kindes, ohne es zu wissen (Dornes, 1997, S. 18–51). Wann immer wir in den Zeitstrahl der Entwicklung der Beziehung eintreten und eine Beobachtung machen, bleibt es doch immer erst einmal eine Beobachtung. Wenn uns besorgt, was wir sehen, ist es unsere Aufgabe, dieser Besorgnis Ausdruck zu verleihen. Letztlich stellt sich die Frage, ob wir das, was uns besorgt, verändern können, ob wir die Familie dabei unterstützen können, eine sichere Bindung und damit eine gemeinsame Familienentwicklung aufzubauen (Lieberman et al., 1991).

10.6 Epilog: Traumatische Beziehungen

Was ist eine frühkindliche Fütterstörung? Wie entsteht Nahrungsverweigerung und wie Sondendependenz? Diesen Fragen wurde in den letzten Kapiteln nachgegangen. Es gibt keinen Einzelbefund, kein Einzelergebnis, das erklärt, warum die Esssituation entgleist. Wenn es aus der Analyse einer Vielzahl von Studien, Belegen, Theorien und auch Anekdoten ein Ergebnis gibt, dann, dass Fütterstörungen komplex sind und einfache Antworten sich daraus nicht ableiten lassen. Natürlich ist es möglich diese Komplexität in eine Blackbox zu verbannen und zu ignorieren (Goday et al., 2019). Wissenschaftlich gesehen ist dies der Weg in die Eindimensionalität, dessen Ergebnisse nur einen kleinen Ausschnitt eines großen Bildes zeigen. Nur wenn wir der gesamten Komplexität Rechnung tragen, können wir verstehen, was wir sehen: als Eltern, als Therapeuten oder als Ärzte. Es gibt eine Vielzahl von Beziehungen, die Wunden erlitten haben: traumatische Beziehungen. Kinder sind durch Störungen psychologischer, medizinischer oder funktioneller Natur von ihrem adaptiven Entwicklungspfad abgekommen. Damit nimmt eine Kaskade von Entwicklungen ihren Anfang. Neurologische Störungen können Beziehungsstörungen und Beziehungsstörungen können neurologische Störungen zur Folge haben. Man kann also kaum wissen, wo Ursache und Wirkung liegen, was Henne und was Ei ist.

Hofer beschrieb die Funktion der Mutter bei den Bedürfnissen des Säuglings als »hidden regulator«, der durch ihre Präsenz und Fürsorge den Schlaf-Wach-Rhythmus, die Ernährung und sogar die Temperatur des Säuglings reguliert (Hofer, 1994). Es ist nicht zu weit gegriffen, die gemeinsame Regulation der Bedürfnisse als Basis der Eltern-Kind-Beziehung zu verstehen. Dabei handelt es sich nicht nur um die Bedürfnisse des Säuglings, denn die Bedürfnisse der Mutter sind komplementär zu den Bedürfnissen des Kindes: Der Säugling hat ein Bedürfnis nach Nahrung und die Eltern haben das Bedürfnis zu nähren. Auf Basis der komplementären Bedürfnisbefriedigung gelingen Interaktionen und die Koregulation wird zu einem festen Bestandteil der Eltern-Kind-Beziehung, wobei kleinere Fehlabstimmungen alltäglich sind und durch ihre Korrektur sogar beziehungsförderlich. Koregulation ist eine Bedingung für eine wachstumsförderliche Umwelt.

Wenn aber das Kind und die Mutter in einem Bedrohungsmonitoring gefangen sind, dann ist diese Koregulation außer Kraft gesetzt. Was immer es auch in diesem Moment ist, was zu einer aversiven Reaktion des Kindes führt, die Mutter muss darauf reagieren (Lichtenberg, 1989). Was immer es auch ist, was dazu führt, dass die Affektspiegelung außer Kraft gesetzt wird, der Säugling bleibt dysreguliert (Fonagy et al., 2004). Bereits Winnicott (1997 [1954]) formuliert: »There is no such thing as a baby!« Damit wollte Winnicott ausdrücken, dass das Erleben und Verhalten des Kindes untrennbar mit dem Erleben und Verhalten seiner Mutter verbunden ist. Der Säugling ist nur in der Beziehung vorstellbar und lebensfähig. Bindung ist nicht nur ein emotionales Band der Sicherheit, es ist auch ein physiologisches Band der Koregulation. Denn so etwas wie eine Mutter gibt es auch nicht. Es gibt sie nur im Zusammenhang mit ihrem Säugling. So löst die Nahrungsverweigerung eine Grundangst aus, ihr Kind könnte verhungern oder verdursten. Aber auch dies sollten wir im Zusammenhang sehen.

> Die 18 Monate alte Maren sitzt in ihrem Hochstuhl. Sie hat eine nasogastrische Sonde. Als Frühgeborenes der 25. Schwangerschaftswoche kam sie mit einem Geburtsgewicht von 540 Gramm zur Welt. Maren isst hin und wieder kleine Mengen vom Löffel, trinkt aber weder aus der Flasche noch zeigt sie ein Interesse daran damit zu beginnen. Marens Mutter setzt sich an den Tisch. Sie hat ein Obst-

gläschen, ein Gläschen mit würzigem Püree und einen Schokoladenpudding am Tisch. Das Gläschen mit würzigem Inhalt hat sie gerade aufgewärmt. Sie rührt es um und pustet. Sie nimmt ein Löffelchen aus dem Glas und Maren schaut skeptisch. Ihre Mutter beginnt zu reden: »Ah, stimmt! Dieses Gläschen magst du gar nicht, aber wir können ja nicht sofort mit dem süßen Brei anfangen. Zuerst musst du etwas Anständiges essen!« Sie geht mit dem Löffel auf Marens Mund zu. Diese dreht den Kopf weg. Ihre Mutter wird hektisch und folgt mit ihrem ganzen Körper Marens Bewegung. Sie versucht Blickkontakt mit dem abgewandten Kind aufzubauen: »Warum schaust du die Mama nicht an? Schau doch zu mir!« Maren dreht sich wieder um – und schon versucht die Mutter ihr den Löffel in den Mund zu schieben. Maren dreht sich schnell weg und verweigert den Blickkontakt. Jetzt versucht die Mutter über lauteres Reden die Aufmerksamkeit zurückzugewinnen. Aber Maren möchte nicht mehr. Die Atmosphäre schaukelt sich hoch, ist emotional geladen und gespannt. Die Sequenz dauert nur wenige Sekunden und dennoch ist sie überfrachtet mit Informationen für Maren und ihre Mutter.

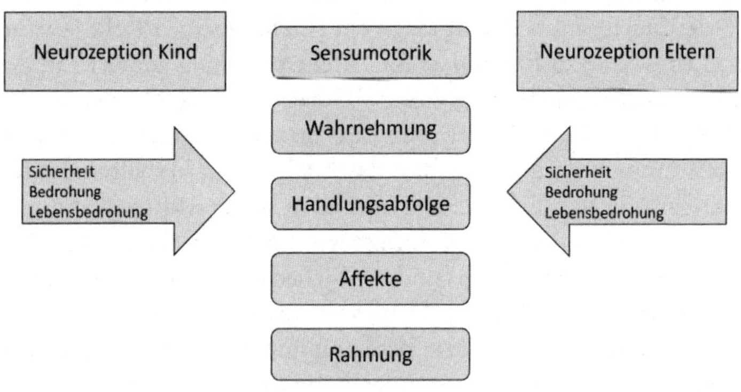

Abb. 14: Traumatische Interaktion

Was hat diese Situation hervorgebracht? Wir sehen das Bild einer traumatischen Interaktion. Die Erfahrungen von Mutter und Kind haben die Neurozeption beider geprägt und damit auch die Wahrnehmung, die Sensomotorik und das Affekterleben. Jede Situation knüpft an der anderen an und so wird aus einer einmaligen Sequenz ein Interaktionsmuster, in dem Repräsentanzen auf allen Ebenen entstehen (Beebe & Lachmann,

2003). Schauen wir daher aus einem anderen Blickwinkel auf die Sequenz. Setzen wir uns einmal kurz auf den Stuhl der Mutter. Wie fühlen Sie sich, wenn Sie auf diesem Stuhl sitzen? Was machen Sie dort? Wie handeln Sie, wie gehen Sie auf das Kind, Ihr Kind zu? Was empfinden Sie? Setzen Sie sich nun auf den Stuhl des Kindes. Was fühlen Sie als Kind? Was machen Sie als Kind? Wie reagieren Sie auf Ihre Mutter, wie gehen Sie auf sie zu? Was empfinden Sie körperlich, sensomotorisch? Die Psychoanalyse hat ein wunderbares therapeutisches Instrument hervorgebracht: die Gegenübertragung – das Gefühl, das unser Klient in uns auslöst. Das Gefühl, das in uns entsteht, kann ein Spiegel sein. Ein Spiegel, der nicht zeigt, was wir erlebt haben, sondern was unser Gegenüber erlebt hat. Es sind die Repräsentanzen, die nach Möglichkeit aufsteigen, die der Mutter wie auch die des Kindes. Keine dieser Repräsentanzen ist angenehm, genauso wenig wie die Auseinandersetzung mit dem Gefühl der Gegenübertragung (Mancia, 2006). Sich auf den Stuhl des Kindes oder der Mutter zu setzen klingt nach einem unwissenschaftlichen oder wenig zu überprüfendem Verfahren. Ganz das Gegenteil ist der Fall. Dennoch ist es leichter, einfache und technische Lösungen für ein Problem zu finden. Allerdings sind Kinder keine Probleme und Eltern sind es auch nicht. Sie haben nur eine Entwicklung, nur eine Chance, nur einen Weg vor sich. Diesen Weg mit dem Kind zu gehen und seine Entwicklung in eine gesündere Zukunft zu begleiten, scheint es wert zu sein, sich auf einen anderen Stuhl zu setzen.

11 Therapeutische Synthese: Das Wissen in die Therapie mitnehmen

Das Buch nähert sich seinem Ende und natürlich hoffe ich, dass Sie neue Erkenntnisse erlangt haben. Vielleicht haben Sie bereits einige Ideen für Ihre klinische Arbeit gewonnen und umgesetzt. Es ist an der Zeit sich mit der klinischen Anwendung zu beschäftigen. Kernanliegen dieses Buches ist, die Entwicklung von Fütterstörungen und Sondendependenz verständlich zu machen. Das Begreifen der Entwicklung der Störungen ist die Basis des Verständnisses, das wir benötigen – oder wie Basch es ausdrückt:

> »Psychotherapie, so wie ich es sehe, ist angewandte Entwicklungspsychologie. Der Therapeut nutzt sein oder ihr Wissen über die normale Entwicklung, um Schlüsse über die Gründe für die Störung des Patienten zu ziehen und darüber, wie er wieder in eine Entwicklungsspirale einsteigt oder wie fruchtbare oder wenigstens weniger destruktive Entwicklungsprozesse angestoßen werden können« (Basch, 1988, S. 29; Übers. M. W.).

Somit ist unser Wissen das, was uns durch die Therapie führt. Wir können daher das Buch mit in den Therapieraum nehmen. Physisch oder mental steht es uns zur Seite, sodass wir mit dem Kind einen neuen Pfad einschlagen können. Allerdings haben wir in der Therapie selten die Zeit noch einmal im Buch zu blättern. In einer Vorlesung zur klinischen Psychologie gab uns einer der Professoren folgenden Satz mit: »Ihr lernt, um zu vergessen!« Das, was gelernt wurde, soll den Blick schärfen, sodass wir intuitiv und damit unmittelbar auf das Kind reagieren können. Wenn in der Therapie plötzlich eine Situation auftritt, auf die wir keine Antwort finden, können wir uns kurz zurücklehnen und in diesem Buch blättern – ein Gedanke, an den wir anknüpfen können und der uns beruhigt und gleichzeitig die Therapie in eine neue Richtung führt. Einige Aspekte werden zur besseren Verständlichkeit noch einmal besonders hervorgehoben.

11.1 Subjekt von Anfang an

Es entspricht dem Zeitgeist objektiv zu sein, Daten sind zu einem Bestandteil unseres Lebens geworden. Der schnellere obsiegt gegenüber dem schöneren Weg. Auch in Studien überwiegen objektive Methoden, die mit Daten operieren und diese oder jene Behandlung unterstützen. In diesem Buch fanden viele dieser Daten Einzug, um Thesen zur Entwicklung des Kindes zu unterstützen oder historische Annahmen zu widerlegen. Objektive Daten oder die Distanzierung vom Subjekt sind ein nützliches Werkzeug in der Forschung. Sie geben Antwort auf die Frage: Ist das, was ich sehe, auch das, was andere sehen? Ist mein therapeutisches Vorgehen begründet oder begründbar? Wissenschaft schafft Wissen, Sicherheit und Rückhalt. Doch es stellt sich die Frage, ob diese Objektivität in der Therapie hilfreich oder angebracht ist.

> Peter sitzt in seinem Hochstuhl und seine Mutter versucht ihn zu füttern. Wenn sich der Löffel seinem Gesicht nähert, dreht er den Kopf zur Seite, den Mund fest verschlossen. Seine Mutter versucht ihn anzusprechen, ihn zu beruhigen und irgendwie den Löffel in Peters Mund zu bekommen. Doch dieser bleibt fest verschlossen. Es ist sichtbar, dass Peters Erregung zunimmt, und nach wenigen Sekunden erbricht er sich.

Peter kommt mit seiner Mutter in die Therapie. Aufgrund eines angeborenen Herzfehlers und der persistierenden Nahrungsverweigerung bringt er eine nasogastrische Sonde, die mit einem Pflaster an seiner Wange fixiert ist, mit. Das Verhalten von Peter, das zuvor in einem Video analysiert wurde, indiziert eindeutig eine frühkindliche Fütterstörung, ARFID und Sondendependenz. Folgende Therapieziele lassen sich formulieren:

- Reduktion des Erbrechens
- Verbesserung der oralen Nahrungsaufnahme
- Aufbau einer stabilen Fütterroutine

Um eine möglichst schnelle Verbesserung zu erzielen und die Belastung für Peter und seine Mutter zu verringern, wird mit einem strukturierten Therapieverfahren begonnen. Die Therapieschritte sind in einem Manual festgehalten und stufenförmig aufgebaut. Laut Programm wird zunächst die Symptomatik reduziert, ein adaptives Essverhalten etabliert und dann die

Sondenernährung reduziert. Damit die Mutter nicht überlastet wird, übernimmt zunächst eine Krankenschwester oder ein Therapeut die Mahlzeiten (Williams et al., 2007). Solche hochstrukturierten Verfahren mit objektiven Therapieverfahren zeigen eine erschreckend niedrige Wirksamkeit (Wilken et al., 2020). Ein kurzes Innehalten ist angezeigt. Wurde bei diesem Vorgehen nicht jemand vergessen? Wo ist Peter in dieser Geschichte, in diesem Behandlungsplan, und hat er diesem zugestimmt? Wo ist der Bezug auf seine Entwicklungshistorie? Das Kind wird hier zum Behandlungsobjekt und sein Verhalten wird als Problem, jedoch nicht als bedeutsamer Selbstausdruck gesehen. Die Geschichte sollte noch einmal von vorne begonnen werden.

Dabei stellt sich die Grundfrage: Wer hat sich an den Therapeuten gewandt? Es sind besorgte und betroffene Eltern, Therapeuten oder Ärzte. Die Person, die im Mittelpunkt stehen sollte, hat nicht aus eigenem Antrieb eine Therapie aufgesucht. Peter hat kein Bewusstsein für seine Situation. Er weiß nicht, dass er an einer Sondendependenz leidet, und natürlich ist er auch zu jung, um selbst zum Hörer zu greifen oder eine E-Mail zu schreiben – und daraus ergeben sich spezifische Implikationen für die Therapie. Eltern oder zuweisende Therapeuten bringen Hoffnung auf Veränderung mit. Dieses Vertrauen bringt uns das Kind nicht zwangsläufig entgegen. Es hat keine Bewertungen im Internet gelesen, hat sich nicht mit der therapeutischen Philosophie oder der Ausbildung des Therapeuten beschäftigt. Es kann nicht durch Institutionen oder Titel beeindruckt werden und weiß nicht, was ein Therapeut ist, oder gar, dass es eine behandlungswürdige Störung mit sich trägt. Das Vorschussvertrauen der Eltern bringt das Kind nicht mit. Das Vertrauen des Kindes muss erst gewonnen werden. Statt zu versuchen eine ARFID, Fütterstörung oder Sondendependenz zu behandeln, ist es an der Zeit Peter in seiner Entwicklung zu unterstützen. Er ist kein Therapieobjekt, sondern als Beziehungspartner und damit als Subjekt von Anfang an zu verstehen. Beginnen wir daher die Therapiesitzung noch einmal von Neuem. Ein umfangreiches Assessment ist diesem Besuch vorgeschaltet. Auch hier erfolgt eine Analyse des Videos, ein Fragebogen und die medizinischen Berichte werden ausgewertet, Peters Geschichte wird als drängend eingeschätzt. Ein leidendes Kind und leidende Eltern werden in ihrer emotionalen Belastung gesehen. Doch im Erstkontakt bleibt die Diagnose zunächst außen vor.

> Der einjährige Peter kommt gemeinsam mit seiner Mutter und liegt in einem Maxi-Cosi. Es ist wenig von ihm zu sehe, da ein großer Teil

> seines Gesichtes von einer nasogastrischen Sonde bedeckt wird. Seine Hände stecken in Handschuhen, damit er sich diese Sonde nicht zieht. Er blickt aufmerksam im Raum umher, während seine Mutter sich und Peter vorstellt und sich etwas außer Atem auf einen Sessel setzt. Die Mutter wartet darauf, dass jetzt etwas passiert. Der Therapeut fragt, ob sie einen Kaffee oder Tee möchte. Ihre Anspannung lässt daraufhin etwas nach: »Einen Kaffee bitte!« Peter scannt weiterhin den Raum und beobachtet die Situation, die sich entfaltet. Die Mutter wendet sich ihm jetzt zu und nimmt ihn aus dem Maxi-Cosi. Peter schaut mich, den Therapeuten, mit großen Augen an. Der Therapeut blickt mit kleineren Augen zurück und fragt: »Na, alles gut bei dir?« Peter geht erst einmal mit dem Kopf zurück und versteckt sich hinter seiner Mutter. Seine Mutter beruhigt ihn: »Ui, hier passiert nichts Schlimmes!« Der Therapeut antwortet: »Oh, ich glaube nicht, dass Peter so etwas befürchtet. Er ist nur etwas schüchtern und will erst mal noch mal Mama schnuppern! Aber Sie haben recht, hier passiert nichts, was Peter verärgern könnte. Wir warten erst einmal, dass Peter im Raum ankommt.«

Auch in dieser Therapiesitzung besteht das Ziel, dass Peter nicht mehr Erbrechen muss oder die Nahrung verweigert. Allerdings ist die Annahme, dass er dies nicht mehr tun wird, wenn er keinen Grund mehr dazu hat. Lichtenberg (1989, S. 7) formulierte die These: »Säuglinge und Kleinkinder zeigen ein konsistentes Verhaltensmuster nur, wenn sie wirklich dazu motiviert sind!« Wenn ein Säugling die Flasche oder die Brust anweint, den Löffel wegschiebt oder sich bei der Mahlzeit erbricht, ist dies kein unangemessenes Verhalten. Es ist der Ausdruck einer Störung in der Entwicklung. Solange diese Störung besteht oder nicht integriert ist, bleibt auch die Symptomatik bestehen. Das Problem ist ein und dasselbe, aber das Symptom kann Ausdruck verschiedener Störungen sein. Dabei können unterschiedliche Störungen in der Entwicklung zu einer ähnlichen Symptomatik führen. Das Erbrechen kann durch eine Übersondierung, einen gastroösophagealen Reflux, eine Abschaltreaktion oder eine Störung in der Schluckfunktion bedingt sein. Genauso kann eine zugrunde liegende Störung wie etwa die Übersondierung sowohl zu Nahrungsverweigerung als auch zu Würgen und Erbrechen führen. Ein einfacher Kausalschluss ist so nicht zu ziehen, weder von der Symptomatik auf die zugrunde liegende Störung noch von der Störung auf die Symptomatik. Es bedarf eines vertieften Verständnisses für das Kind, seine Eltern und für die psychodynamische Komplexität der Wechselwirkung zwischen den Störungen in der Entwicklung und den Symptomen, die daraus entstehen. Wir müssen das Kind und seine Eltern verstehen. Verstehen wird oft mit »durchdacht« assoziiert. Dies ist erstaunlich, denn wenn ein gutes Gespräch unter Freunden oder in einer Therapie stattfindet, haben wir uns verstanden gefühlt. Wenn sich der Therapeut auf uns abstimmt – unabhängig davon, ob es ein Psychotherapeut, Logopäde, Physiotherapeut, Sozialarbeiter oder Ergotherapeut ist –, stimmt er sich auf affektiv-emotionaler Ebene ab. »Ich habe das Gefühl, dass Peter es nicht mag, wenn ich ihn an den Füßen berühre. Diese Sitzposition mag Peter gar nicht!« Damit wird auf affektive Zustände verwiesen, die vom Therapeuten empathisch und intuitiv wahrgenommen werden. Dies ermöglicht es dem Therapeuten sich mit dem Kind und seinen Eltern zu synchronisieren und effektiver zu intervenieren (Schore, 2012). Die Interventionen werden deshalb wahrscheinlich effektiv, wenn sich der Therapeut intuitiv abstimmt, da an ein zentrales Organisationsprinzip von Entwicklung angeknüpft wird: Entwicklung des Kindes passiert in einer Beziehung mit einem anderen Selbst (Schore, 2019, S. 17). Intersubjektivität, intuitive Abstimmung und empathisches Verstehen sind daher Voraussetzungen für die Entwicklung des Kindes, wie in dem Satz »Ich habe mich verstanden gefühlt!« anklingt. Verständnis ist selten objektiv, sondern es wird vom Subjekt gefühlt: Ich fühle mich als Person und mit dem, was ich sage oder wie ich handle ernst genommen. Woran stellen wir fest, dass ein Säugling sich verstanden fühlt? Es ist die Erhöhung der Synchronizität zwischen zwei Partnern, die das Gefühl verstanden zu werden ausmacht. Diese ist schwer zu erreichen, wenn das Therapieprogramm die Schritte vorgibt und nicht das Kind. Es beginnt mit dem Erstkontakt. Folglich stellen sich in der Situation mit Peter folgende Fragen:

> Wie geht es Peter in diesem Raum? Fühlt er sich wohl? Wie beginnt er zu kommunizieren, mit Interesse oder Zurückhaltung? Was versucht er mitzuteilen und was braucht er? Was braucht Peter auf keinen Fall? Was braucht seine Mutter, was braucht sein Vater? Was brauchen sie gemeinsam als Familie, um sich in eine gesunde Richtung zu entwickeln?

Sowohl für den Moment als auch für die langfristige Entwicklung ist es entscheidend, an den Bedürfnissen von Peter und seinen Eltern anzuknüpfen.

Diese sind wechselnd, jedoch zeigt sich, dass das Bedürfnis nach Selbstschutz, Rückzug und Aversion durch störende Erfahrungen in den ersten Lebenswochen genährt wird und sich verfestigt (Lichtenberg, 1989). Es überlagert andere Bedürfnisse, zum Beispiel nach Bindung, physiologischer Regulation oder Exploration. Es bedarf einer stabilen therapeutischen Beziehung, damit das Kind sich traut den Selbstschutz zu verlassen. Dazu muss es ihm ermöglicht werden, seinen Bedürfnissen Raum zu geben. Dann kann in der Füttersituation an diesen angeknüpft werden. Dafür ist es erforderlich, dass der Therapeut dem Kind den Raum gibt seine Bedürfnisse wahrzunehmen und zu äußern. Wenn Peter jetzt mit dem Therapeuten kommunizieren möchte, kann er das tun. Wenn er sich erst einmal bei seiner Mutter verstecken möchte und die Szenerie von außen beobachten möchte, soll er das tun. Wichtig ist, dass der Therapeut diese Bedürfnisse und auch ihre kurzfristigen Wechsel sieht und zum Beispiel mit Peter kommuniziert, wenn dieser das Bedürfnis dazu hat. Peter ist nicht Objekt der Behandlung, sondern Gestalter seiner eigenen Therapie. Genauso verhält es sich mit dem Angebot von Nahrung oder Flüssigkeit.

> Welche Position nimmt Peter wohl gerne ein? Ist er hungrig oder ist er satt? Ist er interessiert an der Nahrung allgemein? Wenn er die Nahrung ablehnt, lehnt er diese Nahrung spezifisch ab, weil sie ihm nicht schmeckt? Oder lehnt er das Füttern oder jede Nahrung ab?

Diese Fragen leiten uns zu einem nächsten Punkt hin, der wichtig ist, wenn die Behandlung wirksam sein soll: Die Symptomatik ist nicht immer gleich. In der Literatur finden sich die Begriffe Nahrungsverweigerung und Nahrungsaversion häufig, ohne dass definiert wird, was die Autoren darunter verstehen (Williams et al., 2010). Es reicht die Feststellung, dass nicht ausreichend oder gar nicht gegessen wird, und schon ist die Definition der Verweigerung von Nahrung abgeschlossen. Auch wenn dies der kleinste gemeinsame Nenner ist, hilft diese Definition in der klinischen Realität wenig weiter. Nahrungsverweigerung gestaltet sich bei jedem Kind etwas anders. Sie ist morgens unter Umständen massiver als abends, im Kindergarten nicht so ausgeprägt wie zu Hause, nach oder während einer Autofahrt verstärkt. Auch stellt sich die Frage, was genau verweigert wird: die Art zu füttern, die Nahrung oder das Schlucken der Nahrung. Was motiviert den Säugling genau diese Symptomatik und nicht eine andere zu zeigen? Statt von einer Symptomatik sollte von einem Selbstausdruck gesprochen werden. Unser Selbst ist jedoch keine in Stein gemeißelte Figur, es ist flexibel. Lichtenberg (1989, S. 12) beschreibt das Selbst als ein initiierendes, organisierendes und integrierendes Zentrum. In der Füttersituation nimmt es Erfahrungen und Angebote auf (integrieren), verknüpft diese mit dem bereits erlebten (organisieren) und imitiert dann eine Handlung. Daher ist das Überstrecken eine Reaktion auf das aktuell Erlebte, verknüpft mit den Vergangenen. Folglich sind Symptome ein Ausdruck des Selbst in Aktion.

> Sophia ist sechs Monate alt. Sie kam als reif- und gesund geborener Säugling zur Welt. Innerhalb der ersten Lebensstunden trat eine unerwartete und schwere medizinischen Krise auf. In der Folge wurde Sophie Monate intensivmedizinisch versorgt und mit einer nasogastrischen Sonde entlassen. Sophias Eltern beschreiben unterschiedliche Szenarien, in denen sie versuchen Sophia zu füttern. Sie trinke manchmal noch an der Flasche, wenn sie daran saugen muss und nichts von allein herausläuft. Sie nimmt hin und wieder auch ein paar Löffel Püree zu sich. Es sind kleinste Mengen, die sie in einer Wippe zu sich nimmt. Versucht die Mutter sie in eine halbliegende Position zu bringen, überstreckt sie sich vollständig und schreit für mehrere Minuten.

Wir sehen hier Nahrungsverweigerung, die sich je nach Situation unterschiedlich gestaltet. Diese Unterschiede knüpfen an verschiedene Erinnerungen an. In der halbliegenden Position, in der Wippe scheint Sophia nicht motiviert zum Essen zu sein, jedoch auch nicht besonders abwehrend. Sie zeigt sich zwar nicht sonderlich motiviert, aber genauso wenig aversiv. Wenn man sie jedoch in eine halbliegende Position bringt, zeigt Sophia eine massive Reaktion. Sie knüpft an eine Erinnerung an und es entfaltet sich eine Dynamik, die sich nicht allein durch einen Positionswechsel erklären lässt. Sucht man nun einen therapeutischen Zugang, so würde es sich anbieten gerade die letzte Situation in den Blick zu nehmen und zu verändern. Verfahren, die auf Verhaltensmodifikation beruhen, sprechen hier davon dieses Verhalten zu löschen (Piazza et al., 2003). Es stellt sich die Frage, ob sich ein Verhalten, das eine so tiefe Bedeutung für den Säugling hat, gelöscht werden kann. Wenn diese aversive Reaktion Teil des Selbstausdruckes ist, so wäre der Versuch diesen Ausdruck zu löschen gleichzusetzen mit dem Versuch einen Teil des Selbst zu löschen. Würden wir das wirklich wollen? Wollen wir, dass wir keine Aversion mehr sehen, oder wollen wir, dass das Kind keinen Grund mehr hat aversiv zu reagieren? Wenn wir letzteres Ziel verfolgen, braucht das Selbst unsere Kindes Sicherheit, damit es seine Defensivreaktion ablegen kann. Nur dann verändern sich seine Repräsentanzen, seine geronnenen, negativen Erinnerungen und damit seine Aversion. Es ist an der Zeit sich der Psychodynamik des Kindes und seiner Eltern zuzuwenden.

11.2 Dynamik statt Symptomatik

Wenn ein Kind zur Therapie vorgestellt wird, dann ist es aufgrund einer anhalten Symptomatik. Diese führt dazu, dass Eltern sich verzweifelt um Hilfe bemühen. Wenn die Symptomatik nicht mehr auftritt oder deutlich gemildert wird, ist die Therapie erfolgreich (Wilken et al., 2013). Sollte der Fokus daher nicht vollständig auf den Symptomen liegen? Eltern möchten schließlich, dass ihr Kind am Tisch sitzt und seine Mahlzeit zu sich nimmt. Dies ist eine Sichtweise, die unter anderem von Sharp und Kollegen (2017) vertreten wird. In ihrer Beschreibung steht das unangemessene Verhalten des Kindes im Mittelpunkt. Dieses wird durch unangemessenes Verhalten der Eltern verstärkt oder aufrechterhalten. Als unangemessenes Elternverhalten gilt zum Beispiel, in der Esssituation mit dem Kind zu reden oder es zu beruhigen (Piazza et al., 2003). Konsequenterweise werden die Kinder nach dem Ansatz der Applied Behavioral Analysis vom Experten gefüttert, nach strikten Protokollen, in denen jedes unerwünschte Verhalten behoben wird. Jede Symptomatik wird sanktioniert und unabhängig vom Signal des Kindes wird die Nahrung im Mund platziert (Benoit, 2000). Die Wirksamkeit dieser Verfahren ist erschreckend niedrig (Wilken et al., 2020). Der Versuch, bei komplexen Fütterstörungen Verhalten zu modifizieren, ist daher als grandios gescheitert zu betrachten. Dennoch ist die Symptomatik das, was Eltern und Kind umtreibt, und sie nimmt den größten Raum ein – warum also die Dynamik in den Vordergrund rücken? Weil die Symptomatik bereits so viel Raum eingenommen hat und unsere Aufmerksamkeit bindet, möchte ich Ihnen eine Analogie vorschlagen:

> Sie machen sich auf den Weg zur täglichen Arbeit. Aufgrund der weiten Anfahrt fahren Sie mit dem Auto. Sie steigen ein und stecken den Schlüssel in das Zündschloss – und es passiert nichts. Sie drehen den Schlüssel noch einmal, erneut passiert nichts. Kein Geräusch ist

> zu hören und keine Lampe leuchtet auf. Ihr Auto zeigt ein Symptom, nennen wir es Fahrverweigerung. Stellen wir uns kurz vor, Sie haben umfassende Kenntnis über Fahrzeugmechanik. Welche der folgenden Strategien erscheint Ihnen sinnvoller? a) Sie probieren einen anderen Schlüssel oder bauen das Zündschloss aus. b) Sie öffnen die Motorhaube und überprüfen den Motor. Die Antwort ist wahrscheinlich, dass Sie sich mit dem Motor beschäftigen würden. Und damit sind sie in die dynamische Ebene eingestiegen und haben die symptomatische Ebene verlassen.

Statt bei dem Symptom – der Schlüssel zündet nicht bzw. der Mund öffnet sich bei angebotenem Löffel nicht – stehen zu bleiben, öffnen wir die Motorhaube bzw. betrachten die Entwicklungsdynamik. Die handlungsleitende Fragestellung ist in diesem Fall nicht »Wie verhält sich das Kind?«, sondern »Warum verhält sich das Kind so, wie es sich verhält?« und »Was treibt das Kind an?« Um dies zu verstehen, ist es notwendig die Entwicklungsdynamik des Kindes zu verstehen, denn der Selbstausdruck in diesem Moment ist immer auch Ausdruck der eigenen Geschichte. Dieser ist nicht zwangsläufig der Psyche zuzuordnen. Wenn ein Kind mit einer Nahrungskonsistenz überfordert ist, setzt eine funktionelle Dynamik ein. Das Kind muss die mundmotorische Überforderung bewältigen, was das Bedürfnis nach Selbstschutz fördern kann. Auch eine Unverträglichkeit kann eine starke aversive Reaktion befördern. So wirken körperliche, funktionelle Prozesse und die Psyche gemeinsam. Damit findet eine der Grundannahmen der Psychoanalyse Bestätigung: dass die innerpsychische Befindlichkeit und die körperlichen Prozesse im Grunde eins sind. Es bedarf daher der genauen Entwicklungsanalyse, um die Dynamik sichtbar zu machen (Mentzos, 2017, S. 26). Dazu wird noch einmal der Fall von Sophia aufgegriffen, in dem bestimmte Dynamiken analysiert werden sollen. Dazu müssen wir ein wenig tiefer in Sophias Geschichte einsteigen.

> Sophia kam spontan in der 42. Schwangerschaftswoche zur Welt. Eine Vorerkrankung war nicht bekannt, aber sie zeigte große Anpassungsprobleme. Ihr Herz schlug nicht regelmäßig und sie hatte große Schwierigkeiten mit der Atmung, sodass sie beatmet werden musste und auf eine Intensivstation verlegt wurde. Dort wurde sie mit einer nasogastrischen Sonde versorgt. Stillen war in den ersten Lebenswochen nicht möglich. Als Sophia nach Hause kam, versuchte es die

Mutter häufig und Sophia weinte jedes Mal, wenn sie angelegt wurde, war sehr aufgeregt und drehte sich von der Brust weg. Die Mutter beschrieb: »Jedes Mal, wenn ich sie in eine halbliegende Position bringe, beginnt sie zu schreien – so, als habe sie Panik. Das ist beim Stillen so, aber auch beim Wickeln oder wenn ich sie ins Bett lege.« Wenn Sophia länger in der Wippe saß und die Mutter mit ihr spielte, konnte sie ihr ein wenig Milch geben. Eine medizinische Ursache für die Trinkverweigerung konnte ausgeschlossen werden. Die Eltern waren müde, verzweifelt und wünschten sich nichts sehnlicher als ein glückliches und trinkendes Baby.

11.2.1 Ernährungsdynamik

Unter dem Aspekt der Ernährungsdynamik wird betrachtet, welchen Einfluss das Ernährungsregime auf Sophias Ess- und Trinkverhalten hat.

Sophia erhält bei 6,7 Kilogramm Körpergewicht täglich etwa 700 Kilokalorien per Sonde. Für das Verständnis der Dynamik ist es hilfreich diese Nahrungsmenge einmal auf sich selbst anzuwenden. Das ist relativ einfach: Man teilt 700 durch 6,7 und multipliziert dies mit dem eigenen Körpergewicht. Bei einem Körpergewicht von 90 Kilogramm ergeben sich 9.402 kcal pro Tag. Natürlich weiß, ich dass ein Säugling in Relation zum Körpergewicht mehr Kalorien zu sich nimmt, schließlich ist er im Gegensatz zu mir noch in einer Phase rapiden Wachstums. Dennoch sind 9.402 Kalorien eine Menge. Ich selbst könnte niemals so viel essen. Wahrscheinlich wäre ich vollkommen übersättigt und hätte weder Lust zu essen noch mich zu bewegen. Ein Nahrungsangebot würde bei mir eine aversive Motivlage auslösen. Wenn dies täglich der Fall ist, wäre diese Motivlage bereits gegeben, bevor eine Mahlzeit stattfindet. Es ist davon auszugehen, dass es Sophia nicht wesentlich anders geht. Die Anwendung auf das eigene Niveau, den eigenen Körper, ermöglicht einen direkteren Zugang zu der Frage Ist es viel oder wenig Nahrung, was Sophia per Sonde bekommt? Damit wird verständlich, dass sie nicht essen möchte. Niemand würde das noch wirklich wollen und als nächstes kommt die Frage auf: Sollte man dann nicht einfach die Sonde ziehen? Sophia würde dann hungrig werden und anfangen zu essen. In der Literatur ist Nahrungsreduktion als einer der therapeutischen Wirkfaktoren beschrieben. Bei manchen Kindern ist dies der Weg und die Therapie damit relativ klar auf die Ernährungsdynamik zu reduzieren. Jedoch beschrieben die Eltern, diesen Versuch bereits unternommen zu haben, ohne dass Sophia mehr gegessen hätte. Nach zwölf Stunden habe sie nur noch geschrien, war nicht mehr zu beruhigen und die Eltern haben die Sonde wieder gelegt.

Wie bereits im vorausgehenden Kapitel beschrieben, ist Hunger eine Verschiebung der inneren Balance und ein physiologischer Stressor. Wenn Sie hungrig sind, sind Sie nicht Sie selbst. Sophia zeigt diese Stressreaktion auf Hunger. Sie kann diesen Hunger nicht eindeutig zuordnen, denn sie hat ihn lange nicht mehr verspürt. Stress als physiologische Aktivierung ist ihr jedoch bekannt und wird auch von ihr nicht vergessen. So reagiert sie nicht auf die Dynamik des Hungers, sondern auf die Dynamik des Stresses. Es bedarf daher eines sanfteren Umgangs mit der Nahrungsreduktion, um eine psychische Stressreaktion einzudämmen oder vollständig zu vermeiden.

11.2.2 Aversionsdynamik

Unter dem Aspekt der Aversionsdynamik wird betrachtet, wann Sophia sich eher passiv von den Mahlzeiten zurückzieht und wann sie aktiv gegen das Essen kämpft. Parallel wird betrachtet, wann diese Dynamik sich nicht entfaltet. Beides ist gleichermaßen wichtig.

Die Aversionsdynamik unterscheidet sich in den verschiedenen Situationen sichtbar und auch deutlich erkennbar. Da dies bereits in Kapiteln zu den Auslösern und der Wirkung auf das Nervensystem analysiert wurde, wird hier nur auf die wesentlichen Aspekte eingegangen. In der halbliegenden Position in der Wippe lässt Sophia sich etwas Milch über die Flasche geben, aber nur kleinste Mengen, und verliert dann das Interesse. Es ist eher ein passives Desinteresse oder Nicht-Verstehen als eine aktive Vermeidung, solange die Milch nur dann in ihren Mund träufelt, wenn sie an der Flasche saugt. Bei einer Fast-flow-Flasche mit großem Saugloch hingegen läuft die Milch ohne viel Saugaktivität in den Mund und Sophia geht in eine aktive Vermeidung über. Es wird eine aktive Abwehr. Dies spricht dafür, dass Kontrolle und ein Überblick über die Situation für Sophia wichtig sind. Überforderungen oder Irritation führen zum sofortigen Selbstschutz und sollten daher vermieden werden. Der Positionswechsel ist sichtbar ein bedrohlicher Moment für Sophia. Sie ist nicht nur, aber auch beim Stillen deutlich aufgeregter und beginnt sich gegen die liegende Position zu wehren. Warum reagiert sie so deutlich auf diese Position?

Schauen wir noch einmal auf die Auswirkungen von Stress, Schmerz und schlussendlich traumatischen Erfahrungen auf das autonome Nervensystem: Es kommt zu einer dauerhaften Aktivierung der Bedrohungsabwehr. Dies verläuft unbewusst, schnell und ohne Reflexionsmöglichkeit. »Es ist nicht so schlimm!«, wäre ein Gedanke des Erwachsenen. Das Kind denkt nicht, es reagiert. Auch wenn es für Erwachsene unverständlich oder übertrieben wirken kann: Für das Kind ist es angemessen und damit adäquat. Es stellt sich die Frage: Warum reagiert Sophia so stark auf diese Position? An dieser Stelle können wir nur spekulieren: Es ist zum Beispiel eine typische Position für Blutentnahmen und andere Eingriffe. In Retrospektive würde diese Entwicklungsdynamik Sinn ergeben. Während der therapeutischen Begleitung ist weniger entscheidend genau zu wissen, woher die Reaktion stammt. Es ist entscheidend diese aversive und massive Reaktion als das zu sehen, was sie ist: eine Abwehrreaktion auf eine empfundene Bedrohung. Solange diese Bedrohungsabwehr aktiv bleibt, wird es schwierig die Füttersituation zu verändern. Daher ist es eine therapeutische Aufgabe dem Kind und den Eltern die Sicherheit zu geben, die sie brauchen, um einen Schritt aus der Aversion herauszutreten.

Ein wichtiger Hinweis für Eltern wie auch für Therapeuten ist, dass Aversionserleben nach Möglichkeit vermieden werden sollte. Es gibt hierzu allgemeine Regeln: »Das Kind nicht gegen seinen Willen füttern! Oder: Kein Füttern ohne Signal!« Das ist richtig, jedoch so allgemein, dass es Eltern oft eher verwirrt oder sie so vorsichtig werden, dass kein Angebot mehr möglich ist. Es ist daher sinnvoll genau hinzuschauen und die gemachten Beobachtungen genau zu teilen. Was genau ist eher aversiv und was ist es nicht. Arbeiten wir erst einmal auf der Ebene weiter, auf der uns der geringste Widerstand entgegentritt oder einer, an dem größere Schritte nach vorne möglich sind. Es lohnt sich dabei, Zeit zum Beobachten mitzubringen, in der sich sowohl eine Aversions- als auch eine Korrekturdynamik entfalten kann (Beebe & Lachmann, 2004).

Aversion in der Füttersituation wird in manchen Zusammenhängen als Hinweis auf oder Nachweis für eine Beziehungsstörung gewertet (Piazza et al., 2003; Ward et al., 2000). Es scheint auf den ersten Blick auch einleuchtend: Sophia dreht sich von der Mutter weg. Sie lässt sich nicht von ihr füttern und sie beruhigt sich, wenn sie aus der Situation gelassen wird. Der Blick bleibt an der Mutter hängen. Damit sind wir wieder auf der Ebene des »Zündschlosses« angekommen. Lichtenberg (1989, S. 172–183) geht von einem anderen Ansatzpunkt aus: Aversion ist eine Beziehungsbotschaft im Sinne eines Hilferufes. Der Säugling kann sich nicht vor einer Bedrohung schützen, daher ruft er um Hilfe, um beschützt zu werden. Eine Beziehungsstörung ist dann wahrscheinlicher, wenn der Säugling dies nicht mehr tut (Fraiberg, 1982). Wenn Sophia sich auf dem Arm windet, macht sie sehr deutlich, dass die Füttersituation für sie bedrohlich ist – lerntheoretisch gesprochen, dass die Füttersituation auf dem Arm, »mit in die Situation gebracht werden«, ein aversiver Stimulus ist. Denken wir kurz an den Begriff Nahrungsaversion. Es ist Aversion gegen Nahrung, nicht unbedingt Aversion gegen die eigenen Eltern. Sehen wir es so und beobachten wir, wie sich Sophia in der Spielsituation verhält, wie sie dort den Kontakt sucht. Dann wissen wir mehr über die Beziehungsqualität, als wenn wir nur die Füttersituation betrachten. Für die Therapie ist es wichtig den Eltern mitzuteilen, dass ihr Kind nahrungsaversiv ist und in der Situation, in der es sich fortstreckt, ein eindeutiges Signal sendet: »Beim Füttern fühle ich mich bedroht. Das macht mir Angst!« Genauso wichtig ist es aber auch mitzuteilen, dass es ein »das« ist, was Angst erzeugt, nicht ein »du« ist. Die klinische Erfahrung ist, dass Eltern sich oft abgelehnt fühlen, wenn ihr Kind nicht bei ihnen essen möchte. In der klinischen Praxis arbeite ich gerne mit folgendem Bild: »Ein Freund kommt zu Ihnen nach Hause. Er hat gerade eine schlimme Nachricht erhalten, zum Beispiel eine ängstigende Diagnose. Er sitzt an Ihrem Küchentisch und erzählt seine Geschichte mit aller Traurigkeit, beginnt vielleicht sogar zu weinen. Der ganze Stress entlädt sich. Haben Sie das Gefühl, dass irgendetwas in ihrer freundschaftlichen Beziehung nicht stimmt?«

11.2.3 Beziehungsdynamik

Füttern und Nähren ist immer eingebunden in einen Beziehungskontext. Daher ist die Frage nach den Wechselwirkungen auf die Beziehungsdynamiken zentral für das Störungsverständnis und die Therapie. Wichtig ist hier die Mehrzahl der Dynamiken. Es gibt wahrscheinlich nicht eine Dynamik, die immer gleich abläuft, sondern verschiedene Dynamiken beim Füttern, beim Spiel oder auch abhängig von Uhrzeit, Stimmung und Tagesverlauf. Daher ist eine Situation nicht auf die Gesamtheit der verschiedenen Dynamiken zu übertragen.

Die Beziehungsdynamik im Spiel ist bei Sophia so unterschiedlich von der beim Füttern, dass man den Eindruck zweier Kinder hat. Im Spiel ist

Sophia zugewandt, sie lacht mit ihrer Mutter und sucht den Körper- und Blickkontakt. Die Mutter und der Vater stimmen sich gut auf Sophia ab. In der bindungsbezogenen Kommunikation gelingt es ihnen Sophias Affekt zu steigern. Die Eltern und sie sind in einem authentischen und synchronen Kontakt. In der Füttersituation ist Sophia zurückhaltend, genauso wie ihre Eltern. Sie versuchen Sophia zu füttern, sind jedoch immer darauf bedacht keinen Fehler zu machen. Immer wenn Sophia beim Füttern den Kontakt kurz abbricht, versuchen die Eltern sie durch ein Objektspiel wieder zur Nahrungsaufnahme zu bewegen. Wenn Sophia eindeutig aversiv reagiert, sind sie völlig verloren. Sie wissen nicht, was sie tun können, um ihr Kind zu beruhigen. Nicht nur Sophia, sondern auch die Eltern verhalten sich in der Fütter- und in der Spielsituation völlig unterschiedlich. Die Henne-und-Ei-Frage drängt sich wieder auf, die wie bereits beschrieben zu dem Schluss führt, dass das Elternverhalten das kindliche Verhalten bestimmt (Piazza et al., 2003). In Kapitel 10 zu (nicht) nährenden Beziehungen wurde gezeigt, dass Beziehung immer aus mindestens zwei Personen besteht, die sich gegenseitig beeinflussen. An dieser Stelle sei Lichtenberg zitiert: »In meiner Definition ist Bindung nicht, was die Bezugsperson mit oder für das Baby tut oder was das Baby mit oder für die Bezugsperson tut. Es ist eher eine wechselseitige Interregulation, die aus der Aktivierung der relevanten Motive und Handlungen entsteht« (Lichtenberg, 1989, S. 75; Übers. M. W.). Die wechselseitige Interregulation führt im Spiel zu einer gelungenen Interaktion, weil Eltern und Kind sich intuitiv aufeinander abstimmen. Fehler gehen unter oder werden korrigiert – ein Kreislauf, der sich selbst aufrechterhält, weil er für beide Partner lustvoll ist. Wenn jedoch die Beziehung aus dem Tritt gerät, führt die kindliche Aversion zu einem Rückzug der Eltern und die elterliche Verunsicherung zu einem Rückzug von Sophia. Wo die Geschichte begonnen hat, ist auch hier nicht mehr entscheidbar. Jedoch ist der Anfang in der körperlichen Krise zu suchen, aus der Eltern und Kind nicht einfach aussteigen können. Sophia ist bemüht nicht erneut in eine Situation einzutreten, die sie als bedrohlich erlebt. Die Eltern haben noch nicht bewältigt, was sie in der Krise erlebt haben. Solange die Aversion bei Sophia besteht, bleibt auch die Krise bestehen und kann nicht bewältigt und integriert werden. Welche Schlüsse sind daraus zu ziehen? Therapeutische Arbeit ist Beziehungsarbeit: Beziehungsarbeit zwischen dem Therapeuten und den Eltern genauso wie Beziehungsarbeit mit dem Kind. Eltern müssen Raum haben ihre Ängste und Sorgen zu äußern, die vom Therapeuten reguliert werden. Regulieren bedeutet, dass aus einem negativen ein positiver Affekt werden sollte. Aus Angst und Sorge sollte Mut zur Veränderung werden. Es braucht den positiven Therapeuten, der diesen Affekt aufnimmt und mit den Eltern eine neue Perspektive entwickelt. Aus dem »Hier kommen wir nicht weiter!« kann dann ein »Wir sehen einen Weg!« werden. Selbiges gilt für die Arbeit mit dem Kind: Wenn Sophia sich in einem aversiven Zustand befindet, kann die therapeutische Beziehungsarbeit die traumatischen Affekte regulieren. Eltern sind mit den Affekten der Traumatisierung des Kindes verständlicherweise vollkommen überfordert. Man kann von Eltern nicht erwarten, die Traumatherapie ihres Kindes zu übernehmen. Eltern können traumatische Affekte in der Regel auch nicht von adaptiven Reaktionen unterscheiden, zum Beispiel die Verärgerung, wenn Sophia ein Signal nicht verstanden hat, von der traumatischen Wut. Es braucht daher die tragfähige Beziehung zu beiden Partnern, um diese Affekte zu übersetzen, sodass Eltern sie regulieren können. So entsteht eine neue Beziehungsdynamik: Eine nicht nährende wird in eine gegenseitig nährende Beziehung transformiert.

Am konkreten Fall wird sichtbar, warum die Dynamik so entscheidend für einen erfolgreichen Therapieverlauf ist. Es ließen sich noch weitere Dynamiken ableiten und als Hypothese mit in die Therapie nehmen. Und wahrscheinlich sind Ihnen noch einige andere Assoziationen aufgefallen, die in diesem Fallbeispiel keine Erwähnung gefunden haben. Dennoch ergibt sich ein klareres Bild, wie Sophia ein Weg zurück zum Essen gebahnt werden kann. Anders als beim Erwachsenen, bei dem durch Deutung der Dynamik eine Veränderung zu erwarten ist, wird der Therapeut in der Therapie des Kindes sehr aktiv. Die Haltung und die Aktivität sind vergleichbar mit der in den meisten Formen der Spieltherapie (Petzold & Ramin, 1987) – und doch ganz anders, denn die Kraft der Symbole wirkt bei Säuglingen noch nicht (Lieberman & van Horn, 2015). Um die Störungsdynamik in eine Entwicklungsdynamik zu verwandeln, ist es wichtig diese Dynamiken zu verstehen. Wir können Symptome als Fragestellungen verstehen, die einer Antwort bedürfen. Diese Fragen sind aus der Geschichte des Kindes entstanden: Der Weg in die Störung ist auch der Weg hinaus. Das bedeutet nicht, dass die Entwicklung rückgängig zu machen ist oder ein Kind sie noch einmal durchmachen muss. Vielmehr gibt die Störungsgenese einen Anknüpfungspunkt für einen neuen und gesünderen Entwicklungspfad. Diesen zu finden macht die therapeutische Begleitung bei Fütterstörung komplex und fordernd – und es macht die Arbeit so spannend, reich und lebendig. Nach nunmehr 20 Jahren komme ich hier zu dem Schluss: »Ich möchte nichts anderes mehr machen!«

11.3 Innere Interdisziplinarität

Was ist eine frühkindliche Fütterstörung? Was ist Sondendependenz? Diese Fragen sind Gegenstand einer mittlerweile 70 Jahre andauernden wissenschaftlichen Diskussion. Verschiedensten Fachrichtung haben versucht eine Antwort auf diese Fragen zu finden, ohne dass ein Konsens in Sicht ist. Dieser Konsens ist schwer zu finden, denn die Unterschiede zwischen den Störungsmustern sind groß, die Perspektiven innerhalb der Disziplinen konträr und die Fallgruppen je nach Disziplin äußerst unterschiedlich. So beschreiben Ärzte häufig Kinder mit chronischen Grunderkrankungen, besonders oft mit gastroösophagealem Reflux. Physio- und Ergotherapeuten beschreiben meist Kinder mit neurologischen Grunderkrankungen und Psychologen je nach Ausrichtung häufig gesunde Kinder oder solche mit Autismus. Es handelt sich daher nicht nur um unterschiedliche Beschreibungen derselben Störung, sondern es werden auch unterschiedliche Gruppen beschrieben. Es folgte die Einsicht, dass unterschiedliche Gruppen von Kindern unterschiedliche therapeutische Antworten benötigen. Dies führte zum Aufbau interdisziplinärer Teams, was gerade in den 1990er Jahren ein großes Thema und Gegenstand vieler Publikationen war – ein Prozess, der mittlerweile abgeschlossen ist und in zahlreichen Ländern und vielen Zentren fester Bestandteil der Versorgung ist. Die Annahme war, dass das Zusammenbringen unterschiedlicher Professionen alle Bausteine einer Therapie in einem Zentrum zu einem großen Ganzen verbinden und dies zu einem optimalen Therapieergebnis führen würde. Leider bestätigt sich diese Annahme nicht immer, was für Frustration bei Eltern, Kindern und Therapeuten sorgt. In der Forschung zeigt sich, dass die Zusammenstellung eines interdisziplinären Teams nicht zwangsläufig zu einer effektiven Therapie führt. Williams und Kollegen (2007) beschrieben ihr interdisziplinäres Teamkonzept in der Diagnostik und Therapie, in dem pädiatrische Gastroenterologen, Psychologen, Diätassistenten, Logopäden und Ergotherapeuten vorgesehen sind. Im Ergebnis scheiterten 33 Prozent der Therapien ausfolgenden Gründen:

- fehlende Behandlung eines gastroösophagealen Reflux
- fehlende Nahrungsakzeptanz

- fehlende oralmotorische Fähigkeiten
- noch nicht ausreichend behandelte medizinische Erkrankung

Die Frage, die sich aufdrängt, ist: Warum scheiterten diese Therapien, wenn die Kinder vor der Behandlung interdisziplinär diagnostiziert wurden? Es spricht natürlich nichts gegen eine interdisziplinäre Zusammenarbeit, aber es ist an der Zeit sich dieser Frustration und den alltäglichen therapeutischen Problemen zuzuwenden.

In der klinischen Realität trifft eine Familie oft zuerst auf einen Arzt, der ein Rezept für einen Logopädin ausstellt. Auf diesem Rezept steht dann »frühkindliche Fütterstörung oder Schluckstörung«. Es steht nicht darauf, welche Diagnose oder Geschichte das Kind noch mitbringt. Es macht einen Unterschied, ob es zusätzlich eine neurologische Erkrankung, einen Herzfehler oder eine Sonde hat. Vielleicht ist hier bereits ein Team am Werk. Unter Umständen ist dieses Team nicht, noch nicht oder vielleicht auch gerade nicht verfügbar. So erfolgt ein Versorgungsauftrag an eine Person, die vor multiplen Herausforderungen steht – eine Situation, die therapeutisch lähmen kann, denn es braucht Zeit sich in die individuelle Geschichte des Kindes einzuarbeiten, einzufühlen und daraus eine Therapie abzuleiten. In dieser Zeit kann es sein, dass die Therapie stockt und nicht weitergeht. Frustration bei allen Beteiligten ist die Folge. Zum Teil kommt es zu Vorwürfen: »Ich dachte, Sie können das! Glauben Sie, wir sind hier richtig?« Die therapeutische Beziehung wird brüchig. Doch sich einzuarbeiten und das Kind mit seiner Dynamik zu verstehen braucht Zeit, Ruhe und Geduld, damit die Therapie wirken kann. Die Beziehung wird daher brüchig, weil der Therapeut eventuell unterinformiert und überfordert ist.

Es folgt eine Überweisung an ein Therapiezentrum. Solche Zentren verfügen über begrenzte Kapazitäten und lange Wartezeiten bei einer stetig wachsenden Gruppe von Patienten sind die Folge. Eine zeitnahe Intervention oder Prävention ist nicht möglich, wenn ein Kind sechs Wochen oder Monate auf eine Therapie warten muss. So nimmt die Dramatik der Störung zu und bei Therapiebeginn hat sich eine vollständige Nahrungsverweigerung eingestellt.

Ein weiteres Problem, das zu beobachten war, ist die geringe Spezifität der Ausbildung von Therapeuten. Nehmen wir die Grundausbildung in einer Profession, zum Beispiel ein Psychologiestudium. Dieses Studium ist breit angelegt, sodass die berufliche Zukunft des aktuellen Studenten von der Grundlagenforschung über die Wirtschaftsberatung bis in die Psychotherapie reichen kann. Fütterstörung oder Sondendependenz sind nicht Teil des Standardcurriculum. Selbst wenn diese Themen Teil des Studiums sind, geht es um die psychologische Dimension, während die körperliche Dimension nicht zum Gegenstand gemacht wird. Die Antwort, die ich dem Kind geben kann, ist folglich rein psychologischer Natur – was gut ist, wenn dieses Kind diese Antwort braucht. Wenn die Psychologie keine Antwort bereithält, kann ich aber keine Antwort geben. Das ist für beide Seiten wenig zufriedenstellend. Für das Kind ist nicht die Ausbildung des Therapeuten, Arztes oder Begleiters entscheidend, sondern ob dieser versteht, was das Kind braucht. Für das Kind ist entscheidend, ob er eine Antwort auf die Frage, die es stellt, geben kann. Diese Antwort ist zumeist nicht begrenzt auf eine Disziplin oder Ausbildung.

Nach dieser Kritik des interdisziplinären Teams mag der Eindruck entstehen, dass dieser Ansatz als falsch oder negativ bewertet wird. Dieser Eindruck trügt, denn ich halte ihn für hinreichend, aber nicht ausreichend gut. Jenseits der externen Interdisziplinarität eines diversen Teams bedarf es der inneren Interdisziplinarität. Der Gedanke ist recht einfach, in der therapeutischen Begleitung ist es erforderlich die Probleme und damit die Fragen des Kindes zu sehen, unabhängig davon, ob ich eine Antwort darauf geben kann. Des Weiteren ist es sinnvoll Therapieelemente aus anderen Professionen in das eigene Repertoire aufzunehmen, sofern dies möglich ist, und in die Therapie einfließen zu lassen. Damit ist nicht gemeint, und ich betone dies ausdrücklich, dass man alles wissen oder können muss. Als Psychologe kann ich keine Herzoperationen durchführen und habe nicht die Möglichkeit ein Castillo-Morales, Bobath, und Sensorischer Integrationstherapeut zu werden. Ich habe niemals genug Lebenszeit Arzt, Physiotherapeut, Logopäde, Psychologe und Ernährungswissenschaftler zugleich zu werden. Und dennoch muss ich in die Disziplinen der anderen hereinhören und von ihnen lernen. Was berichtet die Kollegin über Peter oder Sophia? Wenn diese Position für Sophia mehr Ruhe bedeutet, wie kann ich diese dann in meine Therapie einfließen lassen? Es ist eine therapeutische Aufgabe neugierig zu sein und das Wissen meiner Teampartner aufzunehmen. Ein zweites Thema, das mit der inneren Interdisziplinarität mitschwingt ist die Verantwortungsübernahme. Je größer ein Team ist, desto schneller passiert es, dass die Verantwortung nicht übernommen wird. So mag es sein, dass als Symptom zum Beispiel ein Atemproblem in der vom Psychologen geführten Therapie auftritt. Dies wird wahrgenommen und sollte dann unmittelbar in die Therapie einfließen, zum Beispiel indem man das Kind zur Ruhe kommen lässt. Es ist des Weiteren ein Thema, das unmittelbar nach der Therapiesitzung mit der Ärztin besprochen werden sollte. Dadurch kann die Therapie besser auf das Kind abgestimmt werden und es hat noch eine weitere wichtige Funktion: Es stärkt die Teambeziehung. Wenn eine gemeinsame Absprache erfolgt, in der sowohl Informationen geteilt als auch Affekte reguliert werden, rückt das Team enger zusammen. Dieses Thema soll anhand zweier praktischer Fälle abschließen, die genauer analysiert werden, um dem Geschilderten mehr Leben einzuhauchen:

> Susanne wird von einer psychotherapeutischen Praxis an unser Institut überwiesen. Sie hat seit ihrem vierten Lebensmonat eine nasogastrische Sonde. In der E-Mail der psychotherapeutischen Praxis wird geschildert, dass Susanne eine Zuckererkrankung hat. Der erste Gedanke ist, dass Susanne einen Diabetes mellitus haben wird, eine Erkrankung, in der auf bestimmte Nahrungsmittel geachtet werden muss. Beim ersten Hausbesuch flitzt Susanne mit ihrem Bobbycar durch die Wohnung, ist neugierig. Das Essen ist fertig und Susanne kommt an den Tisch und lässt sich bereitwillig füttern. Eine gewisse Verwirrung setzt ein: »Warum hat dieses Kind eine nasogastrische Sonde, wenn Sie doch ein durchaus stabiles Essverhalten hat?« Das Gespräch kommt auf die Grunderkrankung. Es stellt sich heraus, dass Susanne unter einer Glykogenose Typ 1b leidet. Dadurch verändert sich die Situation vollständig.

Wenn Sie als Leser noch nie mit diesen beiden Krankheitsbildern in Kontakt gekommen sind, empfiehlt es sich vielleicht einmal in einer Suchmaschine danach zu suchen. Ich fasse jedoch zwei wesentliche Aspekte kurz zusammen. Bei einer Diabeteserkrankung ist ein erhöhter Blutzuckerspiegel zu meiden oder dieser medikamentös zu senken. Durch eine Kontrolle des Blutzuckers lässt sich die Nahrung einstellen oder über Insulingaben regulieren. Die Erkrankung ist chronisch und ernst zu nehmen, jedoch auch relativ einfach zu managen, sodass eine Entwöhnung gerade bei gutem Essverhalten angegangen werden kann. Bei einer Glykogenose fallen gerade Neugeborene schnell in einen Unterzucker. Das Aufrechterhalten eines stabilen Blutzuckerspiegels ist essenziell. Etwa alle zwei bis drei Stunden müssen kohlehydratreiche Mahlzeiten verabreicht werden, nachts zum Beispiel in Form von Stärke. Die üblichen Zuckerarten (z. B. Haushaltszucker, Milchzucker oder Fruktose) sollten nach Möglichkeit gemieden werden. Die Unterbrechung der Kohlehydratzufuhr kann lebensbedrohlich sein. Das macht eine Sondenentwöhnung extrem schwierig, denn auch nachts muss eine Stärkemischung zugeführt werden, die Säuglinge nicht und auch Kleinkinder nicht wirklich gerne trinken. Von diesem Unterschied muss man wissen, um therapeutisch angemessen reagieren zu können.

In der Therapie können Sie bei Susanne auch bei stabiler Aufnahme am Tag nicht die nasogastrische Sonde ziehen, ohne dass die Eltern in der Nacht in große Bedrängnis geraten. Eine Glykogenose ist mit einer selbstregulierten Nahrungsaufnahme nur schwer vereinbar. Dem Kind muss eine berechnete Menge an Stärkeabkömmlingen, zum Beispiel Kartoffeln oder Mais, zugeführt werden. Wenn Susannes Eltern dahingehend beraten werden, beim Essen keinen Druck aufzubauen, sich selbst nicht so unter Druck zu setzen oder einfach die Sonde zu ziehen, kann dies schwerwiegende Konsequenzen haben. Wenn Sie kein Stoffwechselexperte sind, hören Sie vielleicht zum ersten Mal von dieser seltenen Erkrankung und vielleicht werden Sie kein Kind kennenlernen, das an ihr leidet. Ein Grundprinzip gilt jedoch allgemein: Sie sollten die Erkrankung des Kindes kennen und deren Auswirkungen auf das Essverhalten, die Psyche, die Motorik und ihre Therapie verstehen. Denn die Krankheit des Kindes ist Teil seiner Geschichte, Teil der Geschichte der Eltern und hat unter Umständen großen Einfluss darauf, wie eine Therapie gestaltet werden kann. Susanne kann sich selbst bewegen, aber vielleicht ist sie irgendwann der kohlenhydratreichen Nahrung überdrüssig und möchte ein Stück von der Geburtstagstorte des großen Bruders essen. Die Eltern würden sie Susanne gerne geben, aber sie haben Angst vor einer starken Blutzuckerschwankung. Vielleicht zieht sich Susanne regelmäßig die nasogastrische Sonde und die Eltern denken über eine PEG-Versorgung nach. Vielleicht ist den Eltern die Schwere der Erkrankung auch nicht bewusst. Dies kann uns in der Therapie begegnen. Natürlich können Sie die Stoffwechselerkrankung nicht primär behandeln, wenn Sie nicht Mitglied eines spezialisierten Teams sind. Innere Interdisziplinarität ist auch nicht die Forderung danach alles behandeln zu können, sondern sich mit den Störungen und Bedürfnissen des Kindes und der Eltern vertraut zu machen, um angemessen zu reagieren. Ein erster hilfreicher Schritt ist: »Wenn Sie die Diagnose eines Kindes nicht kennen, hilft es diese einmal im Internet zu recherchieren!« Damit gehen Sie mit einem besseren Gefühl in die therapeutische Begleitung.

> Simons Mutter vereinbart einen telefonischen Ersttermin zur Anmeldung zur Sondenentwöhnung. Simon ist vier Jahre alt. Er hat eine Ösophagusatresie Typ IIIb und verbrachte seine ersten 18 Lebensmonate auf verschiedenen chirurgischen Intensivstationen. Ich frage die Mutter: »Langstreckig oder kurzstreckig?« Nach kurzem Schweigen antwortet sie: »Langstreckig.« Und sie beginnt ein wenig über die Behandlung auf der Intensivstation zu sprechen. Die erste Zeit zu Hause, die Sauerstoffversorgung, das Erbrechen. Die Mutter bricht in Tränen aus und weint. Dann folgt eine kurze Pause und sie sagt: »Entschuldigen Sie, aber es ist das erste Mal, dass ich nicht erklären muss, was mit meinem Kind los ist.«

Wir machen in unserer Praxis häufig die Erfahrung, dass Eltern erstaunt sind, wenn sie das Krankheitsbild ihres Kindes nicht erklären müssen. Wenn Sie im ersten Kontakt signalisieren, dass Sie das Krankheitsbild kennen oder bereit sind, sich mit diesem auseinanderzusetzen, ist dies nicht nur ein guter professioneller Stil. Sie stimmen sich damit auch affektiv auf ein zentrales Bedürfnis der Eltern ab: das Bedürfnis verstanden zu werden und eine vertrauensvolle und tragende therapeutische Beziehung aufzubauen. Viele Erkrankungen, die eine Fütterstörung oder Sondendependenz zur Folge haben, zwingen die Eltern zu einer Art der Elternschaft, die sie sich nicht gewünscht haben. Sie lernen ihr Kind zu erklären, medizinische Fachausdrücke zu benutzen und sich mit Ärzten und Therapeuten in einen fachlichen Dialog einzutreten. Sie werden zu Experten für Stoffwechselerkrankungen, angeborene Herzfehler, Frühgeburt, Ösophagusatresie oder andere Problematiken. Dieses Expertentum hat einen Preis, den Verlust von intuitiver Elternschaft. Wenn Eltern das Störungsbild erklären müssen, sind sie Experten für das Störungsbild und der Therapeut hört interessiert zu. Doch eigentlich wünschen sich die Eltern Verantwortung abzugeben, das Gefühl zu haben: »Da ist jemand, der uns trägt und unser Kind mit seiner Geschichte versteht.« Innere Interdisziplinarität ist daher auch ein Beziehungsthema. Es ist ein Zeichen der Anerkennung und des Respekts für die Lebensleistung der Eltern, die es bis zu diesem Punkt geschafft hat. Es ist auch ein Zeichen des Respekts für die Lebensleistung. Gerade bei traumatisierten Säuglingen ist das Verständnis der medizinischen Erkrankung und dessen Behandlung eine Möglichkeit die Dynamik hinter den Symptomen zu verstehen. Wenn ein Kind große Angst davor hat Nahrung zu schlucken, geht dem oft eine lange Atemproblematik voraus. Wenn man lange Phasen mit Atemabfällen und häufigen Extubationen und Reintubationen findet, verändert sich das Bild. Wahrscheinlich hat das Kind weniger Angst davor zu schlucken, aber existenzielle Angst davor nicht atmen zu können. Auch kurze Aussetzer des Atmens sind daher für das Kind nicht erträglich. Doch ohne das kurze Aussetzen des Atmens kann das Kind nicht schlucken. So löst sich die Dichotomie von rein organischer gegenüber nicht-organischer Fütterstörung weiter auf (Levy et al., 2009). Es ist an der Zeit, das zu verstehen und zu sehen, was für unser Therapiekind notwendig ist, und damit die eigene Komfortzone zu erweitern. Es lohnt sich für jedes einzelne Kind.

Literatur

Ahearn, W. H., Castine, T., Nault, K. & Green, G. (2001). An assessment of food acceptance in children with autism or pervasive developmental disorder-not otherwise specified. *Journal of autism and developmental disorders, 31*(5), 505–511.

Ainsworth, M. D. S. (1969). Object relations, dependency, and attachment: A theoretical review of the infant-mother relationship. *Child development*, 969–1025.

Ainsworth, M. D. S., Blehar, M. C., Waters, E. & Wall, S. (1978). *Patterns of attachment. A psychological study of the strange situation*. Hillsdale: Erlbaum.

Aitken, K. J. & Trevarthen, C. (1997). Self/other organization in human psychological development. *Development and psychopathology, 9*(4), 653–677.

Altemeier, W. A., O'Connor, S. M., Sherrod, K. B. & Vietze, P. M. (1985). Prospective study of antecedents for non-organic failure to thrive. *Journal of Pediatrics, 106*(3), 360–365.

Als, H., Butler, S., Kosta, S. & McAnulty, G. (2005). The Assessment of Preterm Infants' Behavior (APIB): Furthering the understanding and measurement of neurodevelopmental competence in preterm and full-term infants. *Mental retardation and developmental disabilities research reviews, 11*(1), 94–102.

Ammaniti, M., Lucarelli, L., Cimino, S., D'Olimpio, F. & Chatoor, I. (2012). Feeding disorders of infancy: a longitudinal study to middle childhood. *International Journal of Eating Disorders, 45*(2), 272–280.

Ariès, P., (2000). *Geschichte der Kindheit*. München: Hanser.

Arvedson, J. C. (2006). Swallowing and feeding in infants and young children. GI Motility online. http://www.nature.com/gimo/contents/pt1/full/gimo17.html

Arvedson, J. C. (2013). Feeding children with cerebral palsy and swallowing difficulties. *European journal of clinical nutrition, 67*, S9–S12.

Asendorpf, J. B. & Neyer, F. J. (2012). *Psychologie der Persönlichkeit*. Berlin: Springer.

Avitsland, T. L., Kristensen, C., Emblem, R. Veenstra, M., Mala, T. & Björnland, K. (2006). Percutaneous Endoscopic Gastrostomy in Children: A Safe Technique with Major Symptom Relief and High Parental Satisfaction. *Journal of Pediatric Gastroenterology and Nutrition, 42*, 624–628.

AWMF – Arbeitsgemeinschaft Wissenschaftliche Medizin und Forschung (2015). Psychische Störungen im Säuglings-, Kleinkind- und Vorschulalter. https://www.awmf.org/uploads/tx_szleitlinien/028-041l_S2k_Psychische_Stoerungen_Saeugling_Kleinkind_Vorschulalter_2017-10.pdf (19.11.2021).

Bahrick, L. E. & Watson, J. S. (1985). Detection of intermodal proprioceptive-visual contingency as a potential basis of self-perception in infancy. *Developmental Psychology, 21*(6), 963–973.

Baker, L., Beres, A. L. & Baird, R. (2015). A systematic review and meta-analysis of gastrostomy insertion techniques in children. *Journal of pediatric surgery, 50*(5), 718–725.

Bartels, A. & Zeki, S. (2004). The neural correlates of maternal and romantic love. *Neuroimage, 21*(3), 1155–1166.

Basch, M. F. (1988). *Understanding psychotherapy: The science behind the art*. New York, NY: Basic Books.

Bazhenova, O.V., Stroganova, T. A., Doussard-Roosevelt, J. A., Posikera, I. A. & Porges, S. W. (2007). Physiological responses of 5-month-old infants to smiling and blank faces. *International journal of psychophysiology, 63*(1), 64–76.

Beauchamp, G. K., Cowart, B. J. & Schmidt, H. J. (1991). Development of chemosensory sensitivity and preference. In T.V. Getchell, R. L. Doty, L. M. Bartoshuk & J. B. Snow Jr. (Hrsg.), *Smell and Taste in Health and Disease* (S. 405–416). New York, NY: Raven Press.

Beauchamp, G. K., Cowart, B. J., Schmidt, H. J., Getchell, T.V., Doty, R. L., Bartoshuk, L. M. & Snow, J. B. (1991). *Smell and Taste in Health and Disease*. Philadelphia: Lippincott Williams & Wilkins.

Beauchamp, G. K. & Mennella, J. A. (2009). Early flavor learning and its impact on later feeding behavior. *Journal of pediatric gastroenterology and nutrition, 48*(Supplement 1), S25–S30.

Beebe, B. & Lachmann, F. (2003). The relational turn in psychoanalysis: A dyadic systems view from infant research. *Contemporary Psychoanalysis, 39*(3), 379–409.

Beebe, B. & Lachmann, F. M. (2004). *Säuglingsforschung und die Psychotherapie Erwachsener: Wie interaktive Prozesse entstehen und zu Veränderungen führen*. Stuttgart: Klett-Cotta.

Beebe, B., Lachmann, F. M., Markese, S., Buck, K. A., Bahrick, L. E., Chen, H., Cohen, P., Andrewes, H., Feldstein, S. & Jaffe, J. (2012). On the origins of disorganized attachment and internal working models: Paper II. An empirical microanalysis of 4-month mother-infant interaction. *Psychoanalytic dialogues, 22*(3), 352–374.

Behnke, M., Smith, V. C. & Committee on Substance Abuse. (2013). Prenatal substance abuse: short-and long-term effects on the exposed fetus. *Pediatrics, 131*(3), e1009-e1024.

Behrens, R., Lang, T., Muschweck, H., Richter, T. & Hofbeck, M. (1997). Percutaneous endoscopic gastrostomy in children and adolescents. *Journal of pediatric gastroenterology and nutrition, 25*(5), 487–491.

Benecke, C. (2014). *Klinische Psychologie und Psychotherapie: Ein integratives Lehrbuch*. Stuttgart: Kohlhammer.

Benecke, C., Billhardt, F. & Alhabbo, S. (2013). Wozu all das Neuro-Bashing? *Forum der Psychoanalyse, 29*(4), 435–443.

Benoit, D. (2000). Feeding disorders, failure to thrive, and obesity. In C. H. Zeanah (Hrsg.). *Handbook of infant mental health* (S. 311–325). New York, NY: Guilford Publications.

Benoit, D., Wang, E. E. L. & Zlotkin, S. H. (1999). Discontinuation of enterostomy tube feeding by behavioral treatment in early childhood: A randomized controlled trial. *Journal of Pediatrics, 137*(4), 498–503.

Benoit, D., Zeanah, C. H. & Barton, M. L. (1989). Maternal attachment disturbances in failure to thrive. *Infant Mental Health Journal, 10*(3), 185–202.

Bentzen, M. (2016). *Das Neuroaffektive Bilderbuch*. Hannover: Paragon.

Berwick, D.M., Levy, J.C. & Kleinerman, R. (1982). Failure to thrive: Diagnostic yield of hospitalization. *Archives of Disease in Childhood, 57*, 347–351.

Bischof N., (2020). *Das Rätsel Ödipus Die biologischen Wurzeln des Urkonfliktes von Intimität und Autonomie*. Gießen: Psychosozial-Verlag.

Birch, L.L., Gunder, L., Grimm-Thomas, K. & Laing, D.G. (1998). Infants' consumption of a new food enhances acceptance of similar foods. *Appetite, 30*(3), 283–295.

Bolten, M., Möhler, E. & von Gontard, A. (2013). *Psychische Störungen im Säuglings-und Kleinkindalter: Exzessives Schreien, Schlaf- und Fütterstörungen*. Göttingen: Hogrefe.

Borke, J & Eickhorst, A. (Hrsg.). (2008). *Systemische Entwicklungsberatung in der frühen Kindheit*. Wien: Facultas wuv.

Bowlby, J. (1969). *Attachment and Loss, Vol. 1: Attachment*. New York: Basic Books.

Bowlby, J. (1973). *Attachment and Loss: Vol. II: Separation, Anxiety and Anger*. London: The Hogarth Press.

Bowlby, J. (1983). *Verlust, Trauer und Depression: Bindung und Verlust*, Frankfurt a.M.: Fischer Verlag.

Bowlby, J. (2010). *Bindung als sichere Basis*. München: Ernst Reinhardt Verlag.

Brazelton, T.B. & Cramer, B.G. (1990). *Die Frühe Bindung*. Stuttgart: Klett-Cotta.

Bråten, S. (2011). Intersubjektive Partizipation: Bewegungen des virtuellen Anderen bei Säuglingen und Erwachsenen. *Psyche, 65*(9–10), 832–861.

Bremner, J.D., Randall, P., Scott, T.M., Bronen, R.A., Seibyl, J.P., Southwick, S.M., Delaney, R.C., McCarthy, G., Charney, D.S. & Innis, R.B. (1995). MRI-based measurement of hippocampal volume in patients with combat-related post-traumatic stress disorder. *American Journal of Psychiatry, 152*(7), 973–981.

Brisch, K.H. (1999). *Bindungsstörungen: Von der Bindungstheorie zur Therapie*. Stuttgart: Klett-Cotta.

Bromberg, P.M. (2008). Shrinking the Tsunami: Affect-regulation, Dissociation, and the Shadow of the Flood. *Contemporary Psychoanalysis, 44*(3), 329–350.

Bruschweiler-Stern, N. (2005). A multifocal neonatal intervention. In A.J. Sameroff, S.C. McDonough & K.L. Rosenblum (Hrsg.), *Treating parent-infant relationship problems: Strategies for intervention* (S. 188–212). New York: Guilford Press.

Bryant-Waugh, R., Markham, L., Kreipe, R.E. & Walsh, B.T. (2010). Feeding and eating disorders in childhood. *International Journal of Eating Disorders, 43*(2), 98–111.

Buber, M. (1954). *Die Schriften über das dialogische Prinzip*. Darmstadt: Lambert Schneider.

Burklow, K.A., McGrath, A.M., Valerius, K.S. & Rudolph, C. (2002). Relationship between feeding difficulties, medical complexity, and gestational age. *Nutrition in Clinical Practice, 17*(6), 373–378.

Burklow, K.A., Phelps, A.N., Schultz, J.R., McConnell, K. & Rudolph, C. (1988). Classifying complex pediatric feeding disorders. *Journal of Pediatric Gastroenterology and Nutrition, 27*, 143–147.

Butter, C.M., McDonald, J.A. & Snyder, D.R. (1969). Orality, preference behavior, and reinforcement value of nonfood object in monkeys with orbital frontal lesions. *Science, 164*(3885), 1306–1307.

Byars, K.C., Burklow, K.A., Ferguson, K., O'Flaherty, T., Santoro, K. & Kaul, A. (2003). A multicomponent behavioral program for oral aversion in children dependent on gastrostomy feedings. *Journal of pediatric gastroenterology and nutrition, 37*(4), 473–480.

Cardona Cano, S., Tiemeier, H., Van Hoeken, D., Tharner, A., Jaddoe, V.W., Hofman, A., … & Hoek, H.W. (2015). Trajectories of picky eating during childhood: a general population study. *International journal of eating disorders, 48*(6), 570–579.

Carfoot, S., Williamson, P. & Dickson, R. (2005). A randomised controlled trial in the north of England examining the effects of skin-to-skin care on breast feeding. *Midwifery, 21*(1), 71–79.

Casaer, P., Daniels, H., Devlieger, H., De Cock, P. & Eggermont, E. (1982). Feeding behaviour in preterm neonates. *Early human development, 7*(4), 331–346.

Cassidy, J. & Shaver, P.R. (Hrsg.). (2002). *Handbook of attachment: Theory, research, and clinical applications*. Rough Guides.

Castillo Morales, R. (1998). *Die orofaziale Regulationstherapie.* München: Pflaum.

Chatoor, I. (2002). Feeding disorders in infants and toddlers: Diagnosis and treatment. *Child and Adolescent Psychiatry Clinics of North America, 11,* 163–183.

Chatoor, I. (2009). Sensory Food Aversions in Infants and Toddlers. *Zero to Three (J), 29*(3), 44–49.

Chatoor, I. (2012). *Fütterstörungen bei Säuglingen und Kleinkindern: Diagnose und Behandlungsmöglichkeiten*. Stuttgart: Klett-Cotta.

Chatoor, I., Conley, C. & Dickson, L. (1988). Food refusal after an incident of choking: A posttraumatic eating disorder. *Journal of the American Academy of Child & Adolescent Psychiatry, 27*(1), 105–110.

Chatoor, I. & Egan, J. (1983). Nonorganic failure to thrive and dwarfism due to food refusal: a separation disorder. *Journal of the American Academy of Child Psychiatry, 22*(3), 294–301.

Chatoor, I., Ganiban, J., Colin, V., Plummer, N. & Harmon, R.J. (1998). Attachment and feeding problems: a reexamination of nonorganic failure to thrive and attachment insecurity. *Journal of the American Academy of Child & Adolescent Psychiatry, 37*(11), 1217–1224.

Chatoor, I., Ganiban, J., Harrison, J. & Hirsch, R. (2001). Observation of feeding in the diagnosis of posttraumatic feeding disorder of infancy. *Journal of the American Academy of Child Adolescent Psychiatry, 4*(5), 595–602.

Chatoor, I., Getson, P., Menvielle, E., Brasseaux, C., O'Donnell, R., Rivera, Y. & Mrazek, D.A. (1997). A feeding scale for research and clinical practice to assess mother-infant interactions in the first three years of life. *Infant Mental Health Journal, 18*(1), 76–91.

Chatoor, I., Schaefer, S., Dickson, L. & Egan, J. (1984). Non-organic failure to thrive: a developmental perspective. *Pediatric Annals, 13*(11), 829–35.

Chatoor, I., Surles, J. Ganiban, J., Beker, L., Paez, L.M. & Kerzner, B. (2004). Failure to Thrive and Cognitive Development in Toddlers with Infantile Anorexia. *Pediatrics, 113*(5), e440-e447.Ciompi, L. (1997). The concept of affect logic: an integrative psycho-socio-biological approach to understanding and treatment of schizophrenia. *Psychiatry, 60*(2), 158–170.

Cooke, R.J., Embleton, N.D., Griffin, I.J., Wells, J.C. & McCormick, K.P. (2001). Feeding preterm infants after hospital discharge: growth and development at 18 months of age. *Pediatric research, 49*(5), 719–722.

Coolbear, J. & Benoit, D. (1999). Failure to Thrive: Risk for clinical disturbance of attachment? *Infant Mental Health Journal, 20*(1), 87–104.

Cooper, P.J. & Stein, A. (Hrsg.). (2013). *Childhood feeding problems and Adolescent eating disorders*. London: Routledge.

Corbett, S.S. & Drewett, R.F. (2004). To what extent is failure to thrive in infancy associated with poorer cognitive development? A review and meta-analysis. *Journal of Child Psychology and Psychiatry, 45*(3), 641–654.

Cornwell, S.L., Kelly, K. & Austin, L. (2010). Pediatric feeding disorders: effectiveness of multidisciplinary inpatient treatment of gastrostomy-tube dependent children. *Child Health Care, 39*(3), 214–231.

Coughlin, J.P., Gauderere, M.W. & Stellato, T.A. (1991). Percutaneous endoscopic gastrostomy in children under 1 year of age: indications, complications, and outcome. *Pediatric surgery international, 6*(2), 88–91.

Coulthard, H., Blissett, J. & Harris, G. (2004). The relationship between parental eating problems and children's feeding behavior: A selective review of the literature. *Eating Behaviors, 5*(2), 103–115.

Craig, G.M. & Scambler, G. (2006). Negotiating mothering against the odds: Gastrostomy tube feeding, stigma, governmentality and disabled children. *Social Science & Medicine, 6*(5), 1115–1125.

Craig, G.M., Scambler, G. & Spitz, L. (2003). Why parents of children with neurodevelopmental disabilities requiring gastrostomy feeding need more support. *Developmental Medicine & Child Neurology, 45*(3), 183–188.

Cramer, B.B. (1987). Objective and subjective aspects of parent-infant relation: An attempt at correlation between infant studies and clinical work. In J.D. Osofsky (Hrsg.), *Handbook of Infant Development* (S. 1037–1057). New York: Wiley.

Cramer, B., Robert-Tissot, C., Stern, D.N., Serpa-Rusconi, S., De Muralt, M., Besson, G., … & D'Arcis, U. (1990). Outcome evaluation in brief mother-infant psychotherapy: A preliminary report. *Infant Mental Health Journal, 11*(3), 278–300.

Crittenden, P.M. (1987). Non-organic failure-to-thrive: Deprivation or distortion. *Infant Mental Health Journal, 8*(1), 51–64.

Cunningham, C.E. & Linscheid, T.R. (1976). Elimination of chronic infant ruminating by electric shock. *Behavior Therapy, 7*(2), 231–234.

Dahl, M. & Sundelin, C. (1986). Early feeding problems in an affluent society: I. Categories and clinical signs. *Acta Paediatrica, 75*(3), 370–379.

Dahl, M. & Sundelin, C. (1992). Feeding problems in an affluent society: Follow-up at four years of age in children with early refusal to eat. *Acta Paediatrica Scandinavica, 81*(8), 575–579.

Damasio, A.R. (2004). *Ich fühle also bin ich. Die Entschlüsselung des Bewusstseins*. Berlin: List.

Damasio, A. (2007). *Der Spinoza-Effekt: Wie Gefühle unser Leben bestimmen*. Berlin: List.

Daveluy, W., Guimber, D., Mention, K., Lescut, D., Michaud, L., Turck, D. & Gottrand, F. (2005). Home enteral nutrition in children: an 11-year experience with 416 patients. *Clinical nutrition, 24*(1), 48–54.

Daveluy, W., Guimber, D., Uhlen, S. Lescut, D., Michaud, L., Turck, D. & Gottrand, F. (2006). Dramatic Changes in Home-based Enteral Nutrition Practices in Children during an 11-year Period. *Journal of Pediatric Ggastroenterology and Nutrition, 43*(2), 240–244.

Davies, W., Satter, E., Berlin, K.S., Sato, A.F., Silverman, A.H., Fischer, E.A., … & Rudolph, C.D. (2006). Reconceptualizing feeding and feeding disorders in interpersonal context: the case for a relational disorder. *Journal of Family Psychology, 20*(3), 409–417.

De Bellis, M.D., Baum, A.S., Birmaher, B., Keshavan, M.S., Eccard, C.H., Boring, A.M., … & Ryan, N.D. (1999). Developmental traumatology part I: Biological stress systems. *Biological psychiatry, 45*(10), 1259–1270.

De Bellis, M.D., Keshavan, M.S., Clark, D.B., Casey, B.J., Giedd, J.N., Boring, A.M., … & Ryan, N.D. (1999). Developmental traumatology part II: brain development. *Biological psychiatry, 45*(10), 1271–1284.

DeGangi, G.A., Breinbauer, C., Roosevelt, J.D., Porges, S. & Greenspan, S. (2000). Prediction of childhood problems at three years in children experiencing disorders of regulation during infancy. *Infant Mental Health Journal: Official Publication of The World Association for Infant Mental Health, 21*(3), 156–175.

DeGangi, G.A., Sickel, R.Z., Kaplan, E.P. & Wiener, A.S. (1997). Mother-infant interactions in infants with disorders of self-regulation. *Physical & occupational therapy in pediatrics, 17*(1), 17–44.

De Snoo, K. (1937). Das trinkende Kind im Uterus. *Gynecologic and Obstetric Investigation, 105*(2–3), 88–97.

De Wolff, M.S. & Van IJzendoorn, M.H. (1997). Sensitivity and attachment: A meta-analysis on parental antecedents of infant attachment. *Child development, 68*(4), 571–591.

Dlling, H., Mombour, W. & Schmidtz, M.H. (2004). *Internationale Klassifikation psychischer Störungen, Klinisch-diagnostische Leitlinien.* Bern: Huber.

Dornes, M. (1993). *Der kompetente Säugling: die präverbale Entwicklung des Menschen.* Frankfurt a.M.: Fischer.

Dornes, M. (1997). *Die frühe Kindheit: Entwicklungspsychologie der ersten Lebensjahre.* Frankfurt a.M.: Fischer.

Dornes, M. (2001). *Die emotionale Welt des Kindes.* Frankfurt a.M.: Fischer.

Dornes, M. (2006). *Die Seele des Kindes.* Frankfurt a.M.: Fischer.

Dornes, M. (2012). *Die Modernisierung der Seele: Kind-Familie-Gesellschaft.* Frankfurt a.M.: Fischer.

Dovey, T.M., Farrow, C.V., Martin, C.I., Isherwood, E. & Halford, J.C. (2009). When does food refusal require professional intervention? *Current Nutrition & Food Science, 5*(3), 160–171.

Dovey, T.M., Isherwood, E., Aldridge, V.K. & Martin, C.I. (2010). Typology of Feeding Disorders Based on a Single Assessment System Case Study Evidence. *ICAN: Infant, Child & Adolescent Nutrition, 2*(1), 52–61.

Dovey, T.M., Taylor, L., Stow, R., Boyland, E.J. & Halford, J.C. (2011). Responsiveness to healthy television (TV) food advertisements/commercials is only evident in children under the age of seven with low food neophobia. *Appetite, 56*(2), 440–446.

Dovey, M.T., Wilken, M., Martin, C.I. & Meyer, C. (2017). Definitions and clinical guidance on the enteral dependence component of the avoidant/restrictive food intake disorder diagnostic criteria in children. *Journal of Parenteral and Enteral Nutrition, 42*(3), 499–507.

Dorpat, T.L. (2001). Primary process communication. *Psychoanalytic Inquiry, 21*(3), 448–463.

Dunitz, M., Scheer, P.J., Kvas, E. & Macari, S. (1996). Psychiatric diagnoses in infancy: A comparison. *Infant Mental Health Journal, 17*(1), 12–23.

Dunitz-Scheer, M., Levine, A., Roth, Y., Kratky, E., Beckenbach, H., Braegger, C., … & Scheer, P.J. (2009). Prevention and treatment of tube dependency in infancy and early childhood. *ICAN: Infant, Child & Adolescent Nutrition, 1*(2), 73–82.

Dunitz-Scheer, M., Marinschek, S., Beckenbach, H., Kratky, E., Hauer, A. & Scheer, P. (2011). Tube dependence: a reactive eating behavior disorder. *ICAN: Infant, Child & Adolescent Nutrition, 3*(4), 209–215.

Dunitz-Scheer, M., Tappauf, M., Burmucic, K. & Scheer, P. (2007). Frühkindliche Essstörungen. *Monatsschrift Kinderheilkunde, 155*(9), 795–803.

Dunitz-Scheer, M., Wilken, M., Lamm, B., Scheitenberger, B., Stadler, B., Schein, A., Huber, A., Schober, P. & Scheer, P. (2001). Sondenentwöhnung in der frühen Kindheit. *Monatsschrift Kinderheilkunde, 149*(12), 1348–1359.

Eisenberg, N. & Spinrad, T.L. (2004). Emotion-related regulation: Sharpening the definition. *Child development, 75*(2), 334–339.

Elberling, H., Linneberg, A., Olsen, E.M., Houmann, T., Rask, C.U., Goodman, R. & Skovgaard, A.M. (2014). Infancy predictors of hyperkinetic and pervasive developmental disorders at ages 5–7 years: results from the Copenhagen Child Cohort CCC 2000. *Journal of Child Psychology and Psychiatry, 55*(12), 1328–1335.

Ekman, P. (1993). Facial expression and emotion. *American psychologist, 48*(4), 384–392.

Ekmann, P. (2017). *Gefühle lesen: Wie Sie Emotionen erkennen und richtig interpretieren.* Springer: Berlin.

Emond, A., Emmett, P., Steer, C. & Golding, J. (2010). Feeding symptoms, dietary patterns, and growth in young children with autism spectrum disorders. *Pediatrics, 126*(2), e337-e342.

Enrione, E., Thomlinson, B. & Rubin, A. (2005). Medical and psychological experiences of family caregivers with children fed enterally at home. *Journal of Parenteral and Enteral Nutrition, 29*(6), 413–419.

Evans, S.L., Reinhart, J.B. & Succop, R.A. (1972). Failure to thrive: A study of 45 children and their families. *Journal of the American Academy of Child Psychiatry, 11*(3), 440–457.

Equit, M., Paulus, F., Fuhrmann, P., Niemczyk, J. & Gontard, A.v. (2011). Comparison of ICD-10 and DC: 0–3R diagnoses in infants, toddlers and preschoolers. *Child Psychiatry & Human Development, 42*(6), 623–633.

Falkai, P. & Wittchen, H-U. (2015). *Diagnostisches und statistisches Manual psychischer Störungen DSM-5.* 1. Aufl. Göttingen: Hogrefe.

Farb, N.A., Segal, Z.V., Mayberg, H., Bean, J., McKeon, D., Fatima, Z. & Anderson, A.K. (2007). Attending to the present: mindfulness meditation reveals distinct neural modes of self-reference. *Social Cognitive and Affective Neuroscience, 2*(4), 313–322.

Faugli, A., Emblem, R., Bjørnland, K. & Diseth, T.H. (2009). Mental health in infants with esophageal atresia. *Infant mental health journal, 30*(1), 40–56.

Feinstein, J.S., Adolphs, R., Damasio, A. & Tranel, D. (2011). The human amygdala and the induction and experience of fear. *Current biology, 21*(1), 34–38.

Feldman, R. (2007). Parent-infant synchrony and the construction of shared timing; physiological precursors, developmental outcomes, and risk conditions. *Journal of Child psychology and Psychiatry, 48*(3–4), 329–354.

Feldman, R. (2015). Sensitive periods in human social development: New insights from research on oxytocin, synchrony, and high-risk parenting. *Development and psychopathology, 27*(2), 369–395.

Feldman, R. & Eidelman, A. I. (2003). Skin-to-skin contact (Kangaroo Care) accelerates autonomic and neurobehavioural maturation in preterm infants. *Developmental Medicine & Child Neurology, 45*(4), 274–281.

Feldman, R., Keren, M., Gross-Rozval, O. & Tyano, S. A. M. (2004). Mother-child touch patterns in infant feeding disorders: Relation to maternal, child, and environmental factors. *Journal of the American Academy of Child & Adolescent Psychiatry, 43*(9), 1089–1097.

Field, D., Garland, M. & Williams, K. (2003). Correlates of specific childhood feeding problems. *Journal of paediatrics and child health, 39*(4), 299–304.

Field, T. M., Woodson, R., Greenberg, R. & Cohen, D. (1982). Discrimination and imitation of facial expression by neonates. *Science, 218*(4568), 179–181.

Ferguson, L. & Paul, C. (2007). An exploration of the experience of parents caring for babies fed by naso-gastric tube. *The Signal, 15*(4), 8–12.

Fiese, B., Foley, K. & Spagnola, M. (2006). Routine and ritual elements in family mealtimes: contexts for child emotional state and family identity. *New Directions for Child and Adolescent Development, 111*, 67–89.

Fischer, G. & Riedesser, P. (2003). *Lehrbuch der Psychotraumatologie*. München: Ernst Reinhardt Verlag.

Fivaz-Depeursinge, E. & Corboz-Warnery, A. (2001). *Das primäre Dreieck: Vater, Mutter und Kind aus entwicklungstheoretisch-systemischer Sicht*. Heidelberg: Carl Auer-Systeme Verlag.

Fonagy, P. (1998). Prevention, the appropriate target of infant psychotherapy. *Infant Mental Health Journal, 19*(2), 124–150.

Fonagy, P., Gergely, G., Jurist, E. L. & Target, M. (2004). *Affektregulation, Mentalisierung und die Entwicklung des Selbst*. Stuttgart: Klett-Cotta.

Fonagy, P., Steele, H. & Steele, M. (1991). Maternal representations of attachment during pregnancy predict the organization of infant-mother attachment at one year of age. *Child development, 62*(5), 891–905.

Fonagy, P., Target, M., Gergely, G., Allen, J. G. & Bateman, A. W. (2003). The developmental roots of borderline personality disorder in early attachment relationships: A theory and some evidence. *Psychoanalytic inquiry, 23*(3), 412–459.

Fournier, J. C., DeRubeis, R. J., Hollon, S. D., Dimidjian, S., Amsterdam, J. D., Shelton, R. C. & Fawcett, J. (2010). Antidepressant drug effects and depression severity: a patient-level meta-analysis. *JAMA, 303*(1), 47–53.

Fraiberg, S. (1982): Psychological defences in infancy. *Psychoanalytic Quarterly, 51*(4), 612–635.

Fraiberg, S., Adelson, E. & Shapiro, V. (1975). Ghosts in nurserey: A psychoanalytic approach to the problem of impaired infant-mother relationships. *Journal of the American Academy of Child and Adolescent Psychiatry, 14*, 387–422.

Fraley, R. C. (2002). Attachment stability from infancy to adulthood: Meta-analysis and dynamic modeling of developmental mechanisms. *Personality and social psychology review, 6*(2), 123–151.

Freud, A. (1946). A psychoanalytic study of infantile feeding disturbances. *Psychoanalytic Study of the Child, 2*, 119–132.

Freud, A. (1996). *Das Ich und die Abwehrmechanismen*. Frankfurt a. M.: Fischer.

Freud, S. (1905). *Drei Abhandlungen zur Sexualtheorie*. In *GW V*, S. 27–145.

Freud, S. (2000). Das Ich und das Es (1923). In *Sigmund Freud Studienausgabe, 3* (S. 273–330). Frankfurt a. M.: Fischer.

Freud, S. & Breuer, J. (1895). *Studien über Hysterie*. Leipzig: Franz Deuticke.

Freyer, G. E. (1988). The efficiency of hospitalization of non-organic failure-to-thrive children: A meta-analysis. *Child Abuse and Neglect, 12*, 375–381.

Gaensbauer, T. J. (1982). The differentiation of discrete affects: A case report. *The Psychoanalytic study of the child, 37*(1), 29–66.

Galloway, A. T., Lee, Y. & Birch, L. L. (2003). Predictors and consequences of food neophobia and pickiness in young girls. *Journal of the American Dietetic Association, 103*(6), 692–698.

Garavan, H., Ross, T. J. & Stein, E. A. (1999). Right hemispheric dominance of inhibitory control: an event-related functional MRI study. *Proceedings of the National Academy of Sciences, 96*(14), 8301–8306.

Garcia, J., Kimeldorf, D. J. & Koelling, R. A. (1955). Conditioned aversion to saccharin resulting from exposure to gamma radiation. *Science, 122*, 157–158.

Garg, M., Kurzner, S. I., Bautista, D. B. & Keens, T. G. (1988). Clinically unsuspected hypoxia during sleep and feeding in infants with bronchopulmonary dysplasia. *Pediatrics, 81*(5), 635–642.

Gershon, M. (2001). *Der kluge Bauch. Die Entdeckung des zweiten Gehirns*. München: Goldmann.

Gisel, E. G. (1994). Oral sensorimotor therapy: assessment, efficacy and future directions. *Occupational Therapy International, 1*(4), 209–232.

Goday, P. S., Huh, S. Y., Silverman, A., Lukens, C. T., Dodrill, P., Cohen, S. S., … & Kenzer, A. (2019). Pediatric feeding disorder: Consensus definition and conceptual framework. *Journal of Pediatric Gastroenterology and Nutrition, 68*(1), 124–129.

Gonzalez, C. (2002). *Mein Kind will nicht essen*. München: La Leche Liga Deutschland.

Gottrand, F. & Sullivan, P. B. (2010). Gastrostomy tube feeding: when to start, what to feed and how to stop. *European journal of clinical nutrition, 64*(Supplement 1), S17–S21.

Goutaudier, N., Lopez, A., Séjourné, N., Denis, A. & Chabrol, H. (2011). Premature birth: subjective and psychological experiences in the first weeks following childbirth, a mixed-methods study. *Journal of reproductive and infant psychology, 29*(4), 364–373.

Granqvist, P., Sroufe, L. A., Dozier, M., Hesse, E., Steele, M., van IJzendoorn, M., … & Duschinsky, R. (2017). Disorganized attachment in infancy: a review of the phenomenon and its implications for clinicians and policy-makers. *Attachment & human development, 19*(6), 534–558.

Grawe, K. (2004). *Neuropsychotherapie*. Göttingen: Hogrefe.

Greer, A. J., Gulotta, C. S., Masler, E. A. & Laud, R. B. (2007). Caregiver stress and outcomes of children with pediatric feeding disorders treated in an intensive interdisciplinary program. *Journal of Pediatric Psychology, 33*(6), 612–620.

Grossmann, K. & Grossmann, K. E. (2014). Bindungen – Das Gefüge psychischer Sicherheit. Stuttgart: Klett-Cotta.

Guerriere, D. N., McKeever, P., Llewellyn, H., Thomas, H. & Berall, G. (2003). Mothers' decisions about gastrostomy tube insertion in children: factors contributing to uncertainty. *Development Medicine Child Neurology, 45*(7), 470–476.

Harlow, H. F. (1958). The nature of love. *American psychologist, 13*(12), 673–685.

Harlow, H.F., Dodsworth, R.O. & Harlow, M.K. (1965). Total social isolation in monkeys. *Proc Natl Acad Sci USA, 54*(1), 90–97 http://www.ncbi.nlm.nih.gov/pmc/articles/PMC285801/pdf/pnas00159-0105.pdf

Harlow, H.F. & Zimmermann, R.R. (1959). Affectional responses in the infant monkey. *Science, 130*(3373), 421–432.

Harrus-Révidi, G. (1998). *Die Lust am Essen: eine psychoanalytische Studie*. München: Dt. Taschenbuch-Verlag.

Hatcher, R.P. (1979). Treatment of food refusal in a two-year-old child. *Journal of Behavior Therapy and Experimental Psychiatry, 10*(4), 363–367.

Herpertz, S.C., Schwenger, U.B., Kunert, H.J., Lukas, G., Gretzer, U., Nutzmann, J., … & Sass, H. (2000). Emotional responses in patients with borderline as compared with avoidant personality disorder. *Journal of personality disorders, 14*(4), 339–351.

Hesse, E. & Main, M. (2006). Frightened, threatening, and dissociative parental behavior in low-risk samples: Description, discussion, and interpretations. *Development and psychopathology, 18*(2), 309–343.

Hesse, H. (1999). The Adult Attachment Interview: Historical and Current Perspectives. In J. Cassidy & P.R. Shaver (Hrsg.), *Handbook of Attachment* (S. 395–433). New York: The Guilford Press.

Hinde, R.A. & Stevenson-Hinde, J. (1990). Attachment: Biological, cultural and individual desiderata. *Human Development, 33*(1), 62–72.

Hofacker, N.v. (1998). Frühkindliche Störungen der Verhaltensregulation und der Eltern-Kind-Beziehung. Zur diffentiellen Diagnostik und Therapie psychosomatischer Probleme im Säuglingsalter. In K.v. Klitzingen (Hrsg.), *Psychotherapie in der Frühen Kindheit* (S. 50–71). Göttingen: Vandenhoeck & Ruprecht.

Hofacker, N.v. & Papousek, M. (1998). Disorders of Excessive Crying, Feeding, and Sleeping: The Munich interdisciplinary research and intervention program. *Infant Mental Health Journal, 19*(2), 180–201.

Hofer, M.A. (1984). Relationships as regulators: A psychobiologic perspective on bereavement. *Psychosomatic Medicine, 46*(3), 183–187.

Hofer, M.A. (1990). Early symbiotic processes: Hard evidence from a soft place. In R.A. Glick & S. Bone (Hrsg.), *Pleasure beyond the pleasure principle* (S. 55–78). New Haven: Yale University Press.

Hofer, M.A. (1994). Early relationships as regulators of infant physiology and behavior. *Acta paediatrica, 83*(s397), 9–18.

Hoffmann, J.M. (1992). A proposed scheme for coding infant initiatives during feeding. *Infant Mental Health Journal, 13*(3), 199–205.

Hoffmann, J.M., Popbla, L. & Duhalde, C. (1998). Early stages of initiative and environmental response. *Infant Mental Health Journal: Official Publication of The World Association for Infant Mental Health, 19*(4), 355–377.

Holtz, S. (2006). Was man von gesunden Kindern lernen kann – Variabilität des normalen Essverhaltens. In A. Teeffelen & P. Jacobs (Hrsg.), *Ernährung auf eine andere Art – Behandlungskonzepte bei gestörter Nahrungsaufnahme* (S. 11-21). Heilbronn: SPS Verlagsgesellschaft.

Holling, H. & Schlack, R. (2007). Essstörungen im Kindes- und Jugendalter. Erste Ergebnisse aus dem Kinder- und Jugendgesundheitssurvey (KiGGS). *Bundesgesundheitsblatt, 50*, 794–799.

Hommel, B., Chapman, C.S., Cisek, P., Neyedli, H.F., Song, J.H. & Welsh, T.N. (2019). No one knows what attention is. *Attention, Perception & Psychophysics, 81*(7), 2288–2303.

Ianniruberto, A. & Tajani, E. (1981). Ultrasonographic study of fetal movement. *Seminars in Perinatology, 5*(2), 175–181.

Illingworth, R. S. & Lister, J. (1964). The critical or sensitive period, with special reference to certain feeding problems in infants and children. *Journal of Pediatrics, 65*(6), 839–848.

Isaacs E. B., Lucas, A., Chong, W. K., Wood, S. J., Johnson, C. L., Marshall, C. Vargha-Khadem, F. & Gadian, D. G. (2000). Hippocampal volume and everyday memory in children of very low birth weight. *Pediatric Research, 47*, 713–720.

Ives, C. C., Harris, S. L. & Wolchik, S. A. (1978). Food refusal in an autistic type child treated by a multi-component forced feeding procedure. *Journal of Behavior Therapy and Experimental Psychiatry, 9*(1), 61–64.

Izard, C. E., Hembree, E. A., Dougherty, L. M. & Spizzirri, C. C. (1983). Changes in facial expressions of 2-to 19-month-old infants following acute pain. *Developmental Psychology, 19*(3), 418–426.

Izard, C. E. (1991). *The psychology of emotions*. Berlin: Springer Science & Business Media.

Izard, C. E., Porges, S. W., Simons, R. F., Haynes, O. M., Hyde, C., Parisi, M. & Cohen, B. (1991). Infant cardiac activity: Developmental changes and relations with attachment. *Developmental Psychology, 27*(3), 432–439.

Jadcherla, S. R., Khot, T., Moore, R., Malkar, M., Gulati, I. K. & Slaughter, J. L. (2017). Feeding methods at discharge predict long-term feeding and neurodevelopmental outcomes in preterm infants referred for gastrostomy evaluation. *The Journal of Pediatrics, 181*(2), 125–130.

Janak, H. P. & Tye, K. M. (2015). From circuits to behaviour in the amygdala. *Nature, 517*, 284–292.

Jones, C. J. & Bryant-Waugh, R. (2013). The relationship between child-feeding problems and maternal mental health: a selective review. *Advances in Eating Disorders, 1*(2), 119–133.

Joseph R. (1990) Neuropsychology, Neuropsychiatry, and Behavioral Neurology. Boston: Springer.

Kaiser, S. & Sachser, N. (2005). The effects of prenatal social stress on behaviour: mechanisms and function. *Neuroscience & Biobehavioral Reviews, 29*(2), 283–294.

Karatzias, T., Chouliara, Z., Maxton, F., Freer, Y. & Power, K. (2007). Post-traumatic symptomatology in parents with premature infants: A systematic review of the literature. *Journal of Prenatal and Perinatal Psychology and Health, 21*(3), 249–260.

Kazak, A. E., Alderfer, M., Rourke, M. T., Simms, S., Streisand, R. & Grossman, J. R. (2004). Posttraumatic stress disorder (PTSD) and posttraumatic stress symptoms (PTSS) in families of adolescent childhood cancer survivors. *Journal of pediatric psychology, 29*(3), 211–219.

Keller, H. (2011). *Kinderalltag: Kulturen der Kindheit und ihre Bedeutung für Bindung, Bildung und Erziehung*. Berlin: Springer.

Keller, H. (2018). Universality claim of attachment theory: Children's socioemotional development across cultures. *Proceedings of the National Academy of Sciences, 115*(45), 11414–11419.

Kelley, W. M., Macrae, C. N., Wyland, C. L., Caglar, S., Inati, S. & Heatherton, T. F. (2002).

Finding the self? An event-related fMRI study. *Journal of cognitive neuroscience, 14*(5), 785–794.

Kennedy, G. A., Wick, M. R. & Keel, P. K. (2018). Eating disorders in children: is avoidant-restrictive food intake disorder a feeding disorder or an eating disorder and what are the implications for treatment? *F1000Research, 7*.88. DOI: 10.12688/f1000research.13110.1

Kernberg, O. F. & Hartmann, H. P. (2006). *Narzissmus*. Stuttgart: Schattauer.

Kerwin, M. E. (1999). Empirically supported treatments in pediatric psychology: severe feeding problems. *Journal of Pediatric Psychology, 24*(3), 193–214.

Kerzner, B., Milano, K., MacLean, W. C., Berall, G., Stuart, S. & Chatoor, I. (2015). A practical approach to classifying and managing feeding difficulties. *Pediatrics, 135*(2), 344–353.

Khalil, S. T., Uhing, M. R., Duesing, L., Visotcky, A., Tarima, S. & Nghiem-Rao, T. H (2017). Outcomes of Infants with Home Tube Feeding: Comparing Nasogastric vs Gastrostomy Tubes. *Journal of Parenteral and Enteral Nutrition, 41*(8), 1380–1385.

Kindermann, A., Kneepkens, C. M. F., Stok A. et al. (2009). Discontinuation of tube feeding in young children by hunger provocation. *Journal Pediatric Gastroenterology Nutrion, 47*(1), 87–91.

Klein, M. (1960). Über das Seelenleben des Kleinkindes: Einige theoretische Betrachtungen. *Psyche, 14*(5), 284–316.

Kriz, J. (2005). *Grundkonzepte der Psychotherapie*. Weinheim: Beltz.

La Marca-Ghaemmaghami, P., Dainese, S. M., Stalla, G., Haller, M., Zimmermann, R. & Ehlert, U. (2017). Second-trimester amniotic fluid corticotropin-releasing hormone and urocortin in relation to maternal stress and fetal growth in human pregnancy. *Stress, 20*(3), 231–240.

Lane, R. D., Ahern, G. L., Schwartz, G. E. & Kaszniak, A. W. (1997). Is alexithymia the emotional equivalent of blindsight?. *Biological psychiatry, 42*(9), 834–844.

Langer, D. (2005). Essverhaltensstörungen bei Säuglingen und Kleinkindern – das Gelsenkirchener Konzept. *Ernährung im Fokus, 5*(1), 2–9.

Largo, R. H. (1993). *Babyjahre: Entwicklung und Erziehung in den ersten vier Jahren*. München: Piper.

Lau, C., Sheena, H. R., Shulman, R. J. & Schanler, R. J. (1997). Oral feeding in low birth weight infants. *The Journal of pediatrics, 130*(4), 561–569.

Lazare, A. (1973). Hidden conceptual models in clinical psychiatry. *New England Journal of Medicine, 288*(7), 345–351.

Leboyer, F. (1974). *Der sanfte Weg ins Leben: Geburt ohne Gewalt*. München: Desch.

LeDoux, J. (2004). The emotional brain: From soul to synapses. *Biological Psychiatry, 55*(12), 1S–2S.

Lehtonen, J., Könönen, M., Purhonen, M., Partanen, J., Saarikoski, S. & Launiala, K. (1998). The effect of nursing on the brain activity of the newborn. *The Journal of Pediatrics, 132*(4), 646–651.

Levine, A., Bachar, L., Tsangen, Z., Mizrachi, A., Levy, A., Dalal, I., … & Boaz, M. (2011). Screening criteria for diagnosis of infantile feeding disorders as a cause of poor feeding or food refusal. *Journal of pediatric gastroenterology and nutrition, 52*(5), 563–568.

Levy, Y., Levy, A., Zangen, T., Kornfeld, L., Dalal, I., Samuel, E., … & Levine, A. (2009). Diagnostic clues for identification of nonorganic vs organic causes of food refusal and poor feeding. *Journal of pediatric gastroenterology and nutrition, 48*(3), 355–362.

Lewis, M., Sullivan, M.W., Stanger, C. & Weiss, M. (1989). Self development and self-conscious emotions. *Child Development, 60*(1),146–156.

Lichtenberg, J.D. (1989). *Psychoanalysis and motivation*. London: Routledge.

Lichtenberg, J.D., Lachmann, F.M. & Fosshage, J.L. (2017). *Das Selbst und die motivationalen Systeme: zu einer Theorie psychoanalytischer Technik.* Frankfurt a.M.: Brandes & Apsel.

Lieberman, A.F., Chu, A., Van Horn, P. & Harris, W.W. (2011). Trauma in early childhood: Empirical evidence and clinical implications. *Development and Psychopathology, 23*(2), 397–410.

Lieberman, A.F. & van Horn, P. (2007). Assessment and treatment of young children exposed to traumatic events. In J.D. Osofsky (Hrsg.), *Young children and trauma: intervention and treatment* (S. 111–138). New York: Guilford Press.

Lieberman, A.F. & van Horn, P. (2015). *Psychotherapie mit Babys und Kleinkindern: die psychodynamische Behandlung der Auswirkungen von Stress und Trauma auf die frühe Bindung*. Frankfurt a.M.: Brandes & Apsel.

Lieberman, A.F., Weston, D.R. & Pawl, J.H. (1991). Preventive intervention and outcome with anxiously attached dyads. *Child Development, 62*(1), 199–209.

Liley, A.W. (1972). Disorders of amniotic fluid. In N.S. Assali (Hrsg.), *Fetal-placental disorders* (S. 157–206). London: Academic Press.

Lindberg, L., Bohlin, G. & Hagekull, B. (1991). Early feeding problems in a normal population. *International Journal of Eating Disorders, 10*(4), 395–405.

Lucarelli, L., Cimino, S., D'Olimpio, F. & Ammaniti, M. (2013). Feeding disorders of early childhood: An empirical study of diagnostic subtypes. *International Journal of Eating Disorders, 46*(2), 147–155.

Lukens, C.T. & Silverman, A.H. (2014). Systematic review of psychological interventions for pediatric feeding problems. *Journal of pediatric psychology, 39*(8), 903–917.

Mahler, M.S. (1986). *Symbiose und Individuation: Psychosen im frühen Kindesalter*. Stuttgart: Klett-Cotta.

Main, M., Kaplan, N. & Cassidy, J. (1985). Security in infancy, childhood, and adulthood: A move to the level of representation. *Monographs of the society for research in child development, 50*(1/2), 66–104.

Mancia, M. (2006). Implicit memory and early unrepressed unconscious: Their role in the therapeutic process (How the neurosciences can contribute to psychoanalysis) *The International Journal of Psychoanalysis, 87*(1), 83–103.

Mathew, O.P. & Bhatia, J. (1989). Sucking and breathing patterns during breast- and bottle-feeding in term neonates. *American Journal of Disease in Children, 143*, 588–592.

Mathus-Vliegen, E.M.H., Koning, H., Taminiau, J.A.J.M. & Moorman-Voestermans, C.G.M. (2001). Percutaneous endoscopic gastrostomy and gastrojejunostomy in psychomotor retarded subjects: a follow-up covering 106 patient years. *Journal of pediatric gastroenterology and nutrition, 33*(4), 488–494.

Matson, J.L., Hattier, M.A., Belva, B. & Matson, M.L. (2013). Pica in persons with developmental disabilities: Approaches to treatment. *Research in developmental disabilities, 34*(9), 2564–2571.

Maurer, I., Latal, B., Geissmann, H., Knirsch, W., Bauersfeld, U. & Balmer, C. (2011). Prevalence and predictors of later feeding disorders in children who underwent neonatal cardiac surgery for congenital heart disease. *Cardiology in the Young, 21*(3), 303–309.

McClave, S.A., Martindale, R.G., Vanek, V.W., McCarthy, M., Roberts, P., Taylor, B., … & American College of Critical Care Medicine. (2009). Guidelines for the provision and assessment of nutrition support therapy in the adult critically ill patient: Society of Critical Care Medicine (SCCM) and American Society for Parenteral and Enteral Nutrition (ASPEN). *Journal of parenteral and enteral nutrition, 33*(3), 277–316.

MacDonald, K. (1992). Warmth as a developmental construct: An evolutionary analysis. *Child development, 63*(4), 753–773.

McDonough, S.C. (1995). Promoting positive early parent-infant relationships through interaction guidance. *Child and Adolescent Psychiatric Clinics, 4*(3), 661–672.

McGilchrist, I. (2019). *The master and his emissary*. London: Yale University Press.

McNally, R.J. (1994). Choking phobia: a review of the literature. *Comprehensive psychiatry, 35*(1), 83–89.

Mehnert, A. & Koch, U. (2007). Prevalence of acute and pos-traumatic stress disorder and comorbid mental disorders in breast cancer patients during primary cancer care: a prospective study. *Psycho-Oncology, 16*(3), 181–188.

Mehnert, A., Lehmann, C. & Koch, U. (2006). Prävalenz und Diagnostik psychischer Störungen in der Onkologie. *Der Onkologe, 12*(1), 18–26.

Klein, M. (1948). *Contributions to psycho-analysis, 1921–1945*. London: Hogarth Press.

Mennella, J.A., Griffin, C.E. & Beauchamp, G.K. (2004). Flavor programming during infancy. *Pediatrics, 113*(4), 840–845.

Mentzos, S. (1999). *Neurotische Konfliktverarbeitung*. Frankfurt a.M.: Fischer.

Mentzos, S. (2017). *Lehrbuch der Psychodynamik: Die Funktion der Dysfunktionalität psychischer Störungen*. Göttingen: Vandenhoeck & Ruprecht.

Mertens, W. (1992). *Entwicklung der Psychosexualität und der Geschlechtsidentität. 1. Geburt bis 4. Lebensjahr*. Stuttgart: Kohlhammer.

Mesman, J., van IJzendoorn, M.H. & Bakermans-Kranenburg, M.J. (2009). The many faces of the Still-Face Paradigm: A review and meta-analysis. *Developmental Review, 29*(2), 120–162.

Meyer, E.C., Coll, C.T.G., Lester, B.M., Boukydis, C.Z., McDonough, S.M. & Oh, W. (1994). Family-based intervention improves maternal psychological well-being and feeding interaction of preterm infants. *Pediatrics, 93*(2), 241–246.

Meyer E.C., Zeanah, C.H., Boukydis, C.F.Z. & Lester, B.M. (1993). A clinical interview for parents of high-risk infants: Concept and applications. *Infant Mental Health Journal, 14*, 192–207.

Minagawa-Kawai, Y., Matsuoka, S., Dan, I., Naoi, N., Nakamura, K. & Kojima, S. (2009). Prefrontal activation associated with social attachment: facial-emotion recognition in mothers and infants. *Cerebral Cortex, 19*(2), 284–292.

Minde, K. (1999). Mediating attachment patterns during a serious medical illness. *Infant Mental Health Journal, 29*(1), 105–122.

Mitchell, W.G., Gorrell, R.W. & Greenberg, R.A. (1980). Failure-to-thrive: a study in a primary care setting Epidemiology and follow-up. *Pediatrics, 65*(5), 971–997.

Moore, E.R., Anderson, G.C., Bergman, N. & Dowswell, T. (2007). Early skin-to-skin contact for mothers and their healthy newborn infants. *Cochrane Database Systematic Review, 3*(3). DOI: 10.1002/14651858.CD003519

Morris, S.E. & Klein, M.D. (1995). *Mund- und Esstherapie bei Kindern. Entwicklung, Störung und Behandlung orofazialer Fähigkeiten*. Stuttgart: Urban & Fischer.

Morrow, G.R., Roscoe, J.A., Hickok, J.T., Stern, R.M., Pierce, H.I., King, D.B., Banerjee, T.K. & Weiden, P. (1998). Initial control of chemotherapy-induced nausea and vomiting in patient quality of life. *Oncology, 12*(3, Suppl. 4), 32–37.

Mparmpakas, D., Zachariades, E., Sotiriadis, G., Goumenou, A., Harvey, A.J., Gidron, Y. & Karteris, E. (2014). Differential expression of placental glucocorticoid receptors and growth arrest-specific transcript 5 in term and preterm pregnancies: evidence for involvement of maternal stress. *Obstetrics and gynecology international*. DOI: 10.1155/2014/239278.

Nadel, L. (1990). Varieties of spatial cognition: Psychobiological considerations. *Annals of the New York Academy of Sciences, 608*, 613–636.

Nelson, K. (1999). Event representations, narrative development and internal working models. *Attachment & Human Development, 1*(3), 239–252.

Niedenthal, P.M. (2007). Embodying emotion. *Science, 316*, 1002–1005.

Noisin, E.L. & Thomas, W.E. (1988). Ontogeny of dopaminergic function in the rat midbrain tegmentum, corpus striatum and frontal cortex. *Developmental Brain Research, 41*(1–2), 241–252.

Noriuchi, M., Kikuchi, Y. & Senoo, A. (2008). The functional neuroanatomy of maternal love: mother's response to infant's attachment behaviors. *Biological psychiatry, 63*(4), 415–423.

O'Brien, S., Repp, A.C., Williams, G.E. & Christophersen, E.R. (1991). *Pediatric feeding disorders. Behavior Modification, 15*(3), 394–418.

Olsen, E.M. (2006). Failure to thrive: still a problem of definition. *Clinical Pediatrics, 45*(1), 1–6.

Ovtscharoff Jr., W. & Braun, K. (2001). Maternal separation and social isolation modulate the postnatal development of synaptic composition in the infralimbic cortex of Octodon degus. *Neuroscience, 104*(1), 33–40.

Pedersen, S., Parsons, H. & Dewey, D. (2004). Stress levels experienced by the parents of enterally fed children. *Child Care Health Development, 30*, 507–513.

Petzold, H.G. (1995). *Die Kraft liebevoller Blicke. Psychotherapie und Babyforschung, 2*. Paderborn: Junfermann.

Petzold, H. & Ramin, G. (1987). *Schulen der Kinderpsychotherapie*. Paderborn: Junfermann.

Piazza, C.C. & Carroll-Hernandez, T.A. (2004). Assessment and treatment of pediatric feeding disorders. In *Encyclopedia on Early Childhood Development* (online) (S. 1–7). Montreal, Quebec: Centre of Excellence for Early Childhood Development,

Piazza, C.C., Fisher, W.W., Brown, K.A., Shore, B.A., Patel, M.R., Katz, R.M., … & Blakely-Smith, A. (2003). Functional analysis of inappropriate mealtime behaviors. *Journal of applied behavior analysis, 36*(2), 187–204.

Pierrehumbert, B., Nicole, A., Muller-Nix, C., Forcada-Guex, M. & Ansermet, F. (2003). Parental post-traumatic reactions after premature birth: implications for sleeping and eating problems in the infant. *Archives of Disease in Childhood-Fetal and Neonatal Edition, 88*(5), F400-F404.

Pine, F. (1981). In the beginning: Contributions to a psychoanalytic developmental psychology. *International Review of Psycho-Analysis, 8*(1), 15–33.

Pohlandt, F. & Mihatsch, W.A. (2001). Wichtige Aspekte der enteralen Ernährung von sehr kleinen Frühgeborenen. *Monatsschrift Kinderheilkunde, 149*(1), S38–S45.

Polan, H.J., Kaplan, M.D., Kessler, D.B., Shindledecker, R., Newmark, M., Stern, D.N. & Ward, M.J. (1991). Psychopathology in mothers of children with failure to thrive. *Journal of Infant Mental Health, 12*(1), 55–64.

Pole, N. (2007). The psychophysiology of posttraumatic stress disorder: a meta-analysis. *Psychological bulletin, 133*(5), 725–746.

Pollitt, E., Gorman, K.S., Martorell, R. & Rivera, J. (1993). Early supplementary Feeding and Cognition: Effects over two decades. *Monographs of the Society for Research in Child Development, 58*(7), 1–99.

Porges, S.W. (1995a). Cardiac vagal tone: a physiological index of stress. *Neuroscience & Biobehavioral Reviews, 19*(2), 225–233.

Porges, S.W. (1995b). Orienting in a defensive world: Mammalian modifications of our evolutionary heritage. A polyvagal theory. *Psychophysiology, 32*(4), 301–318.

Porges, S.W. (1996). Physiological regulation in high-risk infants: A model for assessment and potential intervention. *Development and Psychopathology, 8*(1), 43–58.

Porges, S.W. (1997). Emotion: An evolutionary by-product of the neural regulation of the autonomic nervous system. *Annals of the New York Academy of Sciences, 807*, 62–77.

Porges, S.W. (2003). Social engagement and attachment. *Annals of the New York Academy of Sciences, 1008*(1), 31–47.

Porges, S.W. (2007). The polyvagal perspective. *Biological psychology, 74*(2), 116–143.

Porges, S.W. (2010). *Die Polyvagal-Theorie*. Paderborn: Junfermann.

Porges, S.W., Doussard-Roosevelt, J.A., Portales, A.L. & Greenspan, S.I. (1996). Infant regulation of the vagal »brake« predicts child behavior problems: A psychobiological model of social behavior. *Developmental psychobiology, 29*(8), 697–712.

Porter, F.L., Porges, S.W. & Marshall, R.E. (1988). Newborn pain cries and vagal tone: parallel changes in response to circumcision. *Child development, 59*(2), 495–505.

PSNZ – Pediatric Society of New Zealand. (2013). *Short Report: Long-Term enteral Nutrition Survey*. Wellington: New Zealand Child Health Service.

Ramsay, M. (1995). Feeding disorder and failure to thrive. *Child and Adolescent Psychiatry Clinics of North America, 4*, 605–616.

Ramsay, M., Gisel, E. & Boutry, M. (1993). Non-organic failure to thrive: Growth failure secondary to feeding-skills disorder. *Developmental Medicine Child Neurology, 35*, 285–297.

Ravelli, A.M., Tobanelli, P., Volpi, S. & Ugazio, A.G. (2001). Vomiting and gastric motility in infants with cow's milk allergy. *Journal of pediatric gastroenterology and nutrition, 32*(1), 59–64.

Ray, D.C., Purswell, K., Haas, S. & Aldrete, C. (2017). Child-centered play therapy-research integrity checklist: Development, reliability, and use. *International Journal of Play Therapy, 26*(4), 207–217.

Reed, G.K., Piazza, C.C., Patel, M.R., Layer, S.A., Bachmeyer, M.H., Bethke, S.D. & Gutshall, K.A. (2004). On the relative contributions of noncontingent reinforcement and escape extinction in the treatment of food refusal. *Journal of Applied Behavior Analysis, 37*(1), 27–42.

Reilly, S. & Skuse, D. (1992). Characteristics and management of feeding problems of young children with cerebral palsy. *Developmental Medicine Child Neurology, 34*, 379–388.

Reilly, S. M., Skuse, D. H. & Poblete, X. (1996). Prevalence of feeding problems and oral motor dysfunction in children with cerebral palsy: A community survey. *Journal of Pediatrics, 129*, 877–882.

Reilly, S. M., Skuse, D. H. & Wolke, D. (1999). Oral-motor dysfunctional in children who fail to thrive: organic or non-organic? *Developmental Medicine Child Neurology, 41*, 115–122.

Riemann, F. (2011). *Grundformen der Angst*. München: Ernst Reinhardt Verlag.

Robert-Tissot, C., Cramer, B., Stern, D. N., Serpa, S. R., Bachmann, J. P., Palacio-Espasa, F., … & Mendiguren, G. (1996). Outcome evaluation in brief mother-infant psychotherapies: Report on 75 cases. *Infant Mental Health Journal: Official Publication of The World Association for Infant Mental Health, 17*(2), 97–114.

Rolls, E. T. (1995). Central taste anatomy and neurophysiology. In R. L. Doby (Hrsg.), *Handbook of Olfaction and gustation* (S. 549–573). New York: Marcel Dekker.

Rommel, N., De Meyer, A. M., Feenstra, L. & Veereman-Wauters, G. (2003). The complexity of feeding problems in 700 infants and young children presenting to a tertiary care institution. *Journal of Pediatric Gastroenterology & Nutrition, 37*(1), 75–84.

Rosenbek, J. C., Robbins, J. A., Roecker, E. B., Coyle, J. L. & Wood, J. L. (1996). A penetration-aspiration scale. *Dysphagia, 11*(2), 93–98.

Rozin, P. & Fallon, A. E. (1987). A perspective on disgust. *Psychological Review, 94*(1), 23–41.

Rudolf, M. C. & Logan, S. (2005). What is the long term outcome for children who fail to thrive? A systematic review. *Archives of Disease in Childhood, 90*(9), 925–931.

Sahar, T., Shalev, A. Y. & Porges, S. W. (2001). Vagal modulation of responses to mental challenge in posttraumatic stress disorder. *Biological psychiatry, 49*(7), 637–643.

Samara, M., Johnson, S., Lamberts, K., Marlow, N. & Wolke, D. (2010). Eating problems at age 6 years in a whole population sample of extremely preterm children. *Developmental Medicine & Child Neurology, 52*(2), e16–e22.

Sanchez, K., Spittle, A. J., Allinson, L. & Morgan, A. (2015). Parent questionnaires measuring feeding disorders in preschool children: A systematic review. *Dev Med Child Neurol., 57*(9),798–807.

Sandler, J. (1983). Die Beziehung zwischen psychoanalytischen Konzepten und psychoanalytischer Praxis. *Psyche 37*(7), 577–595.

Satter, E. (1990). The feeding relationship: problems and interventions. *The Journal of Pediatrics, 117*(2), S181–S189.

Saxe, R. & Wexler, A. (2005). Making sense of another mind: the role of the right temporo-parietal junction. *Neuropsychologia, 43*(10), 1391–1399.

Schmücker, G. & Buchheim, A. (2002). Mutter-Kind-Interaktion und Bindung in den ersten Lebensjahren. In B. Strauss, A. Buchheim & H. Kächele (2002). *Klinische Bindungsforschung: Theorien – Methoden – Ergebnisse* (S. 173–190). Stuttgart: Schattauer.

Schneider, K. (1981). Widerstand in der Gestalttherapie. In H. Petzold (Hrsg.), *Widerstand – ein strittiges Konzept in der Psychotherapie* (S. 227–253). Paderborn: Junfermann.

Schore, A. N. (1994). *Affect Regulation and the Origin of the Self: The Neurobiology of Emotional Development*. Mahwah, NJ: Erlbaum.

Schore, A.N. (2003). *Affect dysregulation and disorders of the self.* New York: WW Norton & Company.

Schore, A.N. (2007). *Affektregulation und die Reorganisation des Selbst.* Stuttgart: Klett-Cotta.

Schore, A.N. (2012). *The science of the art of psychotherapy.* New York: WW Norton & Company.

Schore, A.N. (2019). *Right brain psychotherapy.* New York: WW Norton & Company.

Schreler, H.A. & Libow, J.A. (1994). Munchausen by proxy syndrome: a modern pediatric challenge. *The Journal of Pediatrics, 125*(6), S110–S115.

Schutz, L.E. (2005). Broad-perspective perceptual disorder of the right hemisphere. *Neuropsychology Review, 15*(1), 11–27.

Schwemmle, C. & Arens, C. (2018). Fütter-, Ess- und Schluckstörungen bei Säuglingen und Kindern. *HNO, 66*(7), 515–526.

Sharp, W.G., Jaquess, D.L., Morton, J.S. & Herzinger, C. (2011). Pediatric feeding disorders: a quantitative synthesis of treatment outcomes. *Clinical Child Family Psychology Review, 13*(4), 348–365.

Sharp, W.G., Volkert, V.M., Scahill, L., McCracken, C.E. & McElhanon, B. (2017). A systematic review and meta-analysis of intensive multidisciplinary intervention for pediatric feeding disorders: how standard is the standard of care? *The Journal of pediatrics, 181*(2), 116–124.

Silverman, A.H., Kirby, M., Clifford, L.M., Fischer, E., Berlin, K.S., Rudolph, C.D. & Noel, R.J. (2013). Nutritional and psychosocial outcomes of gastrostomy tube-dependent children completing an intensive inpatient behavioral treatment program. *Journal of Pediatric Gastroenterology and Nutrition, 57*(5), 668–672.

Singer, L. (1986). Long-term hospitalization of failure-to-thrive infants: Developmental Outcome at three years. *Child Abuse and Neglect, 10*, 479–486.

Singer, L. (1987). Long-Term Hospitalization of Nonorganic failure-to-thrive infants: Patient characteristics and hospital course. *Journal of Developmental and Behavioral Pediatrics, 8*(1), 25–31.

Skelton, J.A., Havens P.L. & Werlin, S.L. (2006). Nutrient deficiencies in tube-fed children. *Clinical Pediatrics, 45*(1), 37–41.

Sleigh, G. (2005). Mothers' voice: a qualitative study on feeding children with cerebral palsy. *Child: Care, Health & Development, 31*(4), 373–383.

Sleigh, G. & Brocklehurst, P. (2004). Gastrostomy feeding in cerebral palsy: a systematic review. *Archives of disease in childhood, 89*(6), 534–539.

Smits, L., Krabbendam, L., De Bie, R., Essed, G. & Van Os, J. (2006). Lower birth weight of Dutch neonates who were in utero at the time of the 9/11 attacks. *Journal of psychosomatic research, 61*(5), 715–717.

Spalding, K. & McKeever, P. (1998). Mothers' experiences caring for children with disabilities who require a gastrostomy feeding tube. *Journal of Pediatric Nursing, 13*(4), 234–243.

Spiller, R.C. (2002). Role of nerves in enteric infection. *Gut, 51*(6), 759–762.

Spitz, R.A. (1944). Hospitalism: An inquiry into the genesis of psychiatric conditions in early childhood. *The psychoanalytic study of the child, 1*(1), 53–74.

Spitz, R.A. (1957). *Nein und Ja.* Stuttgart: Ernst Klett Verlag.

Srinivasan, R., Irvine, T. & Dalzell, M. (2009). Indications for percutaneous endoscopic gastrostomy and procedure-related outcome. *Journal of pediatric gastroenterology and nutrition, 49*(5), 584–588.

Sroufe, L. A. (1997). *Emotional development: The organization of emotional life in the early years*. Cambridge: University Press.

Sroufe, L. A. & Rutter, M. (1984). The domain of developmental psychopathology. *Child development, 55*(1), 17–29.

Stamoulis, C., Vanderwert, R., Zeanah, C. H., Fox, N. A. & Nelson, C. A. (2015). Early psychosocial neglect adversely impacts developmental trajectories of brain oscillations and their interactions. *Journal of Cognitive Neuroscience, 27*(12), 2512–2528.

Steinberg, C. (2007). Feeding disorders of infants, toddlers, and preschoolers. *British Columbia Medical Journal, 49*(4), 183–186.

Stern, D. (1992). *Die Lebenserfahrung des Säuglings*. Stuttgart: Klett-Cotta.

Stern, D. N. (1998). *Die Mutterschaftskonstellation: Eine vergleichende Darstellung verschiedener Formen der Mutter-Kind-Psychotherapie*. Stuttgart: Klett-Cotta.

Stern, D. N. (2005). *Der Gegenwartsmoment. Veränderungsprozesse in Psychoanalyse, Psychotherapie und Alltag*. Frankfurt a. M.: Brandes & Apsel.

Stern, D. N. & Boston Change Process Study Group. (2012). *Veränderungsprozesse: ein integratives Paradigma*. Frankfurt a.M Brandes & Apsel.

Stevenson, M. B., Roach, M. A., Ver Hoeve, J. N. & Leavitt, L. A. (1990). Rhythms in the dialogue of infant feeding: Preterm and term infants. *Infant Behavior and Developmental, 13*(1), 51–70.

Sticker, G. B. (1984). »Failure to thrive« or the failure to Define. *Pediatrics, 74*(4), 559.

Stifter, C. A., Fox, N. A. & Porges, S. W. (1986). Individual differences in newborn reactivity and regulation. *Psychophysiology, 23*(4), 465–465.

Strauss, B., Buchheim, A. & Kächele, H. (2002). *Klinische Bindungsforschung: Theorien – Methoden – Ergebnisse*. Stuttgart: Schattauer.

Su, B. H. (2014). Optimizing nutrition in preterm infants. *Pediatrics & Neonatology, 55*(1), 5–13.

Sullivan P. B., Juszczak E., Bachlet A. M., Thomas, A. G., Lambert, B., Vernon-Roberts, A., Grant, H. W., Eltumi, M., Alder, N. & Jenkinson, C. (2004). Impact of gastrostomy tube feeding on the quality of life of carers of children with cerebral palsy. *Developmental Medicine and Child Neurology, 46*, 796–800.

Sullivan, P. B., Lambert, B., Rose, M., Ford-Adams, M., Johnson, A. & Griffith, P. (2000). Prevalence and severity of feeding and nutritional problems in children with neurological impairment: Oxford feeding study. *Developmental Medicine Child Neurology, 42*, 674–680.

Sullivan, P. B., Morrice, J. S., Vernon-Roberts, A., Grant, H., Eltumi, M., Thomas, A. G. (2006). Does gastrostomy tube feeding in children with cerebral palsy increase the risk of respiratory morbidity? *Archive of Diseases in Childhood, 91*, 478–482.

Sun, T., Patoine, C., Abu-Khalil, A., Visvader, J., Sum, E., Cherry, T. J., … & Walsh, C. A. (2005). Early asymmetry of gene transcription in embryonic human left and right cerebral cortex. *Science, 308*(5729), 1794–1798.

Suter, S. E., Huggenberger, H. J. & Schächinger, H. (2007). Cold pressor stress reduces left cradling preference in nulliparous human females. *Stress, 10*(1), 45–51.

Thompson, C., Cummins, S., Brown, T. & Kyle, R. (2015). What does it mean to be a »picky eater«? A qualitative study of food related identities and practices. *Appetite, 84*, 235–239.

Thorne, S. E., Radford, M. J. & McCormick, J. (1997). The multiple meanings of long-term gastrostomy in children with severe disability. *Journal of Pediatric Nursery, 12*, 89–99.

Tikotzky, L., Sadeh, A. & Glickman-Gavrieli, T. (2010). Infant sleep and paternal involvement in infant caregiving during the first 6 months of life. *Journal of Pediatric Psychology, 36*(1), 36–46.

Trabi, T., Dunitz-Scheer, M., Kratky, E., Beckenbach, H. & Scheer, P. J. (2010). Inpatient tube weaning in children with long-term feeding tube dependency: A retrospective analysis. *Infant mental health journal, 31*(6), 664–681.

Tronick, E. Z. (1989). Emotions and emotional communication in infants. *American psychologist, 44*(2), 112.

Tronick, E., Als, H., Adamson, L., Wise, S. & Brazelton, T. B. (1978). The infant's response to entrapment between contradictory messages in face-to-face interaction. *Journal of the American Academy of Child psychiatry, 17*(1), 1–13.

Tronick, E., Brazelton, T. B. & Als, H. (1978). The structure of face-to-face interaction and its developmental functions. *Sign Language Studies, 18*, 1–16.

Toomey, K. A. & Ross, E. S. (2011). SOS approach to feeding. *Perspectives on Swallowing and Swallowing Disorders (Dysphagia), 20*(3), 82–87.

Trautmann-Voigt, S. & Moll, M. (2011). *Bindung in Bewegung: Konzept und Leitlinien für eine psychodynamisch fundierte Eltern-Säuglings-Kleinkind-Psychotherapie*. Gießen: Psychosozial-Verlag.

Trevarthen, C. & Aitken, K. J. (2001). Infant intersubjectivity: Research, theory, and clinical applications. *The Journal of Child Psychology and Psychiatry and Allied Disciplines, 42*(1), 3–48.

Tulving, E. (1972). 12. Episodic and Semantic Memory. In E. Tulving & W. Donaldson (Hrsg.), *Organization of memory* (S. 381–403). New York: Academic Press.

Udall, J. N. (2007). Infant feeding: initiation, problems, approaches. *Current Problems in Pediatric and Adolescent Health Care, 37*(10), 374–399.

van der Kolk, B. A. (2005). Developmental Trauma Disorder: Toward a rational diagnosis for children with complex trauma histories. *Psychiatric Annals, 35*(5), 401–408.

van der Kolk, B. (2016). *Verkörperter Schrecken*. Lichtenau: Probst.

van IJzendoorn, M. H. (1995). Adult attachment representations, parental responsiveness, and infant attachment: a meta-analysis on the predictive validity of the Adult Attachment Interview. *Psychological bulletin, 117*(3), 387–403.

Vanderwert, R. E., Marshall, P. J., Nelson, C. A., Zeanah, C. H. & Fox, N. A. (2010). Timing of intervention affects brain electrical activity in children exposed to severe psychosocial neglect. *PloS ONE, 5*(7), 1–5. PMID: 20617175; PMCID: PMC2895657.

Varendi, H., Porter, R. H. & Winberg, J. (1994). Does the newborn baby find the nipple by smell? *The Lancet, 344*(8928), 989–990.

Völlm, B., Richardson, P., Stirling, J., Elliott, R., Dolan, M., Chaudhry, I., … & Deakin, B. (2004). Neurobiological substrates of antisocial and borderline personality disorder: preliminary results of a functional fMRI study. *Criminal Behaviour and Mental Health, 14*(1), 39–54.

Volkert, V. M. & Piazza, C. C. (2012). Pediatric feeding disorders. In P. Sturmey & M. Hersen (Hrsg.), *The handbook of evidence based practice in clinical psychology, volume 1, child and adolescent disorders* (S. 456–481). New York, NY: John Wiley & Sons, Ltd.

Vreeswijk, C. M. J. M., Janneke, A., Maas, B. M. & Van Bakel, H. J. A. (2012). Parental representations: A systematic review of The Working Model of the Child Interview. *Infant Mental Health Journal, 33*(3), 314–328.

Ward, M.J., Lee, S.S., Lipper, E.G. (2000). Failure-to-thrive is associated with disorganized infant-mother attachment and unresolved maternal attachment. *Infant Mental Health Journal, 21*(6), 428–442.

Weiss, D.S., Marmar, C.R., Schlenger, W.E., Fairbank, J.A., Kathleen Jordan, B., Hough, R.L. & Kulka, R.A. (1992). The prevalence of lifetime and partial post-traumatic stress disorder in Vietnam theater veterans. *Journal of Traumatic Stress, 5*(3), 365–376.

Whitten, C.F., Pettit, M.G. & Fischhoff, J. (1969). Evidence that growth failure from maternal deprivation is secondary to undereating. *Journal of the American Medical Association, 209*(11), 1675–1682.

Wilken, M. (2008). Die Fütteraversionsskala (FAS): Entwicklung und Evaluation eines Verfahrens zur Diagnostik von frühkindlichen Fütterungsstörungen bei Frühgeborenen.

Wilken M., (2012a). Psychosocial intervention for parents of tube fed children. Paper presented at the Long term tube (enteral) feeding: Exploring dilemmas and controversies conference 4.–5.10.2012, Glasgow, United Kingdom.

Wilken, M. (2012b). DC: 0–3 Classification in tube dependent children. *Infant Mental Health Journal, 33*, 201.

Wilken, M. (2018). Wege aus der Nahrungsverweigerung. Vortrag im Rahmen des Jubiläumssymposium der Abteilung für pädiatrische Psychosomatik der Universitätskinderklinik Münster. 20.06.2018.

Wilken, M. (2019). Anamnesebogen frühkindliche Fütterstörung und Sondenentwöhnung (AFS II). Essen: Institut für Sondendependenz.

Wilken, M. & Bartmann, P. (2014). Posttraumatic feeding disorder in low birth weight young Children: anested case-control study of a home-based intervention Program. *Journal of pediatric nursing, 29*(5), 466–473.

Wilken, M., Bartmann, P., Dovey, T.M. & Bagci, S. (2018). Characteristics of feeding tube dependency with respect to food aversive behaviour and growth. *Appetite, 123*(1), 1–6.

Wilken, M., Cremer, V., Berry, J. & Bartmann, P. (2013). Rapid home-based weaning of small children with feeding tube dependency: positive effects on feeding behaviour without deceleration of growth. *Archives of disease in childhood, 98*(11), 856–861.

Wilken, M., Cremer, V. & Echtermeyer, S. (2016). Sondenentwöhnung 2.0: Was sondendependente Kinder brauchen. *Die Kinderkrankenschwester, 35*(11), 410–416.

Wilken, M. Cremer, V., Prüß, J. & Jotzo, M. (2008a). Sondenentwöhnung als Prozess: Ein qualitativer Einblick in einen Therapieprozess. *L.O.G.O.S. interdisziplinär, 16*(4) 251–261.

Wilken, M., Echtermeyer, S. & Cremer, V. (2015). Home-based Feeding Tube Weaning: Outline of a new treatment modality for children with long-term feeding tube dependency. *ICAN: Infant, Child & Adolescent Nutrition, 7*, 270–277.

Wilken, M., Ehrmann, S., Rottinghaus, B. & Bagci, S. (2020). Behandlung von Sondendependenz: Meta-Analyse zur Erfolgsvorhersage bei Sondendepedenz. *Monatsschrift Kinderheilkunde*. DOI: 10.1007/s00112-020-01057-w

Wilken, M., Hesse, M., Echtermeyer, S. & Cremer, V. (2017). Den Entwicklungspfad wieder aufnehmen bei frühkindlichen Füttersörungen und Sondenentwöhnung. *Sprachtherapie Aktuell, 4*(1) e2017-11. DOI: 10.14620/stadbs171111. http://sprachthera pie-aktuell.de/files/e2017-11_Wilken.pdf (15.07.2021).

Wilken, M. & Jotzo, M. (2008). Ambulante Sondenentwöhnung in der Pädiatrie. *Pädiatrische Praxis, 71*, 11–21.

Wilken, M., Jotzo, M. & Dunitz-Scheer, M. (2008b). »Warum willst Du denn nicht essen!« Therapie Frühkindliche Fütterungsstörungen & Sondenentwöhnung. In J. Borke & A. Eickhorst (Hrsg.), *Systemische Entwicklungsberatung in der frühen Kindheit* (S. 189–210). Wien: Facultas UTB.

Wilken, M., Scheer, P. & Dunitz-Scheer, M. (2004). Posttraumatische Fütterungsstörung bei Früh- und Risikogeborenen. *Zeitschrift für Psychotraumatologie und psychotherapeutische Medizin, 2*(4), 8–18.

Willi, J. (1989). Ko-Evolution: *Die Kunst des gemeinsamen Wachstums.* Hamburg: Rowohlt.

Williams, K.E., Field, D.G. & Seiverling, L. (2010). Food refusal in children: A review of the literature. *Research in developmental disabilities, 31*(3), 625–633.

Williams, K.E., Hendy, H.M., Field, D.G., Belousov, Y., Riegel, K. & Harclerode, W. (2015). Implications of avoidant/restrictive food intake disorder (ARFID) on children with feeding problems. *Children's Health Care, 44*(4), 307–321.

Williams, K.E., Riegel, K., Gibbons, B. & Field, D.G. (2007). Intensive behavioral treatment for severe feeding problems: a cost-effective alternative to tube feeding? *Journal of Developmental and Physical Disabilities, 19*(3), 227–235.

Winnicott, D.W. (1997 [1954]). *Von der Kinderheilkunde zur Psychoanalyse*. Frankfurt a.M.: Fischer.

Wissenschaftlicher Beirat Psychotherapie (2008). Glossar zu wiederkehrenden Begriffen im Zusammenhang mit den Stellungnahmen des Wissenschaftlichen Beirats Psychotherapie. https://www.wbpsychotherapie.de/stellungnahmen/sonstige-stel lungnahmen-und-veroeffentlichungen/glossar/ (23.11.2021).

Witt, M. & Reutter, K. (1996). Embryonic and early fetal development of human taste buds: a transmission electron microscopical study. *The Anatomical Record, 246*(4), 507–523.

Wolf, L.S., Glass, R.P. & Carr, A.B. (1992). *Feeding and swallowing disorders in infancy: Assessment and management* (S. 85–157). Tucson, AZ: Therapy Skill Builders.

Wolke, D. (1999). Interventionen bei Regulationsstörungen. In R. Orter, C.v. Hagen, G. Röper & G. Noam (Hrsg.), *Klinische Entwicklungspsychologie* (S. 351–380). Weinheim: Beltz, PVU.

Wolke, D., Eryigit-Madzwamuse, S. & Gutbrod, T. (2014). Very preterm/very low birthweight infants' attachment: infant and maternal characteristics. *Archives of Disease in Childhood-Fetal and Neonatal Edition, 99*(1), F70–F75.

Wright, C.M., Smith, K.H. & Morrison, J. (2011). Withdrawing feeds from children on long term enteral feeding: factors associated with success and failure. *Archives of Disease in Childhood, 96*(5), 433–439.

Yehuda, R., Flory, J.D., Pratchett, L.C., Buxbaum, J., Ising, M. & Holsboer, F. (2010). Putative biological mechanisms for the association between early life adversity and the subsequent development of PTSD. *Psychopharmacology, 212*(3), 405–417.

Young, L., Embleton, N.D. & McGuire, W. (2016). Nutrient-enriched infant milk versus standard term infant milk for preterm infants following hospital discharge.

Cochrane Database of Systematic Reviews, 12(3):CD004696 DOI: 10.1002/14651858.CD004696.pub4

Zangen, T., Ciarla, C., Zangen, S., Di Lorenzo, C., Flores, A.F., Cocjin, J., … & Hyman, P.E. (2003). Gastrointestinal motility and sensory abnormalities may contribute to food refusal in medically fragile toddlers. *Journal of Pediatric Gastroenterology and Nutrition, 37*, 287–293.

Zeanah, C.H. (Hrsg.). (2018). *Handbook of infant mental health*. New York: Guilford Publications.

Zeanah, C.H. & Larrieu, J.A. (1998). Intensive intervention for maltreated infants and toddlers in foster care. *Child and adolescent psychiatric clinics of North America, 7*(2), 357–371.

Zeanah, C.H. & Larrieu, J.A. (2000). Mother-blaming, relationship psychopathology, and infant mental health: A commentary on Ward, Lee & Lipper (2000). *Infant Mental Health Journal, 21*(6), 443–447.

Zero to Three (2005). *Diagnostic classification of mental health and developmental disorders of infancy and early childhood* (rev.). Washington, DC: Zero to Three.

Psychosozial-Verlag

Thomas Harms

Keine Angst vor Babytränen

Wie Sie durch Achtsamkeit das Weinen Ihres Babys sicher begleiten. Das Elternbuch

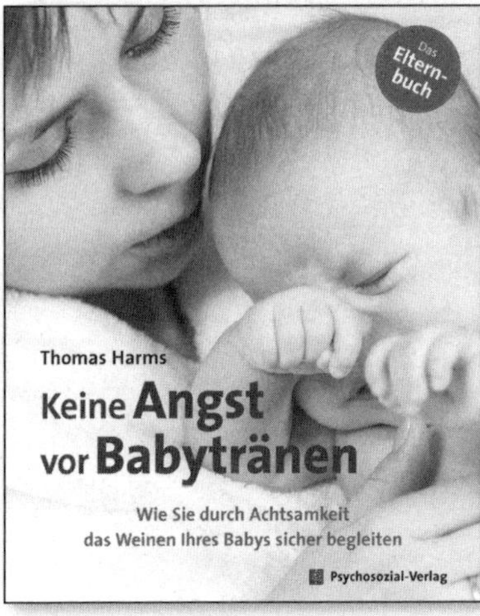

2019 · 184 Seiten · Broschur
ISBN 978-3-8379-2891-4

Durchatmen statt durchdrehen! Emotionelle Erste Hilfe für Eltern mit schreienden Kindern

Extra: Kostenlose Körper- und Achtsamkeitsübungen als Audiodatei zum Herunterladen

Der Babytherapeut Thomas Harms erklärt verständlich und fundiert, warum Babys weinen und wie Eltern die Gefühle ihrer Babys sicher und erfolgreich regulieren können. Hieß es früher noch, stundenlanges Schreien kräftige die Lungen und habe eine gesundheitsfördernde Wirkung, wissen TherapeutInnen heute, dass Babys sich nur dann sicher fühlen, wenn sie mit all ihren Gefühlen gespiegelt und wahrgenommen werden. Das Babyschreien enthält eine Botschaft an die Umwelt, die es zu entschlüsseln gilt. Doch das Schreien stellt Eltern vor größte emotionale Herausforderungen und kann im Alltag zu Stress und Unsicherheit führen.

Aktuelle Forschungsergebnisse zeigen, dass Eltern ihre Säuglinge besser verstehen und begleiten können, wenn sie mit den Gefühlen und Empfindungen ihres Körpers verbunden bleiben. Körper- und Achtsamkeitsübungen, die als Audiodatei heruntergeladen werden können, unterstützen Eltern dabei, eine achtsame Selbstbeobachtung und die richtige Bauchatmung zu lernen sowie die inneren Ressourcen zu stärken. So können sie die Tränen und Bedürfnisse ihres Babys besser wahrnehmen, verstehen und hinreichend beantworten.

Walltorstr. 10 · 35390 Gießen · Tel. 0641-969978-18 · Fax 0641-969978-19
bestellung@psychosozial-verlag.de · www.psychosozial-verlag.de

Paul Bunker

Arbeitsbuch Spürhund

Ein 15-Tage-Programm zur Geruchsprägung

Kynos

© 2023 für die deutsche Ausgabe
KYNOS VERLAG Dr. Dieter Fleig GmbH
Konrad-Zuse-Straße 3 • D-54552 Nerdlen/Daun
Telefon: 06592 957389-0
Kontakt: info@kynos-verlag.de
www.kynos-verlag.de

Titel der amerikanischen Originalausgabe: Imprint Your Detection Dog in 15 Days.
© Paul Bunker, Chiron K9, 2021.
Übersetzt aus dem Englischen von Jessica Lang.

Gedruckt in Lettland

2. Auflage 2025
ISBN 978-3-95464-297-7

Bildnachweis:
S. 6 und S. 157: Paul Bunker; S. 9: Chris Willingham; S. 26: Simon Prins;
S. 97: The Kong Company (Hersteller)
Cover: Couperfield-adobe.stock.com

KYNOS STIFTUNG

Mit dem Kauf dieses Buches unterstützen Sie die Kynos Stiftung
Hunde helfen Menschen. www.kynos-stiftung.de

Das Werk einschließlich aller seiner Teile ist urheberrechtlich geschützt.
Jede Verwertung außerhalb der engen Grenzen des Urheberrechtsgesetzes ist ohne schriftliche Zustimmung des Verlages unzulässig und strafbar. Das gilt insbesondere für Vervielfältigungen, Übersetzungen, Mikroverfilmungen und die Einspeicherung und Verarbeitung in elektronischen Systemen.

Haftungsausschluss: Die Benutzung dieses Buches und die Umsetzung der darin enthaltenen Informationen erfolgt ausdrücklich auf eigenes Risiko. Der Verlag und auch der Autor können für etwaige Unfälle und Schäden jeder Art, die sich bei der Umsetzung von im Buch beschriebenen Vorgehensweisen ergeben, aus keinem Rechtsgrund eine Haftung übernehmen. Rechts- und Schadenersatzansprüche sind ausgeschlossen. Das Werk inklusive aller Inhalte wurde unter größter Sorgfalt erarbeitet. Dennoch können Druckfehler und Falschinformationen nicht vollständig ausgeschlossen werden. Der Verlag und auch der Autor übernehmen keine Haftung für die Aktualität, Richtigkeit und Vollständigkeit der Inhalte des Buches, ebenso nicht für Druckfehler. Es kann keine juristische Verantwortung sowie Haftung in irgendeiner Form für fehlerhafte Angaben und die daraus entstandenen Folgen vom Verlag bzw. Autor übernommen werden. Für die Inhalte von den in diesem Buch abgedruckten Internetseiten sind ausschließlich die Betreiber der jeweiligen Internetseiten verantwortlich.